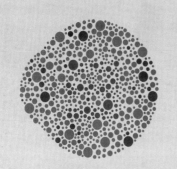

"十四五"职业教育国家规划教材

国家卫生健康委员会"十三五"规划教材

全国高职高专规划教材

供眼视光技术专业用

眼屈光检查

第2版

主　　编　高雅萍　胡　亮

副 主 编　王会英　杨丽霞　李瑞凤

编　　委（以姓氏笔画为序）

王会英　邢台医学高等专科学校药学系

王海英　天津职业大学眼视光工程学院

孔鲁粤　山东医学高等专科学校医学系

许琛琛　温州医科大学眼视光学院

李瑞凤　漳州卫生职业学院医学技术系

杨丽霞　石家庄医学高等专科学校医学技术系

陈丽萍　天津职业大学眼视光工程学院

胡　亮　温州医科大学眼视光学院

高雅萍　天津职业大学眼视光工程学院

谢培英　北京大学医学部

主编助理　陈丽萍　许琛琛

数字资源负责人　胡　亮

U0284521

人民卫生出版社

图书在版编目（CIP）数据

眼屈光检查 / 高雅萍, 胡亮主编. —2 版. —北京：
人民卫生出版社, 2019

ISBN 978-7-117-29233-7

Ⅰ. ①眼… Ⅱ. ①高… ②胡… Ⅲ. ①屈光不正－眼
科检查－医学院校－教材 Ⅳ. ①R778.2

中国版本图书馆 CIP 数据核字（2019）第 252148 号

| 人卫智网 | www.ipmph.com | 医学教育、学术、考试、健康，购书智慧智能综合服务平台 |
| 人卫官网 | www.pmph.com | 人卫官方资讯发布平台 |

版权所有，侵权必究！

眼屈光检查

第 2 版

主　　编：高雅萍　胡　亮

出版发行：人民卫生出版社（中继线 010-59780011）

地　　址：北京市朝阳区潘家园南里 19 号

邮　　编：100021

E - mail：pmph @ pmph.com

购书热线：010-59787592　010-59787584　010-65264830

印　　刷：三河市宏达印刷有限公司

经　　销：新华书店

开　　本：889×1194　1/16　　印张：19

字　　数：510 千字

版　　次：2012 年 6 月第 1 版　　2019 年 12 月第 2 版
　　　　　2024 年 2 月第 2 版第 10 次印刷（总第 16 次印刷）

标准书号：ISBN 978-7-117-29233-7

定　　价：82.00 元

打击盗版举报电话：010-59787491　E-mail：WQ @ pmph.com

质量问题联系电话：010-59787234　E-mail：zhiliang @ pmph.com

全国高职高专院校眼视光技术专业
第二轮国家卫生健康委员会规划教材（融合教材）修订说明

  全国高职高专院校眼视光技术专业第二轮国家卫生健康委员会规划教材，是在全国高职高专院校眼视光技术专业第一轮规划教材基础上，以纸质为媒体，融入富媒体资源、网络素材、慕课课程形成的"四位一体"的全国首套眼视光技术专业创新融合教材。

  全国高职高专院校眼视光技术专业第一轮规划教材共计 13 本，于 2012 年陆续出版。历经了深入调研、充分论证、精心编写、严格审稿，并在编写体例上进行创新，《眼屈光检查》《验光技术》《眼镜定配技术》《眼镜维修检测技术》和《眼视光技术综合实训》采用了"情境、任务"的形式编写，以呼应实际教学模式，实现了"老师好教，学生好学，实践好用"的精品教材目标。其中，《眼科学基础》《眼镜定配技术》《接触镜验配技术》《眼镜维修检测技术》《斜视与弱视临床技术》《眼镜店管理》《眼视光常用仪器设备》为高职高专"十二五"国家级规划教材立项教材。本套教材的出版对于我国眼视光技术专业高职高专教育以及专业发展具有重要的、里程碑式的意义，为我国眼视光技术专业实用型人才培养，为促进人民群众的视觉健康和眼保健做出历史性的巨大贡献。

  本套教材第二轮修订之时，正逢我国医疗卫生和医学教育面临重大发展的重要时期，教育部、国家卫生健康委员会等八部门于 2018 年 8 月 30 日联合印发《综合防控儿童青少年近视实施方案》（以下简称《方案》），从政策层面对近视防控进行了全方位战略部署。党中央、国务院对儿童青少年视力健康高度重视，对眼视光相关工作者提出了更高的要求，也带来了更多的机遇和挑战。我们贯彻落实《方案》、全国卫生与健康大会精神、《"健康中国 2030"规划纲要》和《国家职业教育改革实施方案》（职教 20 条），根据教育部培养目标、国家卫生健康委员会用人要求，以及传统媒体和新型媒体深度融合发展的要求，坚持中国特色的教材建设模式，推动全国高职高专院校眼视光技术专业第二轮国家卫生健康委员会规划教材（融合教材）的修订工作。在修订过程中体现三教改革、多元办学、校企结合、医教协同、信息化教学理念和成果。

  本套教材第二轮修订遵循八个坚持，即①坚持评审委员会负责的职责，评审委员会对教材编写的进度、质量等进行全流程、全周期的把关和监控；②坚持按照遴选要求组建体现主编权威性、副主编代表性、编委覆盖性的编写队伍；③坚持国家行业专业标准，名词及相关内容与国家标准保持一致；④坚持名词、术语、符号的统一，保持全套教材一致性；⑤坚持课程和教材的整体优化，淡化学科意识，全套教材秉承实用、够用、必需、以职业为中心的原则，对整套教材内容进行整体的整合；⑥坚持"三基""五性""三特定"的教材编写原则；⑦坚持按时完成编写任务，教材编写是近期工作的重中之重；⑧坚持人卫社编写思想与学术思想结合，出版高质量精品教材。

  本套教材第二轮修订具有以下特点：

  1. 在全国范围调研的基础上，构建了团结、协作、创新的编写队伍，具有主编权威性、副主编代表性、编委覆盖性。全国 15 个省区市共 33 所院校（或相关单位、企业等）共约 90 位专家教授及一线教师申报，最终确定了来自 15 个省区市，31 所院校（或相关单位、企业等），共计 57 名主编、副主编组成的学习型、团结型的编写团队，代表了目前我国高职眼视光技术专业发展的水平和方向、教学思想、教学模式和教学理念。

2．对课程体系进行改革创新，在上一轮教材基础上进行优化，实现螺旋式上升，实现中高职的衔接、高职高专与本科教育的对接，打通眼视光职业教育通道。

3．依然坚持中国特色的教材建设模式，严格遵守"三基""五性""三特定"的教材编写原则。

4．严格遵守"九三一"质量控制体系确保教材质量，为打造老师好教、学生好学、实践好用的优秀精品教材而努力。

5．名词术语按国家标准统一，内容范围按照高职高专眼视光技术专业教学标准统一，使教材内容与教学及学生学习需求相一致。

6．基于对上一轮教材使用反馈的分析讨论，以及各学校教学需求，各教材分别增加各自的实训内容，《眼视光技术综合实训》改为《眼视光技术拓展实训》，作为实训内容的补充。

7．根据上一轮教材的使用反馈，尽可能避免交叉重复问题。《眼屈光检查》《斜视与弱视临床技术》《眼科学基础》《验光技术》，《眼镜定配技术》《眼镜维修检测技术》，《眼镜营销实务》《眼镜店管理》，有可能交叉重复的内容分别经过反复的共同讨论，尽可能避免知识点的重复和矛盾。

8．考虑高职高专学生的学习特点，本套教材继续沿用上一轮教材的任务、情境编写模式，以成果为导向、以就业为导向，尽可能增加教材的适用性。

9．除了纸质部分，新增二维码扫描阅读数字资源，数字资源包括：习题、视频、彩图、拓展知识等，构建信息化教材。

10．主教材核心课程配一本学习指导及习题集作为配套教材，将于主教材出版之后陆续出版。

本套教材共计13种，为2019年秋季教材，供全国高职高专院校眼视光技术专业使用。

第二届全国高职高专眼视光技术专业
教材建设评审委员会名单

顾　问

瞿　佳　温州医科大学
赵堪兴　天津医科大学
崔　毅　中国眼镜协会
刘　斌　天津职业大学
齐　备　中国眼镜协会
谢培英　北京大学
高雅萍　天津职业大学

主任委员

王海英　天津职业大学

副主任委员

赵云娥　温州医科大学
贾　松　苏州卫生职业技术学院
亢晓丽　上海交通大学

委　员（按姓氏拼音排序）

边云卓　沧州医学高等专科学校
陈大复　厦门大学
陈丽萍　天津职业大学
陈世豪　温州医科大学
崔　云　长治医学院
丰新胜　山东医学高等专科学校
冯桂玲　唐山职业技术学院
高雅萍　天津职业大学
高玉娟　长治医学院
顾海东　南京远望视光学研究所
郝少峰　长治医学院
胡　亮　温州医科大学
黄小明　温州医科大学
姬亚鹏　长治医学院
贾　松　苏州卫生职业技术学院
姜　珺　温州医科大学
蒋金康　无锡工艺职业技术学院
金晨晖　深圳职业技术学院
金婉卿　温州医科大学
亢晓丽　上海交通大学
李　兵　锦州医科大学
李　捷　天津爱尔眼科医院
李丽娜　包头医学院
李瑞凤　漳州卫生职业学院
李童燕　南京科技职业学院
李延红　上海第二工业大学
刘　念　广州商贸职业学校
刘　宁　郑州铁路职业技术学院
刘　意　郑州铁路职业技术学院

5

刘科佑　深圳职业技术学院　　　　　　杨丽霞　石家庄医学高等专科学校
刘院斌　山西医科大学　　　　　　　　杨砚儒　天津职业大学
毛欣杰　温州医科大学　　　　　　　　叶佳意　东华大学
齐　备　中国眼镜协会　　　　　　　　易际磐　浙江工贸职业技术学院
任凤英　厦门医学院　　　　　　　　　尹华玲　曲靖医学高等专科学校
沈梅晓　温州医科大学　　　　　　　　于　翠　辽宁何氏医学院
施国荣　常州卫生高等职业技术学校　　于旭东　温州医科大学
王　锐　长春医学高等专科学校　　　　余　红　天津职业大学
王翠英　天津职业大学　　　　　　　　余新平　温州医科大学
王海英　天津职业大学　　　　　　　　张　荃　天津职业大学
王淮庆　金陵科技学院　　　　　　　　张艳玲　深圳市龙华区妇幼保健院
王会英　邢台医学高等专科学校　　　　赵云娥　温州医科大学
王立书　天津职业大学　　　　　　　　朱嫦娥　天津职业大学
谢培英　北京大学　　　　　　　　　　朱德喜　温州医科大学
闫　伟　济宁职业技术学院　　　　　　朱世忠　山东医学高等专科学校
杨　林　郑州铁路职业技术学院

秘书长

刘红霞　人民卫生出版社

秘　书

朱嫦娥　天津职业大学
李海凌　人民卫生出版社

第二轮教材（融合教材）目录

眼科学基础（第2版）　　　　　主　编　贾　松　赵云娥
　　　　　　　　　　　　　　　副主编　王　锐　郝少峰　刘院斌

眼屈光检查（第2版）　　　　　主　编　高雅萍　胡　亮
　　　　　　　　　　　　　　　副主编　王会英　杨丽霞　李瑞凤

验光技术（第2版）　　　　　　主　编　尹华玲　王立书
　　　　　　　　　　　　　　　副主编　陈世豪　金晨晖　李丽娜

眼镜定配技术（第2版）　　　　主　编　闫　伟　蒋金康
　　　　　　　　　　　　　　　副主编　朱嫦娥　杨　林　金婉卿

接触镜验配技术（第2版）　　　主　编　谢培英　王海英
　　　　　　　　　　　　　　　副主编　姜　珺　冯桂玲　李延红

眼镜光学技术（第2版）　　　　主　编　朱世忠　余　红
　　　　　　　　　　　　　　　副主编　高玉娟　朱德喜

眼镜维修检测技术（第2版）　　主　编　杨砚儒　施国荣
　　　　　　　　　　　　　　　副主编　刘　意　姬亚鹏

斜视与弱视临床技术（第2版）　主　编　崔　云　余新平
　　　　　　　　　　　　　　　副主编　陈丽萍　张艳玲　李　兵

低视力助视技术（第2版）　　　主　编　亢晓丽
　　　　　　　　　　　　　　　副主编　陈大复　刘　念　于旭东

眼镜营销实务（第2版）　　　　主　编　张　荃　刘科佑
　　　　　　　　　　　　　　　副主编　丰新胜　黄小明　刘　宁

7

第二轮教材（融合教材）目录

获取融合教材配套数字资源的步骤说明

1. 扫描封底圆形图标中的二维码,注册并登录激活平台。

2. 刮开并输入激活码,获取数字资源阅读权限。

3. 在激活页面查看使用说明,下载对应客户端或通过 PC 端浏览。

4. 使用客户端"扫码"功能,扫描教材中二维码即可快速查看数字资源。

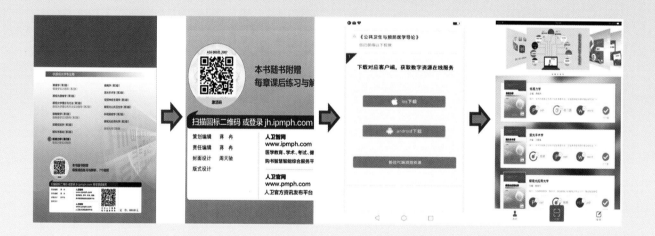

第2版前言

《眼屈光检查》于2012年出版第1版至今已近8年。由于近年来眼视光技术领域蓬勃发展，眼屈光检查技术的研究不断深入完善，视力矫正方法不断丰富，眼视光教育迅速发展，高校中在开设3年制高职教育、4年制和5年制本科教育的基础上，还有硕士、博士研究生的不同层次、不同模式眼视光专业，且办学院校数量和培养规模快速增长。特别是3年制高职眼视光技术专业经过国家一系列改革项目的建设，从专业办学模式、课程体系改革、实验实训办学条件、师资队伍建设、人才培养质量、产教融合等各方面都取得了显著成果。随着行业的进步，眼屈光检查技术的不断出新以及课程内容、教学方式方法的改革，都推动着教材要不断更新完善。

第2版《眼屈光检查》在第1版的基础上，主要做了如下调整：①将第1版《眼屈光检查》教材中五个情境的内容重新梳理，按照教育部第二轮高等职业学校眼视光技术专业教学标准修（制）订2018版中的课程设置与内容分布，将教材内容设置为眼屈光检查基础、眼科与视功能检查技术、双眼视觉检查技术和视觉质量的评估与分析四个部分。②第一部分眼屈光检查基础中，增加了儿童青少年近视眼预防与控制领域的有关最新发展和国家的最新要求。强调对于儿童青少年近视眼预防与控制关键在于尽快建立科学的儿童青少年近视眼预防与控制体系，及时了解国际前沿研究的近视眼相关理论，掌握目前学术界较为成熟的解决方法，了解我国的儿童青少年近视眼基本现状和存在的问题，全社会全员动员，家庭、学校（幼儿园）、专业机构、社会、政府部门共同配合，打好儿童青少年近视眼预防与控制歼灭战。③第二部分眼科与视功能检查技术中，根据目前国内外现行的规范、高效的检查要求，建立检查流程，规范检查项目，为科学、规范地甄别被检者的眼部健康和视功能的基本情况提供保障。④第三部分双眼视觉检查技术中，增加了大量的双眼视觉功能异常的检查与训练的技术手段和具体的方法。⑤第四部分中，删掉了与验光配镜人员进行视觉质量分析、视力提升相关性不强的内容，增加了相关性较强的泪膜对视觉质量的影响等内容。⑥为了充分运用现代的信息化手段，助力广大学习者的理解掌握，本书附赠了融合资源。⑦配套了《眼屈光检查学习指导及习题集》。

感谢参加本书编写的作者，他们在繁忙的工作之余辛勤的付出使得本书能够顺利出版，部分第1版作者因各种原因未能参加第2版的编写，在此深表遗憾，并致谢！

本书绪论、第一部分眼屈光检查基础由天津职业大学眼视光工程学院高雅萍编写。第二部分眼科与视功能检查技术中，概述、情境一眼科初步检查技术任务2瞳孔检查及实训，情境二视功能检查技术任务1光觉检查及实训、任务5眼球运动检查及实训、任务6眼位检查及实训由温州医科大学眼视光学院胡亮编写；情境一眼科初步检查技术任务1视力检查及实训、情境二视功能检查技术任务4对比敏感度检查及实训由邢台医学高等专科学校药学系王会英编写；情境二视功能检查技术任务2色觉检查及实训、任务3立体视检查及实训由山东医学高等专科学校医学系孔鲁粤编写。第三部分双眼视觉检查技术中，概述、情境一特殊视觉功能检查由天津职业大学眼视光工程学院王海英编写；情境二双眼视觉的检查分析与处理任务1正常双眼视觉形成分析、任务2双眼视觉分析图表的绘制与分析、任务3双眼视觉分析准则的应用、任务4聚散功能异常的分析与处理、任务5调节异常的分析与处理由天津职业大学眼视光工程学院陈丽萍编写；情境二双眼视觉的检查分析与处理任务4聚散功能异常的分析与处理实训、任务5调节异常的分析与处理实训由石家庄医学高等专科学校医学技术系杨丽霞编写。第四部分视觉质量的评估与分析中,概述、情境二视觉质量的临床分析任务 2 角膜屈光手术后视觉质量的评价由温州医科大学眼视光学院许琛琛编写;情境一视觉质量的评估方法任务 1 波前像差由北京大学医学部谢培英编写;情境一视觉质量的评估方法任务 2 MTF 调制解调函数、PSF 点扩散函数、OSI 散射光指数和情境二视觉质量的临床分析任务 1 泪膜对视觉质量的影响由漳州卫生职业学院医学技术系李瑞凤编写。天津职业大学眼视光工程学院的陈丽萍作为本书主编助理,作出了许多努力。对参加本书编写的各位作者和相关人员的辛勤付出在此一并表示感谢!

限于我们知识水平有限,经验不足,时间紧促,书中难免错漏之处,敬请大家批评指正。

高雅萍于天津

2019 年 12 月

第1版前言

近年来,我国眼视光教育迅速发展,开设不同层次、不同模式眼视光技术专业达100余所。但是现有的眼视光技术专业教材很少,而适合于3年制高职眼视光技术专业使用的教材就更加匮乏。

特别是现有的高职教材学科型特点比较强,缺少对于眼视光技术应用和眼镜加工生产实际的针对性,行业企业的优质资源还没有充分合理地利用。因此急需一套校企合作共同开发的特色教材,满足日益迅猛发展的高职眼视光技术专业发展的需要,促进高职眼视光高素质高技能人才培养质量的提高。

本人在天津职业大学眼视光技术专业教书25年,作为专业带头人率团队2009年圆满完成了"国家示范性高等职业院校建设计划"中央财政重点建设专业的改革建设,2007年被评选为国家级优秀教学团队,研究创新的高职眼视光技术专业"课证融合"人才培养模式被评为第六届国家级优秀教学成果二等奖,主持负责《眼屈光学》和《眼镜材料与工艺学》两门国家精品课程。

此次主编《眼屈光检查》这本教材,将多年的积淀、积累蕴含其中,期待为眼视光人才的培养奉献微薄之力。

特别是本书体现了对高职人才培养工学结合的特点,基于验光配镜工作过程的要求,按照实际眼屈光检查任务的需要,结合具体案例来诠释基本概念、基本理论,通过综合案例的分析处理使学生达到融会贯通,在"教学做"中掌握知识、技能和素质。

教材的整体构架设计,利于"教学做"的实施,体现了实践性、开放性和职业性。

本书共分为五个情境24个任务。前三个情境将人眼的正视、近视、远视、老视和屈光参差等戴镜前后的各种状态进行了详细的分析、模拟,对于单眼及双眼视功能如何进行检查、异常情况分析以及处理解决办法都一一讲解,并安排了相应的训练项目,便于高职的学生深入浅出地进行学习,通过形象的案例和图像掌握相应的知识,在"教学做"的进行中掌握相应的技能和素质。在最后一个情境中,对于戴镜、手术者的视觉质量从像差、角膜形态等方面进行评估分析,综合评价人眼的视觉质量,为人们今后进行配镜的选择和手术的选择客观上提供了借鉴。

本书的内容既是学习验光配镜必须铺垫的基石,亦是贯穿在验光配镜工作中的灵魂。

希望这套教材的编印能够为学生们学好眼视光技术搭建一个阶梯,为高职各兄弟院校眼视光技术专业的办学提供一些帮助。

教育部相关医学教学指导委员会主任、卫生部统计中心孟群主任,对该书的编写和出版给予了极大的关心与支持;世界眼视光学会主席、香港理工大学社会及医疗学院院长胡志城教授和日本菊池眼镜专门学校校长关真司教授,对教材的整体设计和编写给予许多指导,在此向他们表示衷心的感谢!

本书编者参与部分情境任务的编写,并为本书最终完成作出重要贡献。本书在编写中参考、借鉴了国内外专家学者的研究成果和报告,在此一并表示感谢!

由于我国眼视光技术正处于发展中,加之资料来源有限,更限于我们知识水平有限,经验不足,时间紧促,书中难免错漏之处,敬请大家批评指正。

真心地希望我们大家携起手来,共同努力,在眼视光的道路上不断"洞微察幽、精益求精",祝愿我们的明天更加美好!

高雅萍于天津

2012年3月26日

目　录

第二部分　眼科与视功能检查技术

第三部分　双眼视觉检查技术

第四部分　视觉质量的评估与分析

目　录

绪　　论

　　眼睛被称为"心灵的窗户"，对于我们人类的重要性不言而喻。从一个人的出生开始，到逐渐长大成熟，而后进入中老年阶段，我们的眼睛也在经历着逐渐发育成熟、视功能不断完善，而后调节等视功能逐渐减弱的过程，这些都是人的生理性变化。但是，如果在眼球的发育过程中出现异常情况，或是由于先天遗传、后天环境等因素造成人眼屈光成像出现异常，都会对人的视觉质量造成影响，严重者对学习、生活、工作会带来极大的困扰，必须到专业的机构就诊，及时解决。

　　眼视光技术专业的学生毕业后主要从事验光配镜及相关的眼健康等服务工作，因此需要通过"眼屈光检查"课程的学习，全面掌握眼睛的屈光生理、正常与异常的屈光状态；了解近视、远视、散光、屈光参差等屈光不正的现状、病因及发病机制、分类、临床症状与体征、屈光成像及矫正原理、临床处理；特别是了解近视的预防与控制；老视的形成原因、光学成像、矫正原理、临床表现及临床处理等，为后续的眼部及视功能的检查分析铺垫基础。

　　通过"眼屈光检查"课程的学习，掌握视力检查、瞳孔检查等眼科初步检查技术以及光觉检查、色觉检查、立体视检查、对比敏感度检查、眼球运动检查、眼位检查等视功能检查技术。

　　通过"眼屈光检查"课程的学习，掌握调节幅度、调节反应、正负相对调节、调节灵活度检查、集合幅度（集合近点检查）、水平聚散力检查、垂直聚散力检查、AC/A 值的测定、注视视差的测定等特殊视觉功能检查技术，掌握正常双眼视觉形成分析、双眼视觉分析图表的绘制与分析、双眼视觉分析准则的应用、聚散异常的视觉训练、调节异常的训练等双眼视功能的检查分析与处理技术。

　　通过"眼屈光检查"课程的学习，了解相关的波前像差以及 MTF 调制解调函数、PSF 点扩散函数、OSI 散射光指数等视觉质量的评估方法，了解泪膜对视觉质量的影响、角膜屈光手术对视觉质量的影响视觉质量的临床分析等。

　　通过"眼屈光检查"课程的学习，使学生认识到本课程所涉猎的知识与检查技术是专业学习的核心内容，其正确与否是验配合格眼镜的重要基础，也是维持正常的视功能的重要前提。人眼的视力是否正常、视觉质量是否健康与眼屈光检查技术的应用直接相关。眼视光工作者的工作质量直接影响到人类的视力提高、眼部健康和正常的生活，"眼屈光检查"课程是大学阶段学生学习内容的重中之重。

　　通过"眼屈光检查"课程的学习，使学生认识到本课程的学习不仅要学习好知识、掌握好技术，还应提升到思想政治学习的高度，将为人民服务的思想和洞微察幽、精益求精的工匠精神落地开花、结成硕果。

　　在学习中深入学习贯彻习近平新时代中国特色社会主义思想和党的十九大精神，深入贯彻落实全国高校思想政治工作会议以及全国教育大会精神，响应教育部关于课程思政进课堂的要求，将一切积极向上的正能量要素，如社会主义、核心价值观、工匠精神、人文素质、敬业精神、克难攻坚、诚实守信、团结合作、理论联系实际等融入学习中。

　　在学习中以实验实训基地模拟真实场景,对应中华人民共和国人力资源和社会保障部(人社部)2018 年最新修订的"眼镜验光员"和"眼镜定配工"国家职业标准,融入职业知识、职业技能、职业道德、职业素质的养成。恪守眼视光工作者的职业操守和职业精神,做到:

　　1．按照规范的流程要求,积极与顾客沟通,了解顾客的需求,注重体现以人为本。

　　2．在为顾客咨询问诊和检查中,要耐心细致、操作规范。

　　3．对顾客充满爱心,把每一位顾客当作自己的亲人对待,要理解他们患病的疾苦和心理变化,在沟通中始终注意自己要表情温和、语言适当、音量适中。

　　4．对于处理病例中遇到的疑难问题,不推诿、不装懂敷衍,要刻苦钻研,虚心求教,努力探求解决问题的办法,做到使顾客满意。

　　5．积极宣传爱眼护眼的科普知识,将青少年近视眼预防与控制的意识与责任放在首位。

　　希望老师和同学们努力学好"眼屈光检查"这门每一位眼视光工作者必修的课程,做一名合格的视光师,担当起社会责任和历史使命。

第一部分　眼屈光检查基础

概述

　　眼睛是感知外界信息的重要器官，人们获得的外界信息有83%以上是靠眼睛来完成的，所以它是人类观察世界、与外部世界沟通的主要渠道。视觉的敏锐与否对人们的劳动、学习和生活能力影响很大。中国人口众多，因此理所当然地成为世界上视觉保健需求量最大的国家。随着我国经济的发展，人们对视觉保健的需求质量也在不断提高，拥有明眸的双眼对于正跨入高质量现代化社会生活的中国人来说意义是不言而喻的。

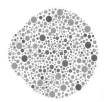

情境一　正视眼的屈光状态分析

学习目标

知识目标

1. 掌握：眼屈光系统的组成。
2. 掌握：眼屈光系统的光学常数。
3. 了解：模型眼、简化眼的结构及其光学参数。
4. 了解：眼睛的三个轴与三个角。

技能目标

1. 会进行眼的屈光状态分析，可以提供相关的咨询服务。
2. 能够正确测量和判断Kappa角的大小及正负情况。

任务1　眼屈光系统的分析

一、人眼视觉的产生

人眼的视觉是如何产生的呢？

　　外界物体本身发出的或反射出的光线，通过眼的屈光系统折射后，在视网膜上形成清晰的、缩小的、倒立的实像。视网膜视觉细胞受到不同程度的光刺激，转变成神经冲动，通过视神经传导到了大脑皮质视觉中枢，这样就产生了视觉。大家需要注意的是：在大脑皮质视觉中枢经过了一个生理性反转，才使得我们感觉看到的外界物体为正立的。

二、眼屈光系统的组成

那么眼的屈光系统是如何组成的呢？如图1-1-1所示。

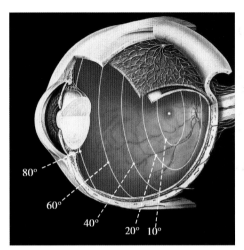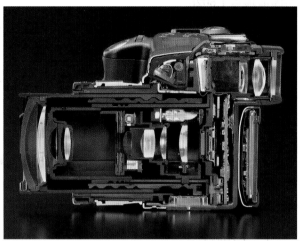

图1-1-1　眼球与照相机构造及功能高度相似

眼的屈光系统主要由角膜、房水、晶状体和玻璃体这四种屈光介质组成，这些介质位于眼屈光系统光路的中心，直接参与人眼的屈光成像，它们与空气的界面和相互之间的界面均为球面，构成共轴球面系统，其光学作用与凸透镜相同，就像照相机的镜头部分。

脉络膜和巩膜就像照相机的暗箱，瞳孔类似照相机的光圈，视网膜如同照相机的底片，人眼可以称得上是一台小型的、精密的高级照相机。

三、眼屈光系统的三对基点

眼的屈光系统可以看作由几个透镜所组合而成的共轴球面系统，所以眼的屈光系统也具有三对基点。

三对基点的情况如图1-1-2所示，分别为一对焦点、一对主点和一对结点。其中一对焦点为第一焦点和第二焦点，一对主点为第一主点和第二主点，一对结点为第一结点和第二结点。

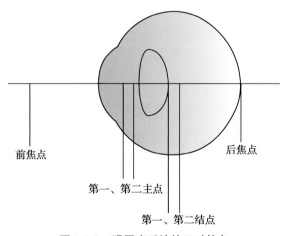

前焦点　　　　　　　　　　　　　　后焦点

第一、第二主点

第一、第二结点

图1-1-2　眼屈光系统的三对基点

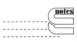

眼屈光系统三对基点的具体数值如下：

1. 一对焦点　第一焦点位于眼前，距角膜前顶点15.7mm，距第一主点位置的距离为

17.05mm，即眼屈光系统的前焦距为－17.05mm；第二焦点位于视网膜上，距第二主点位置的距离为 22.78mm，即眼屈光系统的后焦距为＋22.78mm。

2．一对主点　第一主点位于眼内，距角膜前顶点 1.348mm；第二主点也位于眼内，距角膜前顶点 1.602mm。

3．一对结点　第一结点位于眼内，距角膜前顶点 7.078mm，第二结点也位于眼内，距角膜前顶点 7.332mm。

上述的一对主点和一对结点位置均非常接近，故通常情况下可分别看作为一个主点和一个结点，在后面介绍的简化眼状态就是这样表示的。需要注意的是，其中结点是整个眼屈光系统的光学中心，任何光线通过此点都不会发生屈折。

任务2　眼屈光系统的光学性能

一、角膜

（一）角膜的形态

在《眼科学基础》中已经介绍了，角膜是眼球最前面的一层完全透明的薄膜，面积占眼球前表面的六分之一，它是外界光线进入眼球的唯一途径。

1．角膜的正面形态　角膜的正面形状呈横椭圆形，正常角膜的垂直直径为 $10\sim10.5$mm，水平直径为 $11\sim11.5$mm。

2．角膜的剖面侧视形态　角膜的剖面形状呈负新月形，中心薄，边缘厚，其厚度最薄处约 0.5mm，最厚处约 1mm。

（二）角膜的光学常数分析

1．曲率半径　角膜前后表面的曲率半径分别用 r_1、r_2 来表示，通常情况下人眼正常的 r_1 值水平方向为 7.8mm，垂直方向为 7.7mm，正常的 r_2 值水平方向与垂直方向均为 6.8mm。

2．折射率　角膜的折射率为 1.376。

（三）角膜的屈光力

角膜的屈光力即角膜对光线的屈折能力，用屈光度 D 来表示，即 m^{-1}。下面以 Gullstrand 1 号精密模型眼为例进行计算分析。

已知：角膜前表面的曲率半径 $r_1＝7.7$mm，角膜后表面的曲率半径 $r_2＝6.8$mm，角膜前面空气的折射率近似取 $n_1＝1$，角膜的折射率 $n_2＝1.376$，角膜后面房水的折射率 $n_3＝1.336$，求角膜的屈光力 F。

解：分别用 F_1、F_2 表示角膜前、后表面的屈光力值

根据单个折射球面的屈光力计算公式

$$F＝(n_2-n_1)/r$$

则

$$F_1＝(n_2-n_1)/r_1$$
$$＝(1.376-1)/7.7\times10^{-3}$$
$$＝+48.83（D）$$
$$F_2＝(n_3-n_2)/r_2$$
$$＝(1.336-1.376)/6.8\times10^{-3}$$
$$＝-5.88（D）$$

又根据两个非密接的透镜屈光力合成公式进行计算

$$F＝F_1+F_2-\frac{d}{n}F_1F_2$$

$$F = 48.83 + (-5.88) - \frac{0.5}{1.376}(48.83) \times (-5.88)$$

$$= +43.05 (D)$$

由以上计算可知，角膜的屈光力为 +43.05D，因此角膜是眼的屈光介质中屈光力最大的部分，约占整个眼屈光系统屈光力的 2/3。

（四）角膜的反射像

外界光线投射到角膜上，当经过角膜的前后两个表面时，会分别形成反射像，我们将这两个反射像称为第一 Purkinje 像 P_aI 和第二 Purkinje 像 P_aII。Purkinje 像的大小与角膜的曲率半径成线性正比的关系。

18 世纪，Purkinje 和 Sanson 发现，在暗室中将烛火置于被检眼前 45° 处，从另一侧观察，可以看到眼内的第一 Purkinje 像最明亮，为一个正立的、缩小的虚像，在眼角膜后面大约 3.85mm 处；眼内的第二 Purkinje 像暗许多，比第一 Purkinje 像略小一些，为一个正立的、缩小的虚像，在眼角膜后面大约 3.77mm 处。

二、房水

1. **房水的性状**　房水是充满前房和后房的无色透明液体，是可以循环的。它是由睫状突上皮色素细胞产生，先进入后房，再进入前房，最后排出。前房的中部深约 2mm，每只眼睛房水的总量为 0.16ml，前房中水的含量为 0.1ml，后房中水的含量为 0.06ml。每 50～60min 更新 1 次。房水可以为角膜、晶状体和玻璃体提供营养，并且可以维持眼压的恒定。

2. **房水的折射率**　房水的折射率为 1.336。

三、晶状体

（一）晶状体的形态

晶状体是富有弹性的透明体，其形状如双凸透镜，位于虹膜瞳孔的后面。晶状体随年龄增长发生变化，刚刚出生的婴儿，其晶状体非常柔软，呈无色透明状；3～4 岁儿童的晶状体略带一些黄色；到了 25 岁左右晶状体的中间部与周围部就会有明显的界线，形成晶状体核；随着年龄的继续增长，晶状体核逐渐变硬，甚至混浊。

（二）晶状体的光学常数

1. **晶状体的曲率半径**　晶状体内有核，故晶状体有 4 个曲面，晶状体的前表面、核的前表面、核的后表面、晶状体的后表面，曲率半径分别用 r_1、r_2、r_3、r_4 来表示。

当眼处于调节静止状态时，晶状体前表面的曲率半径为 +10.00mm，核的前表面的曲率半径为 +7.911mm，核的后表面的曲率半径为 -5.76mm，晶状体后表面的曲率半径为 -6.00mm，晶状体的中心厚度为 3.6mm。

由于晶状体是黏弹性体，其形状是可以调节变化的。当晶状体处于最大调节状态时，其形状近似于球状，此时晶状体前表面的曲率半径为 +5.33mm，核的前表面的曲率半径为 +2.655mm，核的后表面的曲率半径为 -2.655mm，晶状体后表面的曲率半径为 -5.33mm，晶状体的中心厚度为 +5.06mm。

2. **晶状体的折射率**　晶状体是由多层不同折射率的物质组成，其折射率自核中心向周边逐渐减小，呈梯度变化，即中心部位的折射率最大。

Gullstrand 在 1 号精密模型眼中意欲反映出该情况，他将晶状体表示为一个双凸形式透镜的核被一个更大的双凸形式透镜的介质所围绕，核心的折射率为 1.406，外层介质的折射率为 1.385。

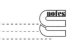

（三）晶状体的屈光力分析

在屈光静止状态,晶状体的屈光力计算方法与角膜屈光力的类同,屈光力值为+19.11D。

当眼睛进行调节时,晶状体的屈光力随着晶状体前后表面曲率的增加而增加,最大调节时晶状体的屈光力值可达+33.11D。

（四）晶状体的反射像分析

光线投射到晶状体上,当经过晶状体的前后两个表面时,会分别形成反射像,我们将这两个反射像称为第三 Purkinje 像 P_aⅢ 和第四 Purkinje 像 P_aⅣ。Purkinje 像的大小与晶状体的曲率半径成线性正比的关系。

Purkinje 和 Sanson 在暗室实验中发现,可以看到眼内的第三 Purkinje 像更暗,为一个正立的、缩小的虚像,在眼角膜后面大约 10.59mm 处;眼内的第四 Purkinje 像最小,为一个倒立的、缩小的实像,在眼角膜后面大约 3.96mm 处。

眼内形成的 4 个 Purkinje 像对比详见表 1-1-1。

表 1-1-1　四个 Purkinje 像的对比表

名称	亮度	像的虚实	像的方向	位置	大小	亮度
PuⅠ	大	虚像	正立	3.85mm（在晶状体里）	1mm	1
PuⅡ	小	虚像	正立	3.77mm（在晶状体里）	0.88mm	0.010
PuⅢ	小	虚像	正立	10.95mm（在玻璃体里）	1.96mm	0.008
PuⅣ	小	实像	倒立	3.96mm（在玻璃体里）	−0.75mm	0.008

四、玻璃体

（一）玻璃体的简介

1. 玻璃体的形态　玻璃体为透明的胶质体,充满于眼球的后 4/5 的空腔内,中心稀薄,边缘黏稠,周围浓缩,与视网膜相接处形成内界膜。

2. 玻璃体的作用　玻璃体可维持眼睛的正常形状;维持正常眼压;参与眼的屈光作用,使光线会聚成像在视网膜上。

（二）玻璃体的折射率

玻璃体的折射率为 1.336。

五、视网膜

视网膜为眼球壁的内层,为人眼的感光部分,呈透明状,是外界物体在眼内成像到达的第一站。

视网膜中部有一区域称为黄斑,呈黄色,椭圆状。黄斑中心部有一小凹,称为中心凹,其上有大量的感光细胞,是视网膜上视觉最灵敏的部分,中心凹很薄,最薄处的厚度可以达到 0.08～0.1mm。

视网膜距离角膜前顶点约 24mm,即眼轴长度为约 24mm。

总之,眼睛调节静止时,总的屈光力为 +58.64D,两个主点均位于眼内,第一主点距角膜前顶点 1.348mm,第二主点距角膜前顶点 1.602mm;两个结点亦位于眼内,第一结点距角膜前顶点 7.078mm,第二结点距角膜前顶点 7.732mm;第一焦点位于眼前,距角膜前顶点 15.7mm,第二焦点位于视网膜上。

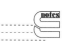

任务3　模型眼与简化眼

对于每一个人来讲,眼球的光学常数都不尽相同。为了便于研究,人们规定一种形态为模型眼,它不能代表每个人的眼,它是无数正视眼中的一个,其屈光作用与眼球的生理情况相似。

模型眼(schematic eye)是指人们根据大量的统计资料,通过测量和计算确定的眼的比较标准的数值,并将其拼凑起来的眼的光学模具。

人们在设计模型眼时,都想尽办法逼真正常人眼的平均值,由于所依据的原始数据不同,结构形式和精度要求也不同,所以最后计算出的数值也有相当出入。在众多的模型眼中,以Gullstrand(古耳斯特兰德)创制的六折射面精密模型眼最为标准和具有代表性。目前,物理学、光学、眼科学均以此作为正常的平均眼看待,对于研究像的位置、大小和屈光力具有重要意义。

一、Gullstrand 1 号精密模型眼

Gullstrand 1 号精密模型眼有6个折射面,其中2个折射面代表角膜系统,4个折射面代表晶状体系统。

Gullstrand 1 号精密模型眼分为两种状态,即调节静止状态和极度调节状态。

（一）调节静止状态眼

调节静止状态眼又称为静态眼,其6个面的曲率半径、各介质的折射率等基本情况如图 1-1-3 所示,具体数值见表 1-1-2。

（二）极度调节状态眼

极度调节状态眼又称为动态眼,其6个面的曲率半径、各介质的折射率等基本情况如图 1-1-4 所示,具体数值见表 1-1-2。

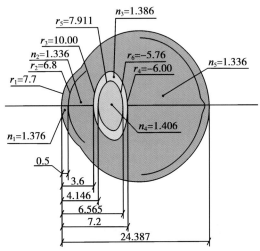

图 1-1-3　Gullstrand 1 号精密模型眼(调节静止状态眼)

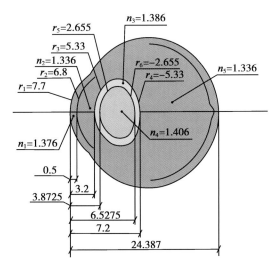

图 1-1-4　Gullstrand 1 号精密模型眼(极度调节状态眼)

二、Gullstrand 2 号模型眼

前面所介绍的 Gullstrand 1 号精密模型眼虽然接近于人眼,但是数据比较繁杂,计算也不方便。为了便于计算和分析问题,人们在该模型眼的基础上作了一些简化,而设计了种种模型眼,在此我们介绍一下 Gullstrand 2 号模型眼。

Gullstrand 2 号精密模型眼有 3 个折射面，其中 1 个折射面代表角膜系统，2 个折射面代表晶状体系统。

表 1-1-2　Gullstrand 1 号精密模型眼各参数列表

序号	参数	眼屈光介质	静态数值	动态数值
1	曲率半径 /mm	角膜前表面	+7.7	+7.7
		角膜后表面	+6.8	+6.8
		晶状体前表面	+10.00	+5.33
		晶状体后表面	−6.00	−5.33
		晶状体核前表面	+7.911	+2.655
		晶状体核后表面	−5.76	−2.655
2	折射率（屈光指数）	角膜	1.376	1.376
		房水	1.336	1.336
		晶状体皮质	1.386	1.386
		晶状体核	1.406	1.406
		玻璃体	1.336	1.336
3	各个光学界面的位置 /mm	角膜前表面	0	0
		角膜后表面	0.5	0.5
		晶状体前表面	3.6	3.2
		晶状体后表面	7.2	7.2
		晶状体核前表面	4.146	3.872 5
		晶状体核后表面	6.565	6.527 5
4	屈光力 /D	角膜	+43.05	+43.05
		晶状体	+19.11	+33.06
		眼屈光系统	+58.64	+71.90
5	眼轴长度 /mm	眼屈光系统	+24.387	+24.387

注：Gullstrand 2 号精密模型眼也分为两种状态，即调节静止状态和极度调节状态

（一）调节静止状态眼

调节静止状态眼又称为静态眼，其 3 个面的曲率半径、各介质的折射率及三对基点等基本情况如图 1-1-5 所示，具体数值见表 1-1-3。

（二）极度调节状态眼

极度调节状态眼又称为动态眼，其 6 个面的曲率半径、各介质的折射率及三对基点等基本情况如图 1-1-6 所示，具体数值见表 1-1-3。

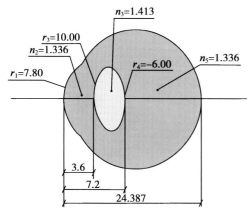

图 1-1-5　Gullstrand 2 号精密模型眼（调节静止状态眼）

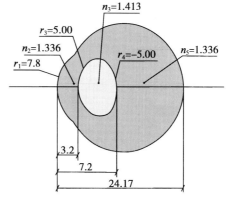

图 1-1-6　Gullstrand 2 号精密模型眼（极度调节状态眼）

表 1-1-3　Gullstrand 2 号精密模型眼各参数表

序号	参数	眼屈光介质	静态数值	动态数值
1	曲率半径 /mm	角膜	+7.80	+7.80
		晶状体前表面	+10.00	+5.00
		晶状体后表面	−6.000	−5.00
2	折射率（屈光指数）	房水	1.336	1.336
		晶状体	1.413	1.413
		玻璃体	1.336	1.336
3	各个光学界面的位置 /mm	角膜前表面	0	0
		晶状体前表面	3.6	3.2
		晶状体后表面	7.2	7.2
4	屈光力 /D	角膜	+43.08	+43.08
		晶状体	+20.28	+28.90
		眼屈光系统	+59.60	+68.22
5	眼轴长度 /mm	眼屈光系统	+24.17	+24.17

三、简化眼

为了便于理解和实用，可以将前面所讲的眼的光学系统更进一步简化，而大略保持相同的光学性质，这样就出现了简化眼。简化眼又称为简略眼、简约眼。

简化眼是指选择一个合适的折射率，把多个折射球面变成单一的折射球面，把多种屈光介质变成共同的屈光介质，这种简化后的模式眼即称为简化眼。

许多作者按照各自的观点和目的性，提出了种种不同的简化眼，下面介绍一种目前已经被广泛应用的作为模式图的简化眼。

如图 1-1-7 所示，眼球的各屈光介质以一个曲率半径为 5.73mm 的单一折射球面代替，该表面位于角膜后 1.35mm 处，其一侧为空气，另一侧为 $n' = 1.336$ 的屈光介质，结点即为简化眼的光学中心、球面的曲率中心，位于角膜前表面后方 7.08mm 处；前焦距为 −17.05mm，后焦距为 +22.78mm，总屈光力为 +58.64D。

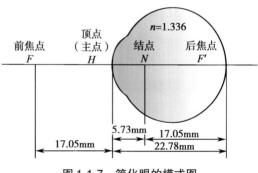

图 1-1-7　简化眼的模式图

总之，模型眼和简化眼是指用一个尽可能接近实际的平均值来代替千差万别的具体眼睛，其意义除了用以说明眼球的光学性能外，还可以作为正常的平均眼的标准而用于种种计算和设计。Gullstrand 1 号精密模型眼最接近实际数值，所以在科研和计算分析时最宜采用。

任务 4　眼睛的轴与角

由于眼睛在解剖学中的构造和在光学中的构造是不同的，为此在眼屈光检查中规定了眼睛的 3 个轴和 3 个角。

这 3 个轴分别是光轴、视轴和固定轴；3 个角是指 *Alpha* 角、*Gamma* 角和 *Kappa* 角。

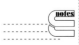

一、光轴

如图 1-1-8 所示,眼睛的光轴先后通过角膜前表面的几何中心 C 点、眼睛的结点 N 点、旋转中心 M 点,直至眼睛的第二焦点 B 点,C 点与 B 点之间的距离即为眼轴的长度,直线 AB 即为光轴。

图 1-1-8 中,C 为角膜几何中心,B 为眼球后极,F 为黄斑中心凹,N 为结点,M 为旋转中心,AB 为光轴,OF 为视轴,OM 为固定轴,$\angle OCA$ 为 Kappa 角,$\angle ONA$ 为 Alpha 角,光轴是指眼球前极与后极的连线,即通过角膜前表面的几何中心所做的垂线。

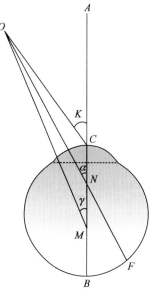

图 1-1-8　眼的生理轴与角

二、视轴

视轴是指眼外注视点与眼底黄斑中心凹的连线如图 1-1-8 所示。眼睛的视轴先后通过眼外注视点 O 点、眼睛的结点 N 点,直至黄斑中心凹处 F 点,OF 即为视轴。

通常情况下黄斑不位于光轴上,而位于光轴的颞下方 -1.25mm 处,因为中心凹是获得最佳视力的部位,当人眼注视物体时,光线并不是沿着光轴过去,而是在眼外注视点与中心凹的连线上,并且通过结点 N 点。有的人的眼睛光轴恰好对着中心凹,使视轴与光轴相一致,但这只是极少数情况。通常情况下视轴在角膜中央的鼻上方通过,因此当眼睛注视正前方物体时,光轴轻度向下向外偏。但由于偏移的角度小于 5° 故通常在讨论时认为两者是一致的。

有学者认为:这种偏移有利于矫正视网膜中心凹处产生的像差,是人眼在进化中形成的。

三、固定轴

眼球的旋转中心又称为回旋点,它是人眼转动时围绕的中心点。

对于简化眼来说,旋转中心位于简化眼角膜后 1.35mm 处。

固定轴是指眼外注视点与眼球的旋转中心的连线。

眼睛的固定轴通过眼外注视点 O 点、眼睛的旋转中心 M 点,OM 即为固定轴。

四、Alpha 角

Alpha 角是指视轴与光轴在结点处所形成的夹角。通常情况下,视轴通过角膜时是在光轴的鼻侧,因此规定角度的符号为:视轴通过角膜时在光轴的鼻侧,角度为"+"值;视轴通过角膜时在光轴的颞侧,角度为"−"值。

五、Gamma 角

Gamma 角是指光轴与固定轴所夹的角。

六、Kappa 角

Kappa 角是指眼外注视点 O 和眼球前极 C 的连线 OC 与光轴 AB 所形成的角度。由于 Kappa 角不易测量常以光轴与视轴在角膜的反光点之间的角度来计算。

Kappa 角的检测方法为:在被检者单眼前放置一个光源,检查者观察其角膜反光点的位

置以判断 Kappa 角值的大小及其正负符号。

如果角膜反光点在角膜中央与光轴相重合,则 Kappa 角值为“0”。

如果角膜反光点在角膜中央鼻侧,Kappa 角为正值,若该值较大,则表面看似有外斜视。

如果角膜反光点在角膜中央颞侧,Kappa 角为负值,若该值较大,则表面看似有内斜视。

任务 5　正视眼与非正视眼

眼睛的屈光状态不同,外界物体在眼内的成像位置会发生变化。根据调节静止状态下,无穷远处的物体是否能够在视网膜上成像,将人的眼睛分为正视眼和非正视眼。

一、正视眼和非正视眼的定义

正视眼是指当眼调节静止时,平行光线经过眼屈光系统的屈折,在视网膜上会聚成像的眼睛(图 1-1-9)。

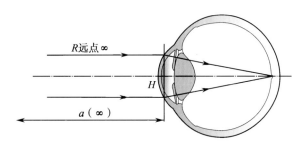

图 1-1-9　正视眼的屈光成像

非正视眼是指当眼调节静止时,平行光线经过眼屈光系统的屈折,不能够在视网膜上会聚成像的眼睛。

非正视眼又分为近视眼、远视眼、散光眼、屈光参差眼等几种类型。

二、正视眼的屈光成像

(一)正视眼的屈光成像原理

平行光线经过正视眼屈光系统的屈折,在视网膜上会聚成像(图 1-1-9)。

(二)正视眼的调节

1. 眼的调节　眼的调节是指人眼改变晶状体的曲率以增加眼的屈光力,使近距离物体仍能在视网膜上清晰成像的功能。

当物体移近时,光线呈发散状态,拥有 +58.64D 屈光力的正视眼如果不增加屈光力,物体将成像在视网膜之后,在视网膜上形成模糊物像,大脑接收模糊信号,反射性引起睫状肌收缩,悬韧带放松,晶状体变凸,屈光力增加,使近距离物体再次成像在视网膜上,形成清晰物像。

2. 调节远点　在几何光学中,相互对应的物点与像点互为共轭物像关系点,因此眼的调节远点指在不动用调节的状态下,与视网膜相共轭的一点,即在不动用调节的状态下,所能看清的最远一点。

根据光路的可逆性,可认为在正视眼视网膜黄斑处发出的光,经过眼的屈光系统,光线平行射出,因此,在调节静止状态正视眼的视网膜黄斑部与无限远处的物体是互为共轭的物像关系,即正视眼的调节远点在无穷远处(图 1-1-10)。

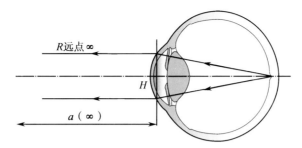

图 1-1-10　正视眼的调节远点

屈光不正度＝1/调节远点(位于眼前用负值)，正视眼患者的屈光不正为零，因此调节远点位于无限远处。计算距离为远点至眼物侧主点的距离，正视眼的远点距离为无穷大。

3．调节近点　动用最大调节的状态下，与视网膜相共轭的一点，即动用最大调节时，能看清的最近一点。

4．调节范围　调节远点和近点的任何距离均可以运用不同的调节力达到明视，这个范围即调节范围，也称为明视范围。

5．调节幅度（AMP）　指被检者所拥有的做大调节力，即注视远点和注视近点的屈光力之差。

调节幅度的计算可通过下面三种方法得到：

（1）年龄期望值：AMP＝15－0.25×年龄，为年龄期望最小值，通常反应患者应该具有的最小幅度，也可以认为是正常值。

（2）$AMP=\dfrac{1}{远点}-\dfrac{1}{近点}$（点在眼前为负值；在眼后为正值），反应患者真实调节力大小

AMP＝屈光不正度－1/近点

（3）AMP＝显性调节力＋隐性调节力，可以用来判断用眼的舒适度，通常要保证隐性调节力大于或等于显性调节力。

6．显性调节力　指被检者注视某一距离物体时，所动用的调节力。

显性调节力＝屈光不正度－$\dfrac{1}{观察距离}$；当观察距离逐渐向近点靠近时，显性调节力趋向于调节幅度全部动用。

例1：20岁的年轻人，最近的观察距离是多少？正常的33cm阅读距离，是否舒适？

解：20岁的人，调节幅度＝15－0.25×年龄＝15－0.25×20＝10D；

AMP＝屈光不正度－1/近点＝10D；正视眼屈光不正为0，所有近点＝－0.1m

最近的观察距离在眼前10cm处；

观察33cm时，动用的显性调节力＝屈光不正度－$\dfrac{1}{观察距离}=0-\dfrac{1}{-0.33}=3D$

被检者有10D的调节力，观察33cm时，动用调节为3D，所以隐性调节力＝调节幅度－显性调节力＝10－3＝7D，隐性调节力大于显性调节力，被检者用眼舒适。

例2：50岁的中年人且为正视眼，最近的观察距离是多少？正常的33cm阅读距离，是否舒适？

解：50岁的人，调节幅度＝15－0.25×年龄＝15－0.25×50＝2.5D；

AMP＝屈光不正度－1/近点＝2.5D；正视眼屈光不正为0，所有近点＝－0.4m

最近的观察距离在眼前40cm处；

观察33cm时，需动用的显性调节力＝屈光不正度－$\dfrac{1}{观察距离}=0-\dfrac{1}{-0.33}=3D$

被检者有 2.5D 的调节力,观察 33cm 时,动用调节为 3D,被检者的最大调节小于注视 33cm 需要动用的调节力,被检者无法看清楚,用眼不舒适。

实训1 眼屈光状态咨询服务

一、实训目的

1. 正确进行眼的屈光状态判断与绘图分析。

2. 可以提供相关的咨询服务。

二、实训步骤

1. 操作准备 一支笔,一把尺,纸若干。

2. 操作步骤

(1)绘制正视眼的屈光成像原理图。

(2)用语言描述屈光成像过程。

(3)绘制正视眼调节远点、远点距离光学原理图。

(4)用语言描述正视眼调节远点、远点距离以上各屈光成像过程。

实训2 测量 Kappa 角

一、实训目的

1. 能够正确测量 Kappa 角的大小。

2. 能够根据 Kappa 角的大小、正负情况判断人眼眼位的基本情况。

二、实训步骤

1. 操作准备 笔式手电筒一支,洗手设施等。

2. 操作步骤

(1)被检者在座椅上端坐,目视水平正前方。

(2)检查者洗手清洁。

(3)检查者在被检者对面座椅上端坐。

(4)检查者手持一笔式手电筒距离被检者 33cm 处。

(5)嘱被检者注视灯光。

(6)遮盖被检者左眼,检查者的眼睛位于笔灯正后方,观察被检者右眼角膜上映光点的位置和瞳孔的相对位置,确定右眼 Kappa 角。可能有以下三种情况:

1)角膜映光点位于瞳孔中心中央部(Kappa 角为 0)。

2)角膜映光点位于瞳孔中心稍鼻侧(正 Kappa 角)。

3)角膜映光点位于瞳孔中心稍颞侧(负 Kappa 角)。

(7)确定 Kappa 角的大小及正负(反射光点位置 1mm 的偏离相当于 22$^{\triangle}$)。

3. 注意事项

(1)Kappa 角检查须在暗室中进行。

(2)检查距离须 33cm。

(3)检查时须嘱被检者注视指示灯光。

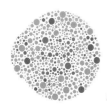

情境二 近视眼的屈光状态分析与处理

学习目标

知识目标

1. 掌握：近视眼的定义。
2. 了解：近视眼的现状、病因和分类。
3. 了解：近视眼的临床症状及体征。
4. 掌握：近视眼的屈光成像及矫正原理。
5. 掌握：近视眼的临床处理。
6. 掌握：近视眼的预防与控制。

技能目标

1. 模拟近视眼的状态，感受近视眼的临床症状，能为近视眼患者就相关的临床症状进行咨询服务。
2. 能为近视眼患者就近视眼的矫正方法进行咨询服务。
3. 绘图分析近视眼的屈光成像、矫正原理、过矫和欠矫的成像原理。

近视眼（myopia）作为世界范围内最常见的眼部疾病之一，是全球关注的公共卫生问题。近视眼的患病率在世界不同国家和地区、不同种族间存在较大差异。以15～20岁的人群为研究对象的抽样调查资料显示，高发地区主要是以黄种人为主、学生课业负担较重的国家和地区，如中国、日本、新加坡、马来西亚等；而以黑种人为主的发展中国家近视眼的患病率则很低；以白种人为主的西方发达国家近视眼的患病率居中，详见表1-2-1。

表 1-2-1 近视眼患病率的国家、地区、种族分布表（15～20 岁人群）

近视眼患病率	地区	主要种族	国家
高（50%～85%）	东亚	黄种人	中国、日本、新加坡等
中（20%～30%）	欧洲、北美、澳洲、西亚	白种人	美国、瑞典、澳大利亚、芬兰、伊朗、丹麦等
低（10%～20%）	南美洲、南亚	西班牙裔、南亚白种人	智利、印度、孟加拉国等
很低（<10%）	非洲	黑种人	南非、坦桑尼亚等

中国拥有世界上最多的人口，同时也是世界上近视眼等屈光不正（ametropia）疾病患病率最高的国家之一，我国近视眼患病人数超过 4.5 亿，我国儿童青少年的近视眼患病率已是世界上最高的国家之一。

我国近视眼已经成为一个严重的公共卫生问题，不仅影响到社会经济发展和人们的生活质量，甚至会影响到国家的国防安全。最新的征兵要求就不得不降低裸眼视力的标准。

2018 年 8 月 28 日，习近平总书记作出重要指示："儿童青少年近视防控这是一个关系国家和民族未来的大问题,必须高度重视,不能任其发展。全社会都要行动起来,共同呵护好孩子的眼睛,让他们拥有一个光明的未来。"

如何认识近视眼、了解近视眼的发展现状,以及进一步了解近视眼的病因、近视眼的分类、近视眼的临床症状与体征,掌握近视眼的屈光成像、矫正原理,掌握近视眼的临床处理和儿童青少年近视眼的防控是每一位视光师必修的课程,也是我们不可推卸的社会责任。学习这部分内容将会为今后更好地学习"眼科与视功能检查技术""双眼视检查技术"和"验光技术""接触镜验配技术"等职业技术课程铺垫坚实的专业基础。

任务 1　认识近视眼

近视眼的屈光系统发育"不匹配",光线通过眼的屈光系统后成像于视网膜前,如果把人的眼睛比喻为照相机,近视眼就如同照相机的镜头不对焦了。中低度近视眼本身并不可怕,只是需要验配眼镜即可解决。但是,高度近视眼常会出现眼轴过度延长,这样则会带来很多潜在的眼科疾病风险。临床研究发现,$-4.00DS$(俗称 400 度)以上的近视眼并发视网膜病变的风险较正视眼增高 5%,$-8.00DS$(俗称 800 度)以上的近视眼并发视网膜病变的风险则大幅增高至 40%。常见的视网膜并发症主要有:视网膜脱离、视网膜脉络膜萎缩、黄斑出血、黄斑裂孔等,这些病变会严重影响人们的视力、视觉质量、日常的工作与生活。

一、近视眼的定义

近视眼是指当眼调节静止时,平行光线经过眼屈光系统的屈折,在视网膜前会聚成像的眼睛(图 1-2-1)。

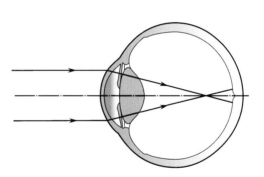

图 1-2-1　近视眼在眼调节静止状态下的屈光成像

二、掌握近视眼定义的关键

如何理解和掌握近视眼的定义,需要进一步理解和抓住以下三个关键点:

1. 该眼睛一定是在调节静止状态下分析,即眼睛完全放松,不动用调节力。
2. 该眼睛要注视无穷远处的物体,即入射光线为平行光线。
3. 该眼睛一定会在视网膜前会聚成像,而在视网膜上则成的是模糊的虚像。

我们必须在把握住这三个关键点的基础上来确认被检眼是否为近视眼。

任务 2　近视眼的现状

近视眼是当今的热点话题,也是一个永恒的话题。近视眼的发生率近年来呈逐年上升的趋势,并且呈现低龄化。

早在 2005 年 5 月 27 日在天津召开的"中国视光学科研论坛"上，香港理工大学林小燕博士在"近视的流行病学研究及控制"课题的报道中介绍："目前有半数的港人配戴眼镜，其余的又有半数戴 CL"。广州中山医科大学的葛坚教授报道："2004 年在广州市对 10～15 岁人群进行的调查，结果是近视的发病率为 73.1%"。

　　据杨智宽教授、蓝卫忠博士在《中华眼视光学与视觉科学杂志》2017 年第 4 期专家述评中指出：目前我国是近视眼大国，患病人数居全球首位，我国 5 岁以上人口中罹患近视眼的人数已高达 4.5 亿。近视眼不仅影响了患者的生活质量，成为日益严重危害人们健康的问题，也增加了因屈光检查及验配眼镜带来的经济负担。近视眼为终生疾病，若有 80 年的病史，则该项支出可高达 17 020 美元，这还不包括可能进行的屈光手术治疗（每人每年 3 851 美元）及其并发症的处理费用（每人每年 26 美元）。在我国，若按照每副眼镜 200 元计算，每年因验光配镜相关的支出也可高达数亿元。

　　国家卫生健康委员会 2018 年 6 月 6 日发布的数据显示：目前我国小学生、初中生、高中生、大学生近视眼患病率分别是 45.7%、74.4%、83.3% 和 87.7%。预计到 2020 年，我国 5 岁以上人口的近视眼患病率将增长到 50.86%～51.36%，有 7.04 亿～7.11 亿人口患有近视眼，其中患高度近视眼（6.00D 及以上）的总人口将达到 4 000 万～5 155 万人。

　　2018 年，全国上下对于儿童青少年近视眼患病问题进一步提上日程，儿童青少年的视力健康一直牵动着习近平总书记的心。2018 年 8 月 28 日，中共中央总书记、国家主席、中央军委主席习近平作出重要指示：要结合深化教育改革，拿出双效的防治方案，并督促各地区、各有关部门抓好落实。习近平强调，全社会都要行动起来，共同呵护好孩子的眼睛，让他们拥有一个光明的未来。

　　为贯彻落实习近平总书记重要指示精神，教育部联合国家卫生健康委员会等有关部门研究制订了联合防控儿童青少年近视眼实施方案，并向相关部门和社会广泛征求意见。方案提出了儿童青少年近视眼防控的阶段性目标，明确了家庭、学校、医疗卫生机构等各方面责任，并决定建立全国儿童青少年近视眼防控工作评议考核制度。

　　对于目前近视眼现状的严峻态势，作为一名视光工作者，我们有责任积极探求近视眼的发病原因，寻求有效可行的防控措施和矫正治疗办法。

任务 3　近视眼的病因及发病机制

　　关于近视眼的病因至今仍在争论，目前尚未完全明确。但一般认为，近视眼的发生、发展是遗传因素与环境因素综合作用的结果。我们可以将近视眼定义为由遗传因素和环境因素决定的、受个体易感性影响的眼球发育异常。

一、遗传因素

（一）家族的遗传现象

　　已有多个流行病学调查显示：近视眼的发生有一定家族的遗传性。单纯性近视眼的亲代、同代和子代中发生近视眼者较多。Mutti 等对一组美国学生近视眼发生率与双亲近视眼史的调查研究表明，学生近视眼的发生率与双亲近视眼史有关，而关联程度由高至低依次为双亲均为近视眼者、双亲之一为近视眼者和双亲均无近视眼者。学生发生近视眼的风险率，如以双亲均无近视眼者作为 1，则双亲均为近视眼者与双亲之一为近视眼者分别为 7.29 与 3.31。校正了环境因素的影响后算出双亲均为近视眼者、双亲之一为近视眼者和双亲均无近视眼者发生近视眼的风险率分别为 6.40、3.22 与 1，仍有明显的差异，从而证明了双亲近视眼史是决定学生发生近视眼的独立重要因素之一。Eikari 发现父亲和母亲双方均近视的孩子近视眼患病率要比父母其中一方近视的患病率高,而双方都没有近视的孩子近视眼的患病率最低。Zadnik 进行的一个前瞻性研究发现,在研究开始时父母近视组和父母非近视组的两组孩子均没有近视,但是他们的眼轴长短却存在统计学的差别,而且父母近视组的孩子今后近视眼的患病率也比后者要高得多。

（二）种族差异

近视眼的发生与种族有关。不同国家和地区、不同种族人群的近视眼患病率差别很大。例如黄种人的近视眼患病率最高,白种人次之,黑种人最低。欧洲犹太移民则较英国、德国等本地人的近视眼患病率要高,斯蒂森于 1919 年调查了伦敦市儿童的眼屈光状态,发现犹太儿童的近视眼患病率比本地民族儿童要高 10 倍。在新加坡环境相同情况下,华裔的近视眼患病率为 82%,印裔患病率为 69%,马来裔患病率为 65%。

（三）双胞胎研究

在双胞胎患近视眼的研究中,角膜屈光力、眼轴长度与屈光不正的遗传性相似,并且它们之间的差异在同卵双生较异卵双生小。

二、环境因素

与近视眼患病相关的环境因素主要有四个方面。

（一）近距离工作

近距离工作是影响近视眼患病率的主要因素,从以下几个方面加以说明:

1. 流行病学研究表明,近视眼发病与受教育程度相关　2003 年对广州荔湾区 4 364 名 5～15 岁儿童青少年屈光以及视功能情况的横断面研究结果显示,5 岁组的近视眼的患病率为 3.3%,而 15 岁组的近视眼的患病率则达到了 73.1%;5 岁组的屈光不正度平均为 +1.25D,而 15 岁组则为 -1.50D。据国家卫生健康委员会 2018 年 6 月 6 日发布的数据显示:小学生、初中生、高中生、大学生近视眼患病率分别是 45.7%、74.4%、83.3% 和 87.7%,表明儿童青少年近视眼的患病率与受教育的程度有关,也说明了近距离工作在儿童青少年近视眼的发病中起着十分重要的作用。

2. 近视眼的患病率与长时间超负荷视近工作有关　对于一些特殊的视近职业,长期从事大工作量的近距离工作,例如裁缝、钟表修理工等,近视眼的患病率明显高于一般体力劳动者。

3. 城乡差别　近视眼的患病率有着明显的城乡差别。城市学生的近视眼患病率明显高于农村学生。城市学生的作业负担重,近距离工作负荷较重;城市建筑拥挤,强化了近距离刺激。而农村近视眼患病率低除了近距离工作较少以外,还可能与农村的视觉空间较城市开阔、有较多的绿色植物有关。

4. 动物实验结果显示　为探讨环境因素对近视眼形成的影响,有国内外学者将幼小动物放在人工设计的特殊视觉环境中喂养,用以观察环境对眼球发育的影响。例如,限制动物的视觉空间,让其长期注视近处,这样可引起实验性近视眼,如宠物猫的近视眼发生率就比较高。

Wiesel 将恒河猕猴的眼睑缝合形成上下睑缘粘连,在眼前形成半透明的遮盖膜喂养在明亮处。实验结果如表 1-2-2 所示。其中 5 号是单侧眼睑缝合 18 个月后,打开缝合,睫状肌麻痹后做带状光检影和眼球摘除后测定其屈光度和眼球长度。结果表明缝合眼形成 -13.50D 的近视,眼的前后轴长亦增加 20%,从表中还可看到 8 号猴因已发育成熟,喂养 17 个月屈光度和眼轴均无变化,2 号猴刚生后就将眼睑缝合,仅 6 周即成为 -2.75D 的近视。1979 年 Wiesel 等又将眼睑缝合的猴喂养在全黑的条件下,并不发生近视。

表 1-2-2　睑缘缝合后猴眼的屈光度和眼轴变化

试验号	缝时年龄	持续时间	两眼屈光差/D	眼轴长/cm
1	11 天	19 天	−1.0	—
2	刚出生	6 周	−2.75	1.089
3	11 天	6 个月	−7.0	1.077
4	4 天	12 个月	−9.5	1.101
5	2 周	18 个月	−13.5	1.208
6	6 周	15 个月	−8.0	1.108
7	12 月龄	26 个月	−4.5	1.101
8	已成熟	17 个月	0	—

　　从上述实验可以看出，形成实验性近视眼的客观条件是，必须有光线刺激，但并不能在视网膜上成像。这样，就使正在发育过程中的受试动物失去了眼球发育过程中所需要的正常视觉刺激。同时，实验动物的年龄，即被试眼是否处在生长发育期，也是是否形成实验性近视眼的决定条件。

　　杨智宽等用训练幼年恒河猴视近的方法发现，每天视近 8h（工作距离 25cm）的实验组幼年恒河猴较对照组玻璃体腔长度有明显变长趋势；冷云霞等用小空间细颗粒生物饲养幼年恒河猴，12 个月后实验组较对照组玻璃体腔长明显增加；这些都是动物视近可引起近视眼的有力证据。

　　5. 近距离工作所致的暂时性近视眼（near work-induced transient myopia，NITM）　Ciuffreda 和 Wallis（1998）的研究表明近距离工作所致的暂时性近视眼与早发性近视眼和迟发性近视眼高度相关，而与正视眼与远视眼仅轻度相关或不相关。Ciuffreda 和 Vera-Diaz（2002）认为，近距离工作所致的暂时性近视眼在近视眼的进展中起着重要的作用，而其机制可能是增加视网膜的离焦。

　　（二）户外活动时间

　　有学者认为，儿童青少年近视眼的发病与其户外活动时间的多少有关，例如东亚人近视眼患病率高的原因可能与该地区的儿童青少年性格内向以及参加户外活动的时间较少有关。

　　一种观点认为，户外活动的多少往往与近距离工作时间成负相关关系，可能真正的原因还是与近距离工作的时间和强度减少有关。

　　最新的研究表明，户外活动是近视眼的一个独立性的保护因素，与户外是否运动没有关系，而与户外所暴露的时间长短直接相关。

　　户外活动对近视眼的影响可能与两个因素有关，一是户外比较空旷，眼睛受到的调节刺激会小些；二是可能更重要的原因是因为户外为全光谱光照，而室内主要是 RGB 光谱，不同性质的光谱对视觉发育的影响不同，目前初步的研究结果表明近视眼的患病率与多巴胺的分泌有关。

　　户外活动的多少是否与性格有关目前尚未定论。一般认为，屈光不正的患病率与性格之间存在如下关系：近视眼人群普遍具有内向性格，不喜欢参加体力活动和担任社会工作；远视眼人群大多是无忧无虑的、冲动的或过度活跃的，但是这些目前尚未得到统计学证实。

　　（三）视觉环境因素的影响

　　一些影响眼睛调节的视觉环境因素可能与近视眼的患病率有关。

　　1. 照明的影响　阅读环境的照度不足、照度太亮、光源闪烁等会影响眼睛的健康。

　　例如，有人经常在阳光直射下阅读，这就不利于眼睛的健康。有研究发现，在同等距离的视物状态下,高于或低于正常光照度的光线与近视眼的发生发展有一定关系。当今,各种视频终端设备(手机、游戏机、电脑等)越来越多,儿童青少年接触的也越来越早了,这种近距离闪烁的光照不利于儿童青少年的视觉发育。

2.阅读视标的影响　阅读视标的大小、繁简度、清晰度、对比度、颜色等都会影响到眼睛的视觉质量。例如,阅读时视标的字体不清、字体过大、字体过小、对比度太小等都会使视觉成像质量下降,其机制可能是这些因素影响了眼睛的调节而导致视网膜离焦所致。

一般认为波长长的红色视标与波长短的绿色视标相比,聚焦在视网膜后形成远视性光学离焦而使发育尚未成熟的眼球代偿性生长而发生近视眼,波长短的绿色视标聚焦在视网膜的前面形成近视性光学离焦对远视性离焦型近视眼有阻断作用。但是在考虑视标颜色的同时,我们还需要考虑视标的对比度,因为任何两种颜色的对比都不如黑白色的对比度大。

因此,建立并落实儿童青少年视觉环境的标准对儿童青少年近视眼的预防与控制具有十分重要的意义。

(四)营养因素

营养因素对近视眼患病率的影响人们一直在探讨。曾经有人认为,营养不足会引起近视眼。但是,在世界上一些较为贫困、营养常处于匮乏的地区,如非洲、南亚等地区的近视眼患病率最低。东亚的中国、日本、新加坡等国家,过去传统的食物以米面为主,肉类较少,属于高糖类食物。近年来人们的生活水平提高了,饮食习惯多有改变,蛋、奶、肉类食物增多,蛋白质、维生素摄入也增多了,饮食逐步西化,而近视眼的患病率却有增无减,因此也不能证明食物中蛋白质、维生素等营养因素的缺少与近视眼患病率的关系。

但是,随着人们生活水平的提高,儿童青少年的偏食、挑食现象越来越严重,这有可能导致营养因素不均衡,影响眼球或视觉通路的发展。

流行病学资料显示,收入高的人群一般营养较为丰富,也都伴有较高的近视眼患病率。Cordian(2002)认为,现代生活习惯的改变使过去粗制的糖类食物变得精致,摄食后血糖迅速升高,由此会引起血液内胰岛素增加而诱发近视眼。近年我国随着人们生活水平的提高和饮食习惯的改变,胰岛素分泌的增加且胰腺负担的加重,而胰高血糖素则可抑止实验性近视眼。Schaeffel(2004,2007)在小鼠形觉剥夺性近视眼视网膜中检测到了胰高血糖素受体基因及胰高血糖素多个家族成员的表达,但高血糖与儿童青少年近视眼的患病率及其发展关系尚无文献支持。

三、近视眼的发病机制

目前近视眼的发病机制仍未十分清晰,各种类型的近视眼的发病机制是不一样的,一些在低等动物身上得到的研究成果也不完全和人类的近视眼发病相同。因此,对近视眼发病机制的深入研究将有助于近视眼的预防与控制工作。

关于近视眼发病机制的学说有许多种,概括起来主要分为两大方面。

(一)遗传基因决定的近视眼

先天性近视眼和一些高度近视眼的发生通常是由遗传基因决定,这就如同人类的许多生理特征的表型是由遗传物质决定一样。如身高、虹膜颜色、五官的形状等。父母是近视眼孩子也会有患近视眼的趋势,即使在他们还没有发生近视眼时也会较同龄的孩子有更长的玻璃体腔;高度近视眼的父母(眼轴较长)所生的子女发生高度近视眼的概率非常高。早年有些学者认为单纯性近视眼可能为单基因遗传,但近年的研究发现无法用单基因遗传解释,一般认为是多基因遗传,其遗传方式认为可能为常染色体显性遗传或隐性遗传,有人认为可能是以不规则的显性遗传为主,也有部分性染色体遗传。

（二）后天获得性近视眼的发病机制

目前,后天获得性近视眼的发病机制主要有调节学说、眼外肌学说、形觉剥夺学说、光学离焦学说、生物活性物质作用学说等。

1.调节学说　视近工作的视觉信号经过视神经传入,通过视中枢,由副交感神经传出,引起睫状肌收缩和调节反应,因此视近工作时可能由于调节反应引起近视眼。

2.眼外肌学说　Greene 用工程学的方法研究了眼外肌收缩及调节时对巩膜的影响,提出眼外肌会对巩膜产生机械性的拉力,而调节则可能影响较小。他认为斜肌止段位于眼球赤道部会对后部的巩膜产生局限性的拉力,与此同时眼外肌作用引起的眼内压升高也是导致眼轴增长近视眼发生的原因之一。

3.形觉剥夺学说　外界视物影像的刺激是促进视觉系统发育、眼球朝正规化方向发展的关键因素。有学者认为,缝合眼睑可能通过机械压力的作用影响眼球的发育,或是提高结膜囊的温度或升高眼压而引起近视眼的发生,但采用配戴散射镜等方法,并避免因眼睑缝合的机械压力作用,也能诱导出轴性近视的发生。在人类由形觉剥夺引起的近视眼仅见于先天性上睑下垂、屈光介质混浊,如角膜瘢痕、白内障等引起的继发性近视眼,因此不是儿童青少年后天获得性近视眼的主要发病机制。

4.光学离焦学说　Schaeffel（1988）采用光学离焦的方法建立了小鸡的近视眼模型以后,用光学离焦的方法复制各种动物的近视眼模型的研究取得了很大的进展,适度的远视性离焦的视网膜图像信号导致巩膜代偿性生长而加速眼轴的延长,形成近视眼,而聚焦的视网膜图像则减慢眼球的生长。

5.生物活性物质作用学说　研究表明,视网膜上多种生物活性物质,如多巴胺、血管活性肠肽、乙酰胆碱、胰高血糖素及一些生长因子等,在眼球生长、眼轴延长、近视眼的发生与发展中起了重要作用。

以上这些学说目前均在研究探讨之中,眼屈光学的许多理论还有待于在今后的学习和工作中不断地研究与实践。

任务4　近视眼的分类

造成近视的主要因素有两点:一是眼球的前后轴过长,二是眼屈光系统的屈光力量过强。从不同的角度近视眼的分类不同,通常有按照近视眼的程度分类、按照屈光异常的原因分类、按照病程进展和病理变化分类、按照是否有调节作用参与分类和其他等类型。

一、按照近视眼的程度分类

这种分类形式在验光配镜中最常使用。一般将近视眼按照程度分为轻度、中度和高度三类。

1.轻度近视眼　$-3.00D$ 及以内者。

2.中度近视　$-3.00 \sim -6.00D$ 之间者（含 $-6.00D$ 者）。

3.高度近视　$-6.00D$ 以上者。

二、按照屈光异常的原因分类

按照屈光异常的原因分类,主要有屈光性近视眼和轴性近视眼。

（一）屈光性近视眼

屈光性近视眼是指眼轴长度在正常范围内,而是由于屈光介质异常或各介质间组合异常使得眼屈光系统的光焦度（即屈光力）过大造成的近视眼，如图 1-2-2 所示。这种情况有一时性的，也有永久性的。

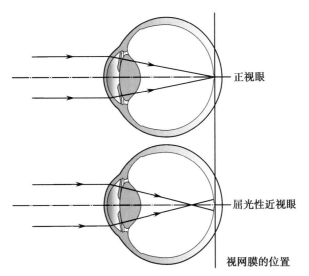

正视眼

屈光性近视眼

视网膜的位置

图 1-2-2 屈光性近视眼与正视眼的屈光成像原理对比图

关于屈光性近视眼光焦度的影响因素分析如下，光焦度的计算中需运用单折射球面光焦度的计算公式 $F=(n'-n)/r$，影响 F 值的大小有两个因素即屈光指数（n）和曲率半径（r），因此屈光性近视眼主要有两种情况，曲率半径异常或者是屈光指数异常，由曲率半径异常引起的近视眼称为曲率性近视眼，由屈光指数异常引起的近视眼称为屈光指数性近视眼。

1．曲率性近视眼 是指由于角膜或晶状体表面曲率半径减小，光焦度增大形成的近视眼。

在临床中这种屈光异常主要见于圆锥角膜、角膜葡萄肿等角膜异常，由于晶状体核异常形成的圆锥形晶状体等晶状体异常（图 1-2-3）。

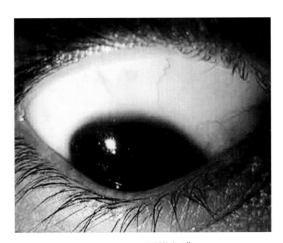

图 1-2-3 圆锥角膜

2．屈光指数性近视眼 是指由于屈光介质的屈光指数增高，光焦度增大而形成的近视眼。

在临床中这种屈光异常主要见于晶状体、房水的屈光指数增高所致，如糖尿病、急性虹膜炎、老年晶状体核硬化或混浊、白内障早期的晶状体膨隆等均会引起晶状体的屈光指数增高。

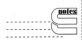

（二）轴性近视眼

是指由于眼轴的延长使平行光线进入眼屈光系统后在视网膜前会聚成像造成的近视眼（图 1-2-4）。

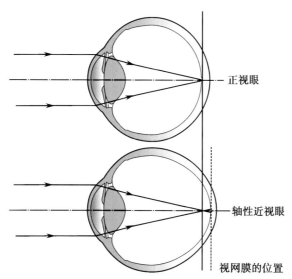

图 1-2-4　轴性近视眼与正视眼屈光成像原理对比图

轴性近视眼一般见于病理性近视眼和大多数单纯性近视眼。通常眼轴长每增加 1mm，近视眼屈光不正度增加 −3.00D。在高度近视眼中，会出现眼轴的延长极为严重，甚至可以看到明显的眼球突出。

三、按照病程进展和病理变化分类

人的眼球的发育从小到大，在 3 岁时为快速期，即由出生后的轴长 18mm 发育到 23mm。我国人的眼球 7～10 岁时已接近成人眼球的长度，在此以后呈发育的较慢期直到 24mm。到青春期发展更慢，20 岁以后基本稳定。

近视眼按照病程进展和病理变化进行分类主要有单纯性近视眼和病理性近视眼，不同类型的近视眼在发育的过程中眼球的轴长会有不同的变化。

（一）单纯性近视眼

单纯性近视眼是指由于发育期视近过度造成的近视眼。是人眼适应外界环境而形成的，也成为获得性近视眼。一般随发育停止而趋于稳定。

主要特点是：近视程度进展较慢；一般在 −6.00D 以内；近视力正常，远视力大多可以理想矫正；其他视功能正常；一般无明显眼底变化；遗传因素不明显。

（二）病理性近视眼

病理性近视眼是指 20 岁以后眼球仍在发展，并有病理性变化者，又称为进行性近视眼。

主要特点是：早年发病；近视程度进行性加深；近视程度进展较快；一般在 −6.00D 以上；眼轴明显延长；眼部组织合并发生一系列变性的病理变化，病理变化早期即可开始，并逐渐加重，可能是原因不明的视力下降、视网膜中央反光减弱、玻璃体的轻度变性以及眼部的刺激现象，偶尔会合并主观症状，但这种变性的病变并不与近视的程度完全相对应，因为有些低度近视眼也可能会发生明显的病理变化；视功能明显受损；有遗传因素，多伴有并发症。

四、按照调节作用参与分类

按照是否有调节作用参与将近视眼分为假性近视眼、真性近视眼和混合性近视眼。

（一）假性近视眼

是指由于调节痉挛，使正视眼或远视眼表现为一时性的近视现象。用阿托品等药物散瞳后检查，近视消失呈现为正视或远视。

假性近视眼有时由于持续性调节痉挛，近视也可以达到较高的程度，但这一类型均为可逆的，因此一般认为该类情况往往是近视发生、发展的初级阶段。特别是对于青少年，由于眼睛的调节能力较强，初次验光配镜时一般会采取散瞳的方式查看他们真实的屈光度数，从而判断是否存在假性近视，防止由于假性近视导致的验光不准确。

对于成年人，在初次验光配镜时，一般不进行散瞳，但是成年人因调节过度也会引起假性近视。因此在验光中，可以通过仔细的辨别，发现被检者是否存在调节紧张、调节超前的状态。需要在视力（远／近）检查、检影、雾视、主觉验光、眼轴与角膜曲率半径的检测、视功能检查（调节）等方面特别注意。如果发现被检者处于调节紧张的状态时，验光之前需进行充分的雾视。验光之后的屈光度则更要和裸眼视力、眼轴及角膜曲率半径相比较，看看是否匹配，这样就可判断该被检者是否因调节过度引起了假性近视，还能避免验光的近视度数偏高。

（二）真性近视眼

是指用阿托品等药物散瞳后检查，近视程度未降低或降低的度数<0.50D。真性近视眼即为通常所说的近视眼。

（三）混合性近视眼

是指用阿托品等药物散瞳后检查，近视屈光程度明显降低≥0.50D，但是未恢复为正视。

除以上类型的近视眼以外，还有外伤性、中毒性、药物性等类型。在此就不一一列举了。

任务5　近视眼的临床症状及体征

近视眼的临床症状及体征通常会从视功能的改变、眼球的改变、眼底的改变、视疲劳、眼位变化等方面进行表现，下面就常见的临床症状及体征进行介绍。

一、视功能的变化

（一）远视力

近视眼最明显的临床症状就是远视力降低，如图1-2-5所示。视远处时，原来一些清晰的物体变得模糊。

1. 近视眼远视力下降的程度　不同类型、不同程度的近视眼其远视力下降的程度也不一样。一般来说，单纯性轻度近视眼的远视力下降较轻，高度近视眼或病理性近视眼的远视力较差。

通常情况下在一定范围内远视力下降的程度与屈光不正度成正相关，即近视眼的屈光不正度低者远视力相对好，近视眼的屈光不正度高者远视力会差一些，但是没有严格的对应比例关系。一般来说，3.00D以上的近视眼，远视力不会超过0.1（对数视力4.0）；2.00D的近视眼患者，视力在0.2~0.3之间；1.00D的近视眼，视力可达0.5，有时可能更好一些。

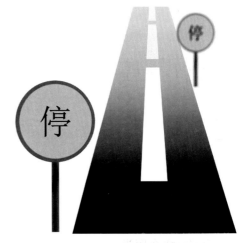

图1-2-5　近视眼视觉症状图示

近视眼远视力下降的程度并不完全代表近视眼的严重程度,例如一些高度单纯性近视眼的远视力可能会很差,而一些病理性近视眼或继发于其他疾病的近视眼的远视力不一定很低。对于远视力下降不是太低(通常大于 0.5),而年龄偏小(小于 15 岁)或虽是成年人,但视疲劳症状明显的患者,应注意是否有睫状肌调节痉挛(假性近视)的存在。

2. 近视眼患者的常见表现　近视眼患者在日常学习生活中常有以下具体表现:

(1)眯眼现象:生活中,我们常常看到一些人在视远处物体时眯起眼睛,这就是近视眼发生早期时,远视力下降带来的典型的眯眼现象。

其原因是:由于近视眼视远处目标,所看到的不是一个清晰的像,而是稍放大的模糊像,即弥散光环。为了减少这种光环的影响,常常要把眼型缩小使瞳孔比较狭窄,以增加视力。

(2)物体移近现象:常常还会有一些近视眼患者,在视远处物体时凑上前去观看,或者是将远处的物体移近来看。

其原因是:由于近视眼的近视力一般都比较好,单纯性近视眼都可达到 1.0(对数视力5.0),而远视力的下降导致近视眼患者常会在视物时移近观看。

（二）近视力

近视眼的近视力变化根据近视眼屈光不正的不同程度、不同年龄有所差别。

一般情况下单纯性近视眼的近视力是正常的,由于近视眼的近点较非近视者更近,因此通常表现出具有更好的近视力。

近视眼屈光不正度较高者,在远视力下降的同时,近视力也会有所下降,这样的近视眼患者一般要将近视力表放得近些,才可获得最好的近视力,这时需要将所测得的近视力进行换算才是最终近视力值。

将近视力表移近测试换算的方法是:将近视力表放在规定的检查距离以内,进行视力测试。所测得的视力,要按照移近后的距离进行换算。如在 20cm 处看到 1.5 的视力,则实际上约为 1.0。

中老年近视眼患者由于近视眼的远点移近并接近工作距离,因此掩盖了部分老视症状,表现出具有较好的近视力。

合并有眼底病变的病理性近视眼通常有与远视力水平相当的近视力。

早期白内障引起的症状性近视眼视其本身的屈光状态不同而异。如果原来是正视眼,则其近视力与矫正远视力水平相当;如果原来是近视眼,则其近视力可以正常。

圆锥角膜所致继发性近视眼的近视力与其疾病所处的阶段有关,早期可以正常,当角膜有器质性损伤时,其近视力会下降。

（三）矫正视力

单纯性近视眼的最佳矫正视力(best corrected vision, BCV)可以达到正常水平。但并不是所有近视眼的矫正都可以达到理想状态。例如,屈光不正度高于 6.00D 以上的近视眼,矫正视力往往达不到 1.0;10.00D 以上的近视眼患者,矫正视力达 1.0 者很少。有人曾将观察到的各种屈光不正度的近视眼与其矫正后远视力进行比较,其平均值列于表 1-2-3。

表 1-2-3　近视眼度数与矫正后远视力的对应

近视度数 /D	平均矫正视力	近视度数 /D	平均矫正视力
2.0	1.0	6.0~10.0	0.6
2.0~4.0	0.9	10.0~12.0	0.5
4.0~6.0	0.8	12.0~18.0	0.3

按照对近视眼进行光学矫正的原理,如果近视眼的眼底无明显的病理变化,近视力也是正常的,那么应当可以用凹透镜将远视力矫正到相当于近视力的正常值。但是,在临床

上往往遇到视力不能理想矫正的例子,这应当从视觉心理学方面找答案。例如,患者自幼即用其本身的屈光不正眼观察外界,他已习惯于长久以来看到的模糊不清的物像。当使用新的矫正镜片矫正时,虽然可以将原有视力明显提高(如由 0.1 提高到 0.3),但因患者在配戴新的眼镜后,对形成的新物像不习惯,故不能耐受,尽管矫正镜片完全正确,但在短时间内却不能适应,所以不能将远视力提高到理想程度。

早期圆锥角膜患者经过矫正也可以达到正常水平。

其他病理性近视眼和继发性近视眼的矫正视力与原发疾病相关,往往达不到正常水平。

生活中,我们常常遇到一些中老年患者原来视远和视近都需要戴镜,但是逐渐地视近可以不戴眼镜了,视远的近视程度也减轻了,即人们俗话说的"年龄越大,眼睛变好了"的现象。出现上面现象的原因,主要是由于人到中老年后调节力逐渐降低,此时需要配戴的老视镜度可以抵掉部分近视镜度,轻度近视眼患者不用戴眼镜就可以看书了;此外,到老年时由于瞳孔收缩挡住了一部分弥散光,增加了焦深,也是可以提高一些视力的。

二、眼球的变化

(一)眼轴增长

近视眼通常会带来眼球轴长增加,一般屈光不正度每增加 3.00D,眼轴长度增加 1mm。眼轴增加的主要原因是玻璃体腔长增加的结果。此外,眼球也可以向前突出,例如高度近视眼中可见。

(二)玻璃体变性或玻璃体液化

高度近视眼可以发生玻璃体变性或玻璃体液化。它往往伴有眼前光芒、火星及闪光等感觉。用透照法检查时,有暗的团状物在玻璃体内飘动。玻璃体的变性进行较慢,可从视物不适开始,视力逐渐减退,如合并发生黄斑区变性或视网膜剥离,可使视力达到完全丧失的程度。

近视眼可引起"飞蚊症"。"飞蚊症"是近视眼患者的常见主诉。患眼朝向光亮时,感到眼前有黑影飘动,好像蚊子飞动一样。这是由于玻璃体变性、液化、混浊所形成的细微漂浮物,投影在视网膜上而引起眼前黑影飘动现象。由于部位、数量和大小不同而形态各异。有的患者主诉眼前如同有蚊虫或苍蝇飞动;有的患者主诉黑影呈点状、线状、网状或云片状。数量不一,浓淡不一,时隐时现,密度不均匀。各种程度的近视眼都有可能出现"飞蚊症",出现的早晚因人而异。

"飞蚊症"往往只有主观症状,用简单的透照法查不出来,一般不会影响视力。

三、视疲劳

虽然近视眼患者不像远视眼患者出现视疲劳现象那么明显,但是在近视眼患者中出现视疲劳现象也比较多见。

通常来说,单纯性近视眼由于其调节近点较近而不需要使用调节,矫正视力也好,因此出现视疲劳现象的较少。

如果单纯性近视眼合并散光、屈光参差等情况,当没有进行屈光矫正时会容易出现视疲劳现象。

在轻度近视眼患者中有时也会出现视疲劳现象。这是由于近视眼患者的调节与集合之间不可避免的矛盾所引起的。因为轻度近视眼在视近物时不用调节,但为了保持双眼单视,两眼的视轴一定要集合起来。为了维持双眼单视,如果使调节向集合靠拢,就要产生过度的调节,因而引起睫状肌的痉挛,即人为地增加近视度数。另一方面是集合向调节靠拢,即向较低的集合方面发展,因而产生眼外肌的肌力不平衡。这种潜伏性的视觉干扰,也是引起视觉紧张和视疲劳现象的原因。

高度近视眼患者易于产生视疲劳现象。相对来说，高度近视眼的远点和近点之间的距离很近，即调节范围很小。没有矫正的近视眼视近时，即使被观察物体有轻度的距离变化，也要使用较强的调节力才可将物体看得清楚。因此，高度近视眼患者眼睛需要经常处于紧张的调节状态，容易引起视疲劳现象。调节与集合功能不协调者，引起肌性视疲劳，患者常常会主诉头痛、视物不舒服等。

近视眼如果过矫，或者是近视眼患者配戴了过大的眼镜架，造成眼镜片的光心距过于大于瞳距，也会产生视疲劳现象。

四、眼位的变化

近视眼患者的眼位变化多为外斜视或外隐斜，其原因可能与注视近处视标时不用或少用调节，从而导致与之联动的集合功能减弱有关。

轻度近视眼患者视近时不需要调节，所以集合功能相对减弱，待到肌力平衡不能维持时，双眼视觉功能就被破坏，只靠一眼视物，另一只眼偏向外侧，成为暂时性交替性外斜视。若偏斜眼的视功能极差，且发生偏斜较早，如在幼儿视功能尚未成熟时期，可使偏斜眼丧失固视能力，成为单眼外斜视。故由于调节与集合功能的不协调，近视眼容易发生外隐斜或外斜视。

近视眼的远点比较近，尤其超过3.00D的近视眼，在一般近距离工作不需要使用调节。随着年龄的增长，患者调节力量逐渐减弱，在视近距离物体时，因可使用其远点进行工作，并不感到有什么困难，或者困难来得晚些。因为近视眼的远点比正视眼近得多，所以近视眼的调节范围较小。近视眼使用调节较少，它的调节力比正视眼尤其比远视眼差些。

由于调节与集合两者的联合运动关系，当近视眼患者的两眼同时视近处物体时，容易引起两眼内直肌过度紧张，往往发生肌性视疲劳，表现为眼睛容易疲乏，患者感到眼与额部不适，类似远视眼引起的调节性视疲劳，如将一眼掩盖，近视眼的肌性视疲劳即消失。当两眼不能维持这种由于调节与集合之间矛盾所带来的紧张状态时，就不自觉地放弃一只眼的集合作用，使眼球偏向颞侧。这种偏斜开始时是暂时的，后来可成为永久性的外斜视。

由于眼位对近视眼患者的眼镜处方及矫正方法的选择具有重要意义，因此临床上对于近视眼的眼位检查非常重要。

五、眼底的变化

眼底的变化是近视眼最重要、最多见的临床症状。引起眼底病变的基础，主要是眼轴的延长。随着眼轴的延长，眼底病变的范围在扩大、程度在加重，但主要影响后极部。眼底主要的病理变化为视网膜的萎缩和变薄。

（一）豹纹状眼底

指近视眼由于眼球向后延长，视网膜的血管离开视盘后即变细、变直，同时由于脉络膜毛细血管伸长，也变细、变直，可影响色素上皮层的营养，以致浅层色素消失，而使脉络膜血管暴露，形成似豹纹状的眼底（图1-2-6）。

豹纹状眼底是近视眼的一大特征，出现率高达80%，而当眼轴明显延长、近视眼屈

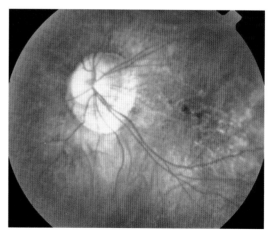

图1-2-6　近视眼出现豹纹状眼底

光不正度更高时,出现率可超过90%。

(二)近视弧形斑

是指近视眼视盘周围的脉络膜在巩膜伸张力量的牵引下,从乳头颞侧脱开,使其后面的巩膜暴露,形成白色的弧形斑。如眼球继续延长,可扩张到视盘四周,最终形成环形斑(图1-2-7)。

弧形斑是近视眼特征性表现之一。出现率轻度近视眼为40%,中度近视眼为60%,高度近视眼高达70%,男女无差别。

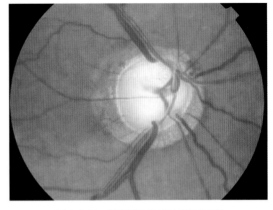

图1-2-7　近视眼眼底形成弧形斑

(三)黄斑部变化

黄斑区是近视眼眼底变化的好发部位,一旦病变,视力受损明显。近视眼黄斑区的病变主要有色素紊乱、变性、萎缩、出血、新生血管、裂孔等。

黄斑区有无病变及病变程度,直接决定着近视眼患者视觉功能的好坏。单纯性近视眼的黄斑区大多可以保持正常状态,但是变性近视眼黄斑部发生变化的发生率很高。病变的表现多样,功能受损明显。通常与年龄、性别、轴长和屈光不正度明显有关。

实训1　模拟近视眼的临床症状

一、实训目的

模拟近视眼的状态,体验近视眼的临床症状。

二、实训步骤

1. 操作准备　左右眼均为+1.00DS、+3.00DS、+6.00DS的眼镜各一副,洗手设施等。

2. 操作步骤

(1)模拟者清洁双手。

(2)在座椅上端坐,目视水平正前方固定目标,记录是否清晰。

(3)戴上+1.00DS的眼镜,继续观察正前方固定目标。

(4)记录目标是否清晰。

(5)阅读近距离书报,记录是否清晰。

(6)依次换戴+3.00DS、+6.00DS的眼镜,重复上面操作步骤(2)~(5),做好相应记录。

(7)分析每次戴模拟眼镜时的感受及其原因。

3. 注意事项　戴上模拟眼镜后,不要到处跑动,防止出现眩晕、视物不清造成受伤。

任务6　近视眼的屈光成像

近视眼的屈光成像是:当眼处于调节静止状态时,平行光线经过眼的屈光系统在视网膜前会聚成像(图1-2-8)。

近视眼的屈光成像原理是:当眼处于调节静止状态时,眼底发出的光线经过眼的屈光系统后,在眼前有限距离处成像,这一点即为该眼的调节远点(通常称为远点)(图1-2-9)。无穷远处的物体不能在视网膜上成像,即近视眼看不清楚无穷远处的物体,而只能看清楚眼前调节远点处的物体。眼睛所能看清楚的最远点称为远点。正视眼的远点在无限远。近视眼的远点位于眼前的有限距离,并且近视眼的屈光度数愈高,远点距离眼球愈近。因此,根据远点的距离可以测定近视眼的屈光不正度。例如,远点在眼前1m处是1.00D近视,远点在眼前2m处是0.50D近视。

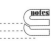

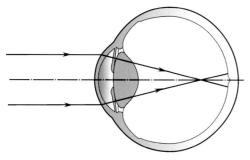

图 1-2-8 近视眼的屈光成像

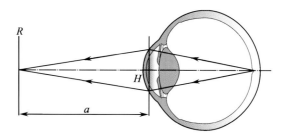

图 1-2-9 近视眼的调节远点及远点距

实训 2　绘图分析近视眼的光学成像原理
一、实训目的
1. 绘图分析近视眼的屈光成像原理。
2. 绘图分析近视眼的矫正原理。
3. 绘图分析近视眼的过矫和欠矫的成像原理。
二、实训步骤
1. 操作准备　一支笔,一把尺,纸若干。
2. 操作步骤
(1)绘制近视眼的屈光成像原理图。
(2)用语言描述屈光成像过程。
(3)绘制近视眼矫正原理、过矫和欠矫的成像原理图。
(4)用语言描述以上各屈光成像过程。

任务 7　近视眼的矫正原理

一、近视眼的矫正

　　近视眼是眼屈光系统的屈光力相对于眼轴的长度过大,要想使得光线能够在视网膜上会聚成像,应减弱眼屈光系统的会聚能力或加强其发散能力,在眼前加凹透镜,利用凹透镜发散光线的作用,使近视眼得到矫正。

　　近视眼的矫正原理是:平行光线经过矫正镜片以发散光线的形式射出,其反向延长线会聚在近视眼的调节远点处,此处也是凹透镜的像方焦点(F'),发散的光线又经过眼屈光系统在视网膜上会聚成像,即无穷远处的物体经过矫正镜片和眼的屈光系统与视网膜呈互为共轭的物像关系(图 1-2-10)。

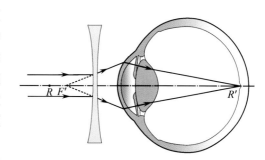

图 1-2-10 近视眼的矫正原理

　　为了将远处物体发出的平行光在进入近视眼之前散开,可以在近视眼前加凹透镜,将发散光线聚焦在视网膜上。例如,远点在眼前 1m,用 −1.00D 镜片把无限远处来的平行光,在未进眼球之前先行散开,好像从近视眼的远点发出一样。因此,用最低的凹透镜度数得到最好的远视力时,所加镜片的度数就是近视眼的屈光不正度。

二、近视眼的过矫

在矫正近视眼的时候，如果所加的矫正镜片度数大于近视眼的屈光不正度，就会出现过矫现象。此时平行光线经过矫正眼镜，使发散的光线经过眼屈光系统成像在视网膜后面（图1-2-11）。在验光时，可以通过红绿视标实验，根据红色视标较为模糊，绿色视标较为清晰进行判断呈过矫。

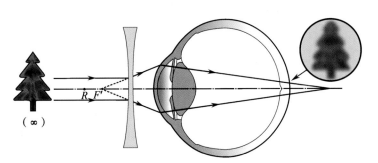

图1-2-11　近视眼过矫的光学成像原理

三、近视眼的欠矫

在矫正近视眼的时候，如果所加的矫正镜片度数小于近视眼的屈光不正度，就会出现欠矫现象。此时平行光线经过矫正眼镜，使发散的光线经过眼屈光系统成像在视网膜前面（图1-2-12）。在验光时，可以通过红绿视标实验，根据红色视标较为清晰，绿色视标较为模糊进行判断呈欠矫。

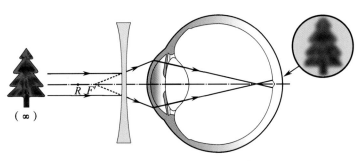

图1-2-12　近视眼欠矫的光学成像原理

任务8　近视眼的临床处理

大多数近视眼属于轴性近视，已经增长的眼轴长度是不能变短的，因此绝大多数近视眼是无法治愈的，只能进行屈光矫正。因此，无论是儿童青少年还是成年人，建议每年定期到眼视光专业机构进行眼健康检查，及时发现是否患有近视眼等屈光不正，早发现、早矫治，维护好眼部健康。除此之外，当发现有近视眼的临床表现时，也要及时就诊。

一、辨别是否有假性近视，对症矫正

一旦出现了远视力明显下降，视物困难等临床症状，必须立即到眼视光专业机构（如眼视光检查中心、验光配镜中心、眼镜店等）就诊检查。

首先需要辨别是否有假性近视眼，特别是首次就诊的儿童青少年应特别注意。15岁以

下者初次进行屈光检查时须散瞳,确认是假性近视眼、真性近视眼还是混合性近视眼。对于假性近视眼不需要戴镜。若为真性近视眼,应及时进行矫治。

近视眼矫治的方法主要有配戴框架眼镜、配戴接触镜、手术治疗、药物治疗等。

二、配戴框架眼镜

近视眼患者配戴框架眼镜矫正是最常使用的方法,也是绝大多数近视眼患者矫治的首选方法。该方法安全、有效,摘戴方便。目前的眼镜片、眼镜架种类丰富,功能多样,能够极大地满足人们配镜的需求。

近视眼矫正使用眼镜片,需要选择适当的凹透镜,选择不同的品牌、不同的材质,具有相对应的折射率和阿贝系数等物理、化学参数,保证了镜片良好的光学成像性能和适宜的外观形态;为了配戴得更加清晰、舒适和持久,更好地吸收紫外线,在矫正视力的同时发挥保护眼睛的作用,更加耐磨和抗污,眼镜片还可以进行镀各种膜层和染色、变色,例如镀减反射膜、镀加硬膜、镀抗污膜等,进行染色和变色加工处理;根据眼镜处方和配戴者的个性化需求,选择不同的基弯,设计不同的片型;目前主要的眼镜片材料有树脂眼镜片、玻璃眼镜片、水晶石眼镜片等,具体根据其组成成分和加工工艺分类,眼镜片的种类更是多种多样,使眼镜片不断满足人们对更轻、更薄、像差小、功能全、成像质量高的追求。

眼镜架材料主要有金属镜架材料和非金属镜架材料,具有良好的物理、化学性能,安全、质轻,镜型设计美观、时尚,可以适合各类人群的选择。

通常在选择眼镜片和眼镜架时需要遵循以下五个基本原则:实用性、科学性、美观性、经济性、特殊性。近视眼患者应根据自身的具体情况和主观需求,在视光师的建议下进行选择。

屈光检查技术手段丰富多样,国际化规范检查程序,先进的仪器设备,个性化检查方案,眼镜处方满足清晰、舒适、持久的视觉质量需求。

三、配戴接触镜

近视眼配戴接触镜矫正的患者越来越多,高度近视者配戴角膜接触眼镜,可以增加视野,又可使两眼屈光参差明显者减少两眼像差,使之维持良好的双眼视觉功能。

总之,配戴 CL 矫正可以增加视野;有一定的美容效果;消除棱镜效应;维持双眼视觉功能等,故对于年轻追求美丽者、中高度屈光不正和屈光参差者尤为适于用该方法进行矫正。

四、配戴硬性透气性角膜接触镜(RGP)矫正

配戴 RGP 矫正是目前临床上公认的最健康的视力矫正方法之一,在发达国家使用率非常高,验配技术也很成熟,在我国也有较好的发展前景,对于矫正散光和圆锥角膜尤为适宜。

五、配戴角膜塑形镜(OK 镜)治疗

儿童青少年近视控制配戴 OK 镜治疗适用于 8 岁以上、角膜中心水平屈光力在 +41.00~+46.00D 之间,屈光不正度在 −5.00D 以下的非先天性轴性近视者。

该方法可以满足运动员、演员、警察、准备入伍者的特殊需要。目前人们正在探讨采用该方法控制青少年近视的发展。有文献表明,OK 镜对于整体而言可以减慢青少年近视眼的发展速度。

六、手术治疗

目前临床上的手术治疗主要开展的是准分子激光角膜屈光手术，其主要包括：准分子激光角膜切削术（PRK）、准分子激光屈光性原位角膜磨削术（LASIK）等。这些手术方法虽然成功率很高，但是对术者的眼部和全身都有严格的要求。

在具体的验光配镜中我们将遇到许多不同的情况，要具体问题具体分析和解决。例如，当患者在屈光不正的同时还有眼位的异常，在配镜中就要综合考虑，采取相应的处理办法，一般情况下如果是近视眼带有外隐斜，则需采取单光眼镜的矫治；如果是近视眼带有内隐斜，则可采取双光或者是渐变焦眼镜矫治。具体的屈光不正眼眼位异常的检查、诊治以及近视眼的临床矫正方法将在后面的情境和任务中详细介绍。

任务9　近视眼的预防与控制

目前我国儿童青少年近视眼现状十分严峻，各级政府对于儿童青少年近视眼的预防与控制工作高度重视。如何尽快地改善儿童青少年持续增长的近视眼患病率，是摆在我们面前的一个重要的课题。与近视眼患病相关的影响因素主要是遗传因素和环境因素，在遗传因素很难改变的情况下，我们只能在环境影响因素上下手。要实现近视眼预防与控制的目标，关键在于尽快建立科学的儿童青少年近视眼预防与控制体系。即及时了解国际前沿研究的近视眼相关理论；目前学术界较为成熟的解决方法；我国的儿童青少年近视眼基本现状和存在的问题；全社会全员动员，家庭、学校（幼儿园）、专业机构、社会、政府部门共同配合，打好儿童青少年近视眼预防与控制这个歼灭战。

一、广泛宣传，减少遗传因素的影响

高度近视眼是常染色体隐性遗传，父母均为高度近视眼的子代发生近视眼的概率更大。因此，开展近视眼遗传知识的宣传教育，尽量减少遗传因素的影响，这对于减少近视眼的患病率具有重要的意义。

二、家庭把好孩子近视眼预防控制的第一关

家庭对孩子的成长至关重要，家长应当了解科学爱眼、用眼、护眼的知识，以身作则，带动和帮助孩子养成良好的用眼习惯，尽可能提供良好的居家视觉环境。0～6岁是孩子视觉发育的关键期，家长应当尤其重视孩子早期视力的保护与健康，及时预防和控制近视眼的发生和发展，做到早预防、早发现、早控制、早治疗。

三、注意养成良好的用眼行为

在日常的学习和生活中应注意阅读时姿势端正，应保持"一尺、一拳、一寸"，即眼睛与书本距离应约为一尺，胸前与课桌距离应约为一拳，握笔的手指与笔尖距离应约为一寸；使用标准大小的铅笔进行书写；避免不良用眼行为，引导孩子不在晃动的车厢、走路、吃饭、卧床、太阳光直射下、光线暗淡的环境读书、写字和使用电子产品，这些对近视眼的预防与控制都会起到积极的作用。

四、减少视近负荷

近视眼是人类进化的产物，近距离工作与近视眼的发病有关，减少视近负荷的影响是近视眼预防和控制的关键。因此，应该强烈呼吁全社会对儿童青少年近视眼的重视，在学

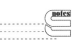

生的培养过程中不断创新方式方法,减轻学生的课业负担。每次连续近距离用眼时间不应超过 40min,中间休息 10min,进行望远,放松调节。每天坚持上下午各做 1 次眼的保健操。

五、改善视觉环境条件

每天儿童青少年的大部分时间是在学习,因此视觉环境条件非常重要,特别是光线的照明要按照标准要求进行改善。一般来说,在眼睛所能接受的强度下,光线越接近自然光对眼睛越好。按照国家对于学校教室、宿舍、图书馆(阅览室)等采光和照明要求,使用利于视力健康的照明设备;定期调整学生座位;定期个性化调整学生课桌椅高度,使其适应学生生长发育变化。在家使用的台灯、照明灯和桌椅也应符合这一要求。

六、加强体育锻炼,每天开展户外活动

体育运动,特别是户外体育运动可以使人开阔视野、放松调节。在开阔的环境中,无论做任何体育运动一般都能减轻眼睛的视觉负担。

研究表明,每天增加 40min 的户外活动时间,可以降低儿童青少年近视眼的患病率。沐浴阳光的行为可以有效地干预近视眼的患病率,因此需要父母、学校(幼儿园)积极付诸行动,努力使孩子们的近视眼患病率尽快地降低。

2018 年 8 月 28 日,教育部等八部门联合印发的《综合防控儿童青少年近视实施方案》中指出:增加户外活动和锻炼。让孩子到户外阳光下度过更多时间,能够有效预防和控制近视。要营造良好的家庭体育运动氛围,积极引导孩子进行户外活动或体育锻炼,使其在家时每天接触户外自然光的时间达 60min 以上。已患近视的孩子应进一步增加户外活动时间,延缓近视发展。鼓励孩子认真完成寒暑假体育作业,使其掌握 1~2 项体育运动技能,引导孩子养成终身锻炼习惯。

七、睡眠和营养

要保障睡眠和营养。保障孩子的睡眠时间,确保小学生每天睡眠 10h,初中生 9h,高中生 8h。让孩子多吃鱼类、水果、绿色蔬菜等有益于视力健康的营养膳食。

八、建立视力保健档案,动态追踪视力健康

由视光专业机构建立视力保健档案,建议至少每年进行 1 次眼保健和视力检查,及时更新档案,对于近视眼要及时发现、及时就诊、及时矫治。

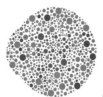

情境三　远视眼的屈光状态分析与处理

学习目标

知识目标

1. 掌握:远视眼的定义、分类及形成原因。

2. 掌握:远视眼的屈光情况及矫正原理。

3. 掌握:远视眼的调节情况。

4. 掌握:远视眼的分类及矫正方法。

5. 了解:远视眼的病理变化和临床表现。

技能目标

1. 模拟远视眼的状态,感受远视眼的临床症状,能为远视眼患者就相关的临床症状进行咨询服务。

2. 能为远视眼患者就远视眼的矫正方法进行咨询服务。

3. 能够绘图分析远视眼矫正、过矫、欠矫等状态的屈光成像。

任务1　认识远视眼

一、远视眼的定义

远视眼是指当眼调节静止时,平行光线经过眼屈光系统的屈折,在视网膜后面会聚成像的眼睛,如图 1-3-1 所示。

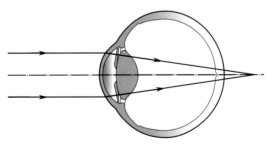

图 1-3-1　远视眼在眼调节静止状态下的屈光成像

二、掌握远视眼定义的关键

如何理解和掌握远视眼的定义,需要进一步理解和抓住以下三个关键点:

1. 该眼睛一定是在调节静止状态下分析,即眼睛完全放松,不动用调节力。

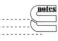

2．该眼睛要注视无穷远处的物体，即入射光线为平行光。

3．该眼睛一定会在视网膜后面会聚成像，而在视网膜上则形成的是模糊的虚像。

我们必须要把握住这三个关键点来确认被检眼是否为远视眼。

任务2 远视眼的形成原因及分类

一、远视眼的形成原因

影响远视眼形成的原因主要有两点因素：一是眼球的前后轴过短，二是眼屈光系统的屈光力过小。

远视眼究其病因主要有生理性的和病理性的：

1．远视眼生理性病因 主要是眼轴过短导致婴幼儿的远视眼。

2．远视眼病理性病因 主要是一些疾病可以通过影响眼轴长度和眼球屈光力而导致远视眼。

（1）影响眼轴长度的疾病：眼内肿瘤、眼眶肿块、球后新生物、球壁水肿、视网膜脱离等。

（2）影响眼球屈光力的疾病：扁平角膜、糖尿病、无晶状体眼等。

二、远视眼的分类

远视眼的分类主要有按照形成原因分类和按照远视程度分类。

（一）按照形成原因分类

按照形成原因进行分类，远视眼主要有屈光性远视眼和轴性远视眼。

1．屈光性远视眼 是指眼轴长度正常，而是由于屈光介质异常或各介质间组合异常使得眼屈光系统的屈光力过小造成的远视眼（图1-3-2）。这种情况有一时性的，也有永久性的。

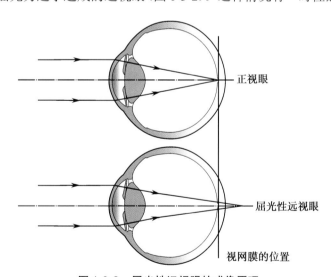

正视眼

屈光性远视眼

视网膜的位置

图1-3-2 屈光性远视眼的成像原理

与屈光性近视眼相同，由曲率半径异常引起的远视称为曲率性远视眼，由屈光指数异常引起的远视称为屈光指数性远视眼。

（1）曲率性远视眼：是指由于眼屈光系统中任何屈光介质（包括角膜、晶状体等）的表面弯曲度较小，屈光力减小所形成的远视眼。

这种屈光异常常见由于角膜发生这种变化，如先天性平角膜、由外伤或角膜疾病所致。在这种曲率性远视眼中，只有很少的角膜能保持完全球形，几乎都合并着不同程度的散光。

（2）屈光指数性远视眼：是指由于屈光介质的屈光指数降低，屈光力减弱而形成的远视眼。这种屈光异常主要见于年老时所发生的生理性变化、糖尿病患者在治疗中引起的病理变化等导致的晶状体屈光指数降低。

2. 轴性远视眼　是指由于眼轴短使平行光线进入眼屈光系统后在视网膜后会聚成像造成的远视眼（图1-3-3）。

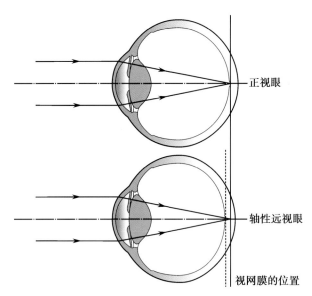

图1-3-3　轴性远视眼的成像原理

初生时人的眼轴平均约为17.3mm，大多数是远视眼，所以婴儿的远视眼是生理性的。以后随着婴儿身体的发育，眼轴的长度也在慢慢增长，待到成年，人眼应当是正视或接近于正视。有些人在眼的发育过程中，由于内在（遗传）原因或外界环境的影响使眼球停止发育，眼轴长度不能达到正视眼的长度，形成轴性远视眼。

轴性远视眼眼轴短的程度并不很大，很少超过2mm。按照眼屈光学的计算，每缩短1mm，约代表3.00D的改变，因而超过6.00D的远视眼较为少见。

但高度远视眼亦存在，可以高达24.00D，并且有的眼睛不合并其他任何病理性变化。在病理性发育中，如小眼球患者，其远视程度甚至还会超过24.00D。

眼轴变短，也可见于病理情况。眼肿瘤或眼眶的炎性肿块可使眼球后被内陷并使之变平；球后新生物和球壁组织水肿也可使视网膜的黄斑区向前移；还有一种更为严重的情况，由视网膜剥离所引起，这种剥离所引起的移位，甚至可使之触及晶状体的后表面，其屈光度的改变更为明显。

（二）按照远视程度分类

按照远视程度分类，远视眼分为轻度远视眼、中度远视眼和高度远视眼。

1. 轻度远视眼　+3.00D以下（不包括+3.00D）。
2. 中度远视眼　+3.00～+6.00D（不包括+6.00D）。
3. 高度远视眼　+6.00D以上。

任务3　远视眼的屈光成像

远视眼无论是由于眼轴的长度变短，还是屈光介质表面弯曲度减小，或是由于屈光力的降低，其引起的光学效果是相同的。

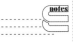

当眼处于调节静止状态时，平行光线经过眼的屈光系统在视网膜后方会聚成像，而在视网膜上形成的是模糊不清的像（图1-3-4）。

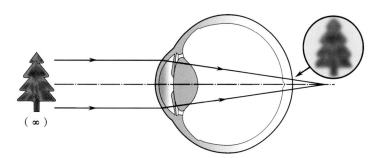

图 1-3-4　远视眼的屈光成像原理

当眼处于调节静止状态时，远视眼眼底发出的光线经过眼的屈光系统后，在眼前发散射出，没有成像，其反向延长线在视网膜后方有一个虚像，这一点即为该眼的调节远点（通常称为远点）（图1-3-5）。

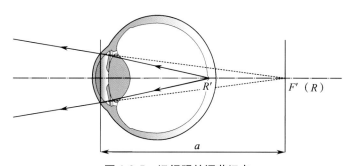

图 1-3-5　远视眼的调节远点

远视眼的眼前没有与视网膜黄斑互为共轭的点，即在调节静止状态下，远视眼无论视远还是视近，都不能在视网膜上清晰成像。

轴性远视眼的眼轴变短，相应的视网膜向结点处靠近，所成的像则较正视眼要小些（图1-3-6）。

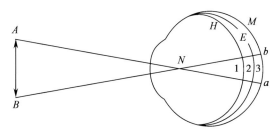

图 1-3-6　轴性远视眼、正视和轴性近视眼成像大小的对比
1- 轴性远视眼；2- 正视；3- 轴性近视眼

图 1-3-6 中 AB 为物体，N 为结点；ab 为物体 AB 通过 N 的光线在视网膜所成倒像；H 为轴性远视，E 为正视，M 为轴性近视；像的大小轴性近视眼>正视眼>轴性远视眼。

任务 4　远视眼的矫正原理

一、远视眼的矫正成像原理

远视眼是眼屈光系统的屈光力相对于眼轴的长度过小，要想使光线能够在视网膜上会聚成像,就应加强眼屈光系统的会聚能力或减弱其发散能力。任何物体反射出的光线都不是会聚光线,远视眼在调节静止状态时,视远近任何物体都不清楚。

为了使入射光线变为会聚光线,通常有两种方法:一是动用眼睛自身的调节作用;二是配戴凸透镜。用配镜的方法矫正远视眼,在眼前加凸透镜,利用凸透镜具有会聚光线的作用,使远视眼得到矫正。

平行光线经过矫正眼镜以会聚光线的形式射出,聚焦在远视眼的调节远点处,会聚的光线又经过眼屈光系统在视网膜上聚焦成像(图1-3-7)。即无穷远处的物体经过矫正眼镜和眼屈光系统与视网膜互为共轭的物像关系。

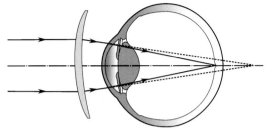

图1-3-7　远视眼的矫正原理

二、远视眼的过矫成像原理

在矫正远视眼时,所加的矫正镜片度数大于远视眼的屈光不正度,就会出现过矫现象。平行光线经过矫正眼镜以会聚光线的形式射出,其不能会聚在远视眼的调节远点处,光线再经过眼屈光系统也不能够在视网膜上会聚成像,而是成像在视网膜前面(图1-3-8)。在验光时,可以通过红绿视标实验,根据红色视标较为清晰,绿色视标较为模糊进行判断呈过矫。

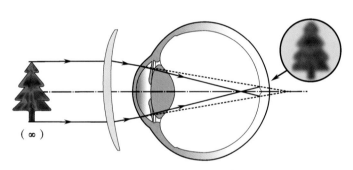

(∞)

图1-3-8　远视眼过矫的成像原理

三、远视眼的欠矫成像原理

在矫正远视眼时,如果所加的矫正镜片度数小于远视眼的屈光不正度,就会出现欠矫现象。此时平行光线经过矫正眼镜以会聚光线的形式射出,其不能会聚在远视眼的调节远点处,会聚的光线再经过眼屈光系统不能够在视网膜上会聚成像,而是依然成像在视网膜后面(图1-3-9)。在验光时,可以通过红绿视标实验,根据红色视标较为模糊,绿色视标较为清晰进行判断呈欠矫。

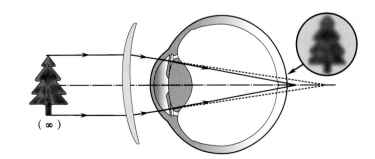

(∞)

图1-3-9　远视眼欠矫的成像原理

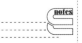

任务 5 远视眼的调节

调节是眼睛为了视近处或看细微物体逐渐演变的结果。正视眼处在休息状态,视远处物体时视网膜上形成清楚的像,但在视近时,则由于进入眼球的光是散开的,故在视网膜后成像,所以视网膜上的像是模糊不清的。这种模糊不清的像,在视中枢形成视-动的刺激因素,使受第Ⅲ对脑神经支配的睫状肌、瞳孔括约肌和内直肌同时产生兴奋,形成调节、集合和瞳孔缩小的三位一体的联合运动,称为近反射(near reflex)。这三者之间,调节作用是主要的。

远视眼眼轴较短或眼屈光系统的屈光力较弱,从无限远处发出的光也在视网膜后成像,因而视网膜上的像也是模糊的。这种模糊的像也和正视眼视近物一样,在视中枢也形成视-动因素,产生类似正视眼视近物一样的调节作用,使像向前移,在视网膜上结成清晰的像。

正视眼视近时的调节,称为生理性调节(physiological accommodation);远视眼视远时使用的调节,称为非生理性调节(nonphysiological accommodation)。远视眼看外界任何物体都要使用调节,故调节与远视眼密切联系在一起,因而按照调节所起作用的不同,可将远视分为以下几个部分:

1. 全远视　隐性远视与显性远视之和称为全远视。

2. 隐性远视　由于使用睫状肌麻痹剂才能暴露的那部分调节力量,称为隐性远视。

3. 显性远视　绝对远视与可矫正远视之和,称为显性远视。

4. 可矫正远视　接上面案例,用+2.50D镜片使远视力达到1.5之后,再慢慢地增加镜片的度数。例如,增加到+5.50D时,远视力仍然保持1.5,但近视力由0.6增加到0.9。再增加正镜片的度数,远视力不仅不能增加反而降低。再次增加的+3.00D镜片是用以代替晶状体可以放松的那部分调节力。因为这部分的远视可以被调节力所矫正,即可用自身调节的办法来代偿,称之为可矫正远视。

5. 绝对远视　患眼未能用调节所矫正的那部分远视度数,只有通过镜片才可能提高视力的那部分远视度数,称为绝对远视。

为了便于了解上述各种远视的定义及其相互关系,下面举例进行说明。

案例:一名25岁的患者,远视力为0.8,近视力为0.4,调节近点为20cm。从上述检查结果可知这是一个典型的远视眼。先做主观验光,用+2.50D的镜片后,远视力提高到1.5,但近视力可能还只有0.6~0.7,再增加正镜片的度数,远视力不再提高。

绝对远视(absolute hypermetropia):在该案例中,患眼未能用调节所矫正的那部分远视度数为+2.50D,即只有通过镜片才可能提高视力的那部分远视度数,称为绝对远视。

可矫正远视(facultative hypermetropia):接上面案例,用+2.50D镜片使远视力达到1.5之后,再慢慢地增加镜片的度数。例如,增加到+5.50D时,远视力仍然保持1.5,但近视力由0.6增加到0.9。再增加正镜片的度数,远视力不仅不能增加反而降低。再次增加的+3.00D镜片是用以代替晶状体可以放松的那部分调节力。因为这部分的远视可以被调节力所矫正,即可用自身调节的办法来代偿,称之为可矫正远视。

显性远视(manifest hypermetropia):绝对远视与可矫正远视之和,称为显性远视。

隐性远视(latent hypermetropia):由于远视眼经常处于调节状态,并且部分肌肉可能存在过度紧张,因而在用正镜片放松了可矫正的那部分远视(即上面举例中的+3.00D)之后,可能还有一部分睫状肌生理性张力所致的潜在调节力未放松。因此,要用睫状肌麻痹剂将这部分调节力显现出来。例如,用阿托品麻痹睫状肌,使调节完全放松后,检影结果

为 +6.50D。由于使用睫状肌麻痹剂才能暴露的那部分调节力量，即 +6.50D−（+5.50D）= +1.00D，称为隐性远视。

全远视或总远视（total hypermetropia）：隐性远视与显性远视之和（即 +6.50D），称为全远视或总远视。

睫状肌麻痹后，由于全部远视度数都显现出来，所以用 +5.50D，远视力不能达到最好程度。改用 +6.50DS 的镜片时，远视力比用 +5.5DS 又有提高，但仍不能提高到前述的最佳视力 1.5，这是因为瞳孔散大后对视力的影响。若在眼前加上小瞳孔的镜片（并非针孔镜片），远视力才可达到最佳程度。

人出生时可有 2.00～3.00D 的远视，在成长过程中，远视的度数慢慢减少，约到青春期眼的屈光才变为正视。国外学者检查了 4 800 名学龄儿童，其中 5 岁的儿童有 91% 是远视眼，16 岁的少年有 48% 是远视眼，在发育期过后，眼的屈光状态基本保持稳定不变，但调节逐年减退，直到老年才再趋向于远视。

有两种学说可以解释这种现象，而且都与晶状体有关。一种学说是，由于成年时期所形成的晶状体的上皮层的弯曲度到老年时有些变小，因而晶状体的集光力量变弱以致成为远视；另一个学说为，更为重要的原因是晶状体皮层之间屈光性质的改变。在年轻时，皮层的屈光率比核的屈光率要小些，且晶状体的中央核几乎是球形，围绕在核外面的皮质很像两个紧靠在一起的新月形，它的表面弯曲度较核小些。由于上述两种原因，致使中央部的屈光力较强。老年时期，皮层的屈光率渐渐增加，晶状体内外各层的屈光率变为较为均一，使晶状体向着一个单一屈光体的方向发展，这样就使其集光力量变弱，成为远视眼。在 30 岁时如眼睛为正视眼，到 50 岁时可能有 0.25D 的远视，60 岁时可有 0.75D 的远视，70 岁时成为 1.00D，80 岁时可增加到远视 2.50D。由于这种原因所引起的远视，均称为生理性远视（physiological hypermetropia），或获得性远视（acquired hypermetropia）。

调节力随着年龄的增加逐渐减弱，显性远视与隐性远视在量的方面的比例也随着年龄的增加而改变。有的学者指出，15 岁时几乎 2/3 的远视是隐性的，仅有 1/3 是显性的；到 25 岁时，全部远视已经有一半为显性；35 岁时 2/3 的远视是显性的，45 岁以后的远视全都变为显性。

任务6　远视眼的病理变化及临床表现

一、远视眼的病理变化

（一）眼球大小的变化

一般说来，远视眼的眼球较小，不仅表现在眼轴的长度变短，而且各个方向的径线都变小。高度远视眼的角膜也是小的。由于晶状体在形状方面变化不大，与缩小的眼球相比，则晶状体相对地变大了，因而前房变浅，使这种眼易于发生青光眼，散瞳时必须加以注意。但是眼球小不一定就是远视眼，主要的是看眼轴和眼球屈光力之间的匹配关系。当眼球变小的同时，若其眼屈光系统的屈光力增大，不一定成为远视。

（二）眼底的变化

检眼镜检查可以看到典型的表现，虽然这些表现并不是远视眼所特有，但高度远视眼比其他任何眼更为普遍发生。

1. 视网膜闪光丝　远视眼的视网膜表现为特殊的光彩，这是由反光所致。

2. 假性视神经炎（pseudo-optic neuritis）　视盘为暗灰红色，边缘稍模糊和不规则，在模糊区域的外面，有时被灰色晕围绕着，或由边缘部向周围放射的条纹所包围，使之更加模糊,在视盘的下方往往形成一种新月形的变化,很像视神经炎,但这种变化一般认为是先天性的,并不造成视力的明显降低。

3．血管异常　表现为不适当的弯曲和有不正常的分支。

4．黄斑发育异常　中心凹发育不良或缺如。

（三）面部发育不对称

单眼发生高度远视眼,同侧的面部往往发育不好,成为两侧面部不对称。发育的不对称在眼的本身也可看到,这种远视眼大都合并散光。

（四）假性外斜视

通常远视眼的黄斑部比正视眼要离视盘远一些,且角膜也明显地偏离中央,因此视轴穿过角膜时要在光轴的鼻侧,造成了正的 α 角,即光轴相对地偏向外侧,呈外斜视状态,如图 1-3-10 所示。但是,由于远视眼经常处于调节状态,引起眼球向内集合,减少了外斜视的表现,故临床上看到远视眼常常伴有内斜视。

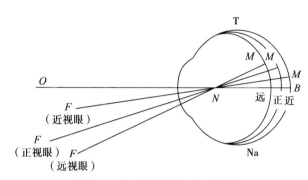

图 1-3-10　各种眼的 α 角示意图
T- 颞侧；Na- 鼻侧；OB- 光轴；FM- 视轴；N- 结点

二、远视眼的临床表现

（一）视力的变化

远视眼的视力好坏与远视眼的程度及绝对远视程度密切相关。轻度远视可被调节作用所代偿,而不出现视力降低;但如果不能被调节作用所代偿,即绝对远视,常引起不同程度的视力降低。

1．轻度远视眼可以使用自身的调节力代偿,有可能不出现视力降低。这样的远视眼看东西与正视眼没有差别,故称这样的远视为假性正视。临床上由于忽略屈光不正的检查,这种远视往往被漏诊。

2．中度远视眼患者如果年龄较轻,调节能力强,能代偿视远时的屈光不正,这是可能远视力好,但近视力多发生减退;随着年龄的增长,调节能力降低,远近视力必然会都减退。

3．高度远视眼患者如果远视程度超过调节力的大小,则会看不清外界的任何物体,在青年时期便会出现不仅近视力不好,远视力也会出现障碍,并随年龄的增长而逐渐加重。对于婴幼儿高度远视患者,由于其注意范围较近,大多时候在使用近视力,故对婴幼儿患者的影响不大,但是模糊的物像势必影响到视网膜的正常发育,如不早期发现、及时矫正,将会导致严重弱视。

4．远视眼除视远时要用调节矫正其屈光不正外,在视近物时还要增加一部分调节力。当远视眼达到一定程度时,首先在视近物时表现出视物不清的症状。例如,正视眼看 33cm 处的物体时要用 3.00D 的调节,2.00D 的远视眼在视近时要用 5.00D 的调节,才可得到同样的光学效果。

5.当远视程度较高,调节力不足以矫正其屈光异常时,有时候会产生另一种情况,即偶尔可以看到远视眼患者把书本拿得靠近眼睛,有时会误认为是近视眼,这种情况称为远视眼型近视表现。这是由于远视眼借助于瞳孔缩小、视网膜上物像的放大,来增加辨认物体的能力。这样的患者常被误认为是高度近视,来验光配镜中心配近视眼镜,在临床检查时要特别注意。

6.青少年的调节力强,即使有中度远视,也可能有较好的远视力,但是近视力会出现障碍。

7.远视眼的视力随着屈光不正度的增加而降低,见表1-3-1。远视眼的视力往往不能矫正至正常值,特别是中度以上者。1909年Brockema指出,1.00～2.00D的远视眼用镜片矫正后,有82%可达正常视力;3.00～4.00D者为63.5%;5.00～6.00D者为44%;6.00D以上的远视眼只有15%可以矫正到正常视力。

表1-3-1 绝对远视眼的屈光不正度和视力

屈光不正屈光度/D	视力	屈光不正屈光度/D	视力
0.50	0.6	2.00	0.15
0.75	0.5	2.50	0.10
1.00	0.4	3.50	0.06
1.50	0.2	4.00	0.05

远视眼的视力不能矫正到正常,主要是由于远视眼如不动用调节,所有外界物体都看不清楚;高度远视者,即使动用了调节,也不能使物像清楚,模糊的物像刺激影响了视网膜的正常发育。因此,为了提供良好的视觉刺激,使视网膜功能得到正常发育,防止视力减退和单眼弱视,争取双眼单视,对于儿童的远视眼应早期发现、及时矫正。

8.随着年龄的增长视力降低明显。人们随着年龄的增长,调节能力逐渐降低,隐性远视逐渐移为显性远视,首先表现为近视力出现障碍,同时远视力也会出现障碍。这时用光学镜片矫正远视来提高视敏度是非常重要的。

（二）视疲劳
由于远视眼无论视远还是视近都必须动用调节作用,因此除了年龄小的轻度远视眼之外,都可能会产生视疲劳。特别是随着年龄的增长,更容易产生视疲劳。

1.在近距离工作时间稍长时产生视疲劳 有些患者会出现视力模糊不清,眼球沉重,有压迫感或酸胀感,或眼部疼痛,或不同程度的头痛。眼部容易引起结膜充血和流泪。头痛的部位大多在额部或眶上部,有时引起肩胛部不适、偏头痛或恶心呕吐等症状,这些症状是由于动用调节作用而引起的,又常称为调节性视疲劳。此种视疲劳的特点是,如闭目休息暂停用眼,或戴上合适的凸透镜之后,症状即可消失或明显减轻,如果继续进行阅读等视近工作,还会出现同样的视疲劳现象。因此出现这种情况,必须进行休息,使睫状肌充分放松,再继续工作。

2.由于远视眼的调节近点与集合近点不能很好地匹配也会带来视疲劳 在视近时,为了保持两眼所看物体既清晰,又不复视,调节与集合的两组肌肉(包括神经部分)经常处于既互相协调又不停竞争的状态,这很像看显微镜时要不停地旋转微调旋钮一样。这种为了维持肌力之间的平衡所进行的功能性细微调节,使视觉系统时时处于紧张状态而得不到休息,故易引起视觉紧张和视觉疲劳。

（三）全身症状
远视眼还会引起全身症状,特别是神经系统的变化。因此,以神经衰弱或自主神经功能紊乱等全身症状到眼科就诊者,眼科医生应鉴别其屈光状态,如发现其有远视性屈光不正,应建议去到验光配镜中心进行屈光检查。

（四）调节和集合联动失调

当远视眼注视远处视标时,两眼视线平行,不需要集合,但是动用了调节;当远视眼注视近处视标时,调节与集合功能都需要动用,但是调节常大于集合,造成调节与集合联动关系的失调,轻者可成为内斜位,重者即为内斜视。

例如,一位4.0D的远视患者,当注视远处视标时,两眼视线平行,没有动用集合,但是为了看清楚远处的视标,他必须动用4.0D的调节力矫正其远视。现让他阅读33cm处视标,他为了看得清楚,必须再动用3.0D的调节力,即此时他共动用了7.0D的调节力了,而只用了3m角的集合,这样调节和集合的分离,使两眼视几乎成为不可能。此时,患者若按调节来确定自己的集合力,就会将注视点集合到眼前14cm处,但视标在33mm处,不能看清楚;如果按集合力来确定调节,因为只用3.0D来代替7.0D的调节力,也是很难看清楚视标。因此,这样的患者视近时只好放弃两眼单视,用一只眼注视,另一只眼便转向内侧成为内斜视。

（五）外部和眼底的变化

较高度数的远视常呈现眼球小,外观眼球轻度凹陷状。眼睛前房浅,瞳孔较小。

远视眼由于经常处于调节紧张状态,会出现结膜充血,有时引起慢性结膜炎、睑腺炎及睑缘炎。

中度和高度的远视眼常有不同程度的眼底变化。较常见到的是假性视神经炎,严重的呈假性视盘水肿。在临床中要注意假性与真性的区别。

假性视神经炎的典型特征是:视盘呈暗红色,边界不清楚,生理凹陷轻或者消失,乳头形状不整齐,视盘周围视网膜可见特殊的绢丝样反光。动脉可表现如血管硬化样,静脉迂曲扩张,或伴有异常血管分支。

在与真性视神经炎进行区分时,注意假性无视网膜静脉充血,荧光素眼科血管造影时无渗漏、网膜出血或渗出等。

在临床中,同时注意视力、视野和屈光检查,不难鉴别真假。

实训1 模拟远视眼的状态

一、实训目的

模拟远视眼的状态,体验远视眼的视觉症状。

二、实训步骤

1．操作准备 左右眼均为 -1.00DS、-3.00DS、-6.00DS 的眼镜各一副,洗手设施等。

2．操作步骤

（1）模拟者清洁双手。

（2）在座椅上端坐,注视水平正前方固定目标,记录是否清晰。

（3）戴上 -1.00DS 的眼镜,继续观察正前方固定目标,记录目标是否清晰。

（4）阅读近距离书报,记录是否清晰。

（5）依次换戴 -3.00DS、-6.00DS 的眼镜,重复上面操作步骤（2）～（5）,做好相应记录。

（6）分析每次戴模拟眼镜时的感受及其原因。

3．注意事项 戴上模拟眼镜后,不要到处跑动,防止出现眩晕、视物不清造成受伤。

任务7 远视眼的临床处理

临床中对于远视眼患者可以通过配戴框架眼镜、接触镜和手术进行矫治。通常配戴框架眼镜应该是远视眼患者的首选矫治方法。首先需依据患者的年龄、屈光不正度的大小、视力、有无视疲劳等因素来判断是否需要进行配镜矫正。

1. 不需要配镜矫正的患者

（1）如果远视度数小、视力正常，患者健康状况良好，无视疲劳的症状，也无眼外肌肌力不平衡的现象，则不需要配镜。

（2）6岁以下儿童，轻度远视是生理性的，一般不予处理。

2. 需要配镜矫正的患者　对于远视眼患者，无论远视度数高低，只要一旦出现健康状况问题、视疲劳、眼外肌肌力不平衡等任何一种情况，都应配镜矫正。特别是对于学龄青少年患者，更应及早发现，及早配镜矫正。

（1）6岁以下儿童，远视度数较高或有斜视发生，应予以矫正。

（2）6～16岁之间，由于经常处于紧张用眼读书的状态，即使远视度数较小，也要进行配镜矫正。

3. 对已发生斜视，或有明显的视力减退，或出现了视疲劳等情况的远视眼患者，无论远视眼为任何程度，都应引起高度重视，仔细进行屈光不正检查。

案例一：当一位患者出现了视疲劳现象，并伴有慢性睑缘炎，应注意仔细进行屈光检查，可能会是由于远视眼总动用调节作用引起的，应进行验光配镜。

案例二：当一位患者出现了视疲劳现象，并伴有慢性结膜充血，应高度重视，进行屈光检查，可能会是由于远视眼经常处于调节状态引起的，应进行验光配镜。

案例三：当一位患者出现经常头痛，特别是在额部或眶上部痛，查不到其他原因，可能会是远视眼引起的，由于过度使用调节，造成视疲劳，应进行验光配镜。

案例四：当一位患者出现一接触近距离工作就感厌恶、疲倦，并伴有揉眼、眼发痒等其他症状，并且查不到其他原因，可能会由于远视眼造成的视觉紧张，应当仔细进行屈光检查，并验光配镜。

4. 对于+3.00D以上的远视眼患者，建议经常配戴矫正眼镜。

5. 对于+3.00D及以下的远视眼患者，只在做近距离工作时配戴即可。

6. 在对远视眼患者进行配镜矫正时，也应针对不同情况采取不同的处理方法：

（1）所有这些情况，都需用阿托品散瞳检查。

（2）通常在给患者开配镜处方时，还要从客观检查的结果中扣去+1.00D，用以中和调节尚未放松的屈光度。

（3）6岁以下的儿童，尤其是远视度数较高的患儿，主观验光方法的结果往往与客观所得的结果相差较大，应从客观检查的度数中多扣除一些，有时要减去+1.50D至+2.00D才可接受。

（4）6岁以上的儿童，应尽可能按照一般的常规方法检查，所配眼镜的度数必须适合儿童的视力。

（5）如果戴镜后出现不舒适症状，需要降低矫正镜片度数。

（6）合并斜视的患者，可以隔日滴一次浓度低的阿托品眼药水，维持1～2周，直到在睫状肌麻痹的情况下能够戴着新配的眼镜从事正常工作。

（7）对于儿童患者，应每年做一次屈光检查，更换镜片度数，以防形成过度矫正，引起人工近视。即临床上经常采用不断地减少屈光度的办法。这是由于所有儿童的远视，都随年龄的增长逐渐向正视眼发展，这种发育性变化直到成年为止。

（8）老年人配戴矫正眼镜在满足舒适的前提下，尽可能提高视力。

（9）随着患者年龄的增长，需要逐步加大矫正眼镜的远视度数。

案例：一患者屈光不正度为+2.00D，在25岁之前由于自身调节力充足，可获得正常的视力，并不出现任何不适感，此时不需要配戴矫正眼镜；在35岁左右出现视近困难，就须用

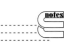

配镜矫正。随着年龄的增长，其调节力逐渐下降，需要逐步加大所戴矫正镜片的度数。到晚年，调节力已完全消失，所有远视已全部成为绝对远视，此时如要看清楚外界物体，无论视近或视远均需配戴矫正眼镜，此时以配戴双焦点、多焦点矫正眼镜为佳。

（10）对于全远视采取矫正不足的办法，即从阿托品散瞳验光的结果中减去＋1.00D，从马托品验光的结果中减去＋0.75D。Donder 建议所给予的处方是：显性远视度数再加上 1/4 隐性远视度数。

患者愈年轻，调节就愈活跃，就愈要矫正不足；隐性远视的度数愈高，相应地不可放松的调节部分也愈大，就更要矫正不足。如果视疲劳的症状明显，要尽可能地将全远视予以矫正，可试用雾视法使调节放松，即用镜片迫使睫状肌休息；当有调节痉挛时，要全部矫正；有内隐斜时，可借助放松调节的办法间接地放松集合。以上情况，都应经常配戴矫正眼镜。但对外隐斜者，要欠矫，保留部分调节，用调节的刺激来增加集合的兴奋性。

（11）手术：对于成年远视眼患者，可以通过准分子激光手术、传导性角膜成形术等进行矫治，其手术矫正量的决定原则同成年人的配镜处方原则。

实训 2　绘图分析远视眼的光学成像原理

一、实训目的

1. 绘图分析远视眼的屈光成像原理。

2. 绘图分析远视眼矫正原理。

3. 绘图分析远视眼的过矫和欠矫的成像原理。

二、实训步骤

1. 操作准备　一支笔，一把尺，纸若干。

2. 操作步骤

（1）绘制远视眼的屈光成像原理图。

（2）用语言描述屈光成像过程。

（3）绘制远视眼矫正原理、过矫和欠矫的成像原理图。

（4）用语言描述以上各屈光成像过程。

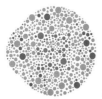

情境四　散光眼的屈光状态分析与处理

学习目标

知识目标

1. 掌握：散光的定义和分类。

2. 掌握：散光眼的光学情况。

3. 掌握：规则散光的屈光情况。

4. 掌握：散光眼的矫治。

5. 掌握：不规则散光的屈光情况。

6. 了解：散光眼的临床表现。

技能目标

1. 模拟散光眼的状态，感受散光眼的临床症状，能为散光眼患者就相关的临床症状进行咨询服务。

2. 能为散光眼患者就散光眼的矫正方法进行咨询服务。

3. 能够绘图分析各类散光眼成像及矫正原理。

任务1　认识散光眼

（一）散光眼的定义

散光眼（astigmatism）是指当眼放松调节时，平行光线经过眼屈光系统的屈折，不能在视网膜上形成焦点，而是在空间不同位置形成前后两条焦线和最小弥散圆的一种屈光状态。这种屈光状态是由于眼屈光系统的两个子午线上的屈光力量不等造成的。

严格地讲，人眼的屈光系统均包含着轻度的散光成分，因而不能在视网膜上形成焦点，以致视力降低，并引起足以感觉到的光学缺陷。

（二）散光度数的分布变化

散光度数的分布变化较大，大多数低于1.00～1.25DC（约占85%）。在此限度以上的发病率急剧下降；并在非病理性的散光眼中，顺规散光眼超过6.00DC、反规散光眼超过2.50DC者较为少见。较高度数的散光自然也有，甚至可以高达18.00～20.00DC，但都合并角膜创伤及角膜圆锥等。

任务2　散光眼的病因

散光眼的形成原因大致分为三类：曲率性散光、光心偏离性散光和指数性散光。

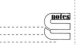

一、曲率性散光

散光一般来自角膜和晶状体，以角膜散光为主。角膜散光通常是先天性的，用角膜曲率计可以测量。

人眼几乎都存在不同程度的角膜散光，由于上下眼睑的经常压迫，导致角膜垂直弯曲度较水平大，散光一般在 0.20D 左右，被认为是生理性的。随着年龄的增加，这种生理缺陷有减小的趋势。

此外，圆锥角膜等角膜病变、眼外伤、角膜切口手术等也会产生曲率性散光（curvature astigmatism）。

二、光心偏离性散光

因晶状体的位置轻度偏斜，或晶状体离开光学系统的轴线而产生光心偏离性散光（astigmatiam of optical decentring）。

三、指数性散光

由于晶状体不同区域的屈光指数有少量差异，而造成相应区域的屈折率也有差异，这样产生的散光称为指数性散光（index astigmatism），该类型的散光属生理性的。

任务3　散光眼的分类

一、按照散光的形成原因分类

当眼屈光系统各屈光介质的表面弯曲度不均一，屈光介质的屈光力发生局部改变，屈光介质的光学中心偏离等都会造成散光。该类型散光主要包括曲率性散光、光心偏离性散光和指数性散光。

（一）曲率性散光

曲率性散光由眼的屈光介质表面弯曲度不均一引起，常发生在角膜上。由于眼的生理特点，角膜呈横椭圆形，因此生理上角膜垂直子午线方向和水平子午线方向的曲率半径不等，垂直方向的屈光力往往大于水平方向的屈光力而出现轻度的角膜散光（一般不超过 0.5D），通常不影响视力，故认为是生理性散光。有研究报道在婴幼儿中普遍存在生理性散光。

（二）光心偏离性散光

晶状体位置明显偏斜、外伤引起的晶状体半脱位等都会造成光心偏离性散光。

（三）指数性散光

指数性散光多为晶状体不同区域的屈光指数发生改变引起的，常见眼病如白内障患者的晶状体发生不均一变化会引起各种散光。

二、按照散光的光学特点分类

（一）规则散光（regular astigmatism）

规则散光指眼屈光系统屈光力最大和最小的两条径线（也称主子午线）相互垂直成直角，其余径线屈光力大小呈正弦的平方递变的散光。

规则散光可以被柱镜镜片矫正，绝大部分散光属于规则散光。

规则散光还可以根据屈光状态不同、与角膜生理常态的关系不同进行具体分类。

1. 根据屈光状态分类

（1）单纯性近视散光眼（simple myopia astigmatism，SMA）：一条焦线落在视网膜上，另一条焦线落在视网膜前的眼睛。

（2）单纯性远视散光眼（simple hyperopia astigmatism，SHA）：一条焦线落在视网膜上，另一条焦线落在视网膜后的眼睛。

（3）复性近视散光眼（compound myopia astigmatism，CMA）：两个焦线都落在视网膜前的眼睛。

（4）复性远视散光眼（compound hyperopia astigmatism，CHA）：两个焦线都落在视网膜后的眼睛。

（5）混合性散光眼（mixed astigmatism，MA）：一条焦线落在视网膜前，另一条焦线落在视网膜后的眼睛。

2. 根据与角膜生理常态的关系分类

（1）顺规散光（astigmatism with the rule，AWR）：指两条主径线分别位于垂直和水平方向（±30°），且垂直主径线屈光力大于水平主径线的散光。由于正常角膜垂直方向径线的屈光力大于水平方向径线的屈光力，故这类散光符合角膜生理常态，所以习惯上称为顺规散光。

（2）逆规散光（astigmatism against the rule，AAR）：指两条主径线分别位于垂直和水平方向（±30°），且水平主径线屈光力大于垂直主径线的散光。由于这类散光不符合角膜生理常态，强主径线在角膜的水平方向，所以习惯上称为逆规散光。

（3）斜轴散光（oblique astigmatism）：指当两条主径线分别位于45°和135°方向或附近，这类散光称为斜轴散光。

（二）不规则散光（irregular astigmatism）

不规则散光指眼屈光系统各个屈光面不光滑，造成各径线的屈光力不一致，或同一径线上各部分的屈光力也不一致，且无规律可循。这种散光常见于圆锥角膜、角膜外伤或炎症遗留的瘢痕、晶状体悬韧带的缺损、翼状胬肉、虹膜粘连、晶状体脱位、圆锥角膜或者白内障手术术后等所造成。因为不能形成前后两条焦线，故柱镜片不能矫正其视力。

任务4　规则散光眼的屈光成像

由散光眼的定义得知，平行光线经过散光眼屈光系统的屈折，不能在视网膜上形成焦点，形成的两条焦线替代了一个焦点，两条焦线之间的间隙称为 Sturm 间隙，即焦间距，它的长度代表散光的程度。中间形成最小弥散圆。其屈光成像情况可以用 Sturm 光锥的图解来说明。

通常情况散光眼主要由角膜散光决定，在此以顺规散光的角膜作为眼的屈光面进行分析。光线经过角膜后形成两条焦线，分别称为前焦线 $F1$ 和后焦线 $F2$，以两条焦线为界限，平行光线经过角膜屈光后形成的是圆锥体形的散光光锥，称为 Sturm 光锥（Sturm conoid）（图1-4-1）。

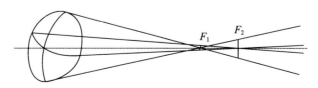

图1-4-1　规则散光眼的 Sturm 光锥

如图 1-4-2 所示，在 Sturm 光锥中不同的位置，所获得的光学截面各异。垂直方向为主子午线方向，水平方向为弱子午线方向，在前焦线稍前，由于垂直方向的光线已接近聚焦，而水平方向的光线离聚焦尚远，光线开散较大，光锥截面呈现横椭圆形（1）；垂直方向的光线在前焦线处呈水平线（2）；此后垂直方向的光线散开，水平方向的光线尚未聚焦，光锥截面呈现比（1）小的横椭圆形（3）；随后在垂直方向的光线散开和水平方向的光线集合量相等处，光锥截面呈圆形（4），又称为最小弥散圆（circle of least diffusion），虽然此处成像也是模糊不清，但是像变形最轻；稍后方垂直方向光线散开较大，水平方向光线接近聚焦，光锥截面呈竖椭圆（5）；随后水平方向的光线在后焦线处呈竖直线（6）；再向后垂直与水平方向光线均散开，光锥截面呈现较（5）大的竖椭圆（7）。如上分析，在两焦线的光锥中，不可能形成一个清晰的光学焦点，像是模糊不清的。

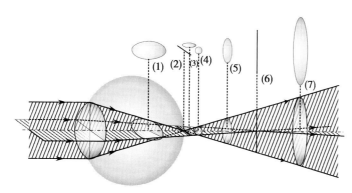

图 1-4-2　规则散光眼的 Sturm 光锥截面图

　　按照屈光状态分类的五类散光眼是单纯性近视散光眼、单纯性远视散光眼、复性近视散光眼、复性远视散光眼和混合性散光眼。

一、单纯性近视散光眼

　　单纯性近视散光眼是指：当眼睛处于调节静止状态时，平行光线经过眼屈光系统的屈光成像所成的两条焦线，一条落在视网膜上，而另一条焦线落在视网膜之前的散光眼（图 1-4-3）。

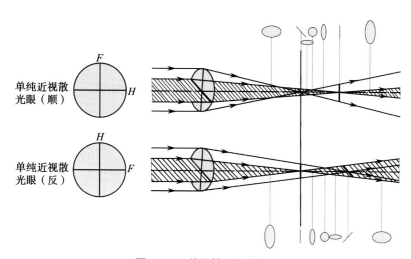

图 1-4-3　单纯性近视散光眼

二、单纯性远视散光眼

单纯性远视散光眼是指所成的两条焦线,一条落在视网膜上,而另一条焦线落在视网膜之后的散光眼(图1-4-4)。

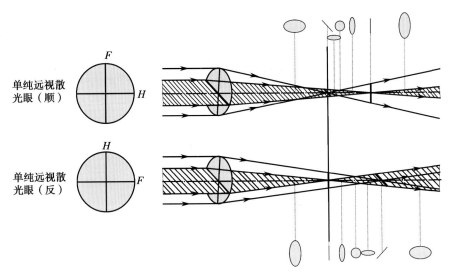

图1-4-4 单纯性远视散光眼

三、复性近视散光眼

复性近视散光眼是指所成的两条焦线,都落在视网膜之前的散光眼(图1-4-5)。

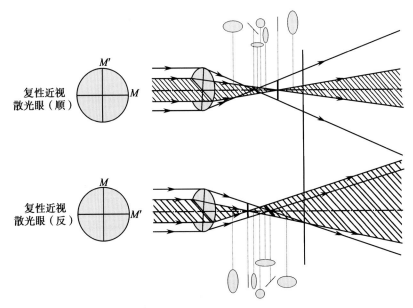

图1-4-5 复性近视散光眼

四、复性远视散光眼

复性远视散光眼是指所成的两条焦线,都落在视网膜之后的散光眼(图1-4-6)。

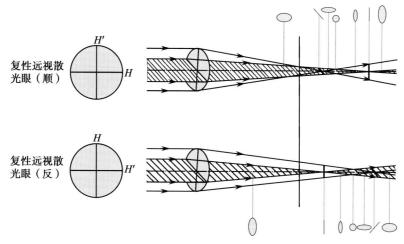

图 1-4-6　复性远视散光眼

五、混合性散光眼

混合性散光眼是指一条焦线在视网膜之后，而另一条焦线在视网膜之前的散光眼，即一条子午线为远视，另一条子午线为近视者称为混合性散光眼（图 1-4-7）。

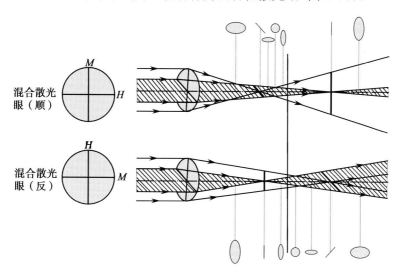

图 1-4-7　混合性散光眼

案例：试以 $+2.00DC \times 90°$ 的顺规单纯性远视散光眼为例进行分析。

对于顺规单纯性远视散光眼，垂直子午线光线在视网膜上聚焦，形成清晰的水平焦线；水平子午线光线在视网膜后面聚焦，形成垂直的焦线（图 1-4-8）。

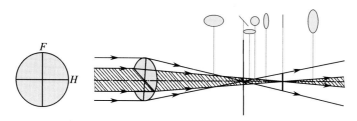

图 1-4-8　$+2.00DC \times 90°$ 顺规单纯性远视散光眼的屈光成像

即顺规单纯性远视散光眼在注视正前方 5m 处丁字线视标时，水平方向线条是清晰的，色调浓；而垂直方向的线条是模糊不清的，色调淡（图 1-4-9）。

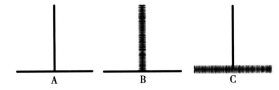

图 1-4-9 散光眼看线条的感觉
A. 标准丁字线视标；B. 顺规单纯性近视散光眼所见视标；C. 顺规单纯性远视散光眼所见视标

规则散光眼对于某一个方向的物像聚焦，主观感觉到最清晰，而对于与之垂直的方向成像感觉则最模糊，因而常采用散光表（图 1-4-10）来检查散光。

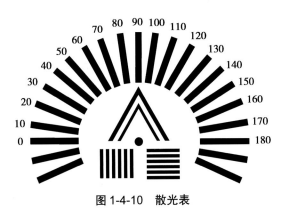

图 1-4-10 散光表

任务5 散光眼的矫正原理

圆柱镜可使一个平面上的光发生屈折，与其成垂直面的光不受影响，也就是与柱镜的轴向平行的光不发生屈折。假若散光眼的两条子午线互成直角，则可用适合的柱镜予以矫正。这种矫正镜片只对一条子午线平面的光起作用，从而改变了原有屈光的作用，使焦间距减小，将一个焦线移到另一条子午线的焦线处，使两条焦线融合成为一个焦点，这就是用圆柱镜矫正散光的基本原理。

然而，在实际的矫正中常常会出现多种情况。

调节对散光的影响：散光眼在未矫正之前，当最小弥散圆处于视网膜上时视力是最好的。由于一个物体的轮廓是由极为复杂的竖线和横线组成，散光眼在未矫正之前，为了要看清外界物体，可能根据组成物体轮廓的主要线条，有时选择前焦线，有时选择后焦线，有时选择最小弥散圆，作为调焦的依据。

如果两个子午线上的焦线距视网膜不等时，一般选择接近于正视的那条子午线来聚焦。

如果两个子午线上的屈光缺陷相等时，几乎常规性地选择垂直子午线作为聚焦目标。然而这种选择仅可能适合远视散光及混合散光者。如果印刷品或外界物体垂直的线条不清楚，辨认目标就更感困难。这就是散光眼所以视力降低和容易产生视觉疲劳的原因。

任务6 散光眼的临床表现

在临床中，散光眼的主要症状有视力下降和视疲劳。

一、视力下降

1. 散光眼的视力下降，在最高子午线上表现更为明显。

2. 对于高度散光眼患者来说，常常得不到好的矫正效果；特别是长大成人才配戴眼镜的患者，更难得到满意的矫正视力。

3. 由于高度远视散光眼，无论视远还是视近，都不清楚，因而视力得不到锻炼，易于发生弱视。相比之下，近视和近视散光眼虽然远视力很差，但近视力正常或接近于正常，在日常生活和工作中经常不断地使用近视力，为视近功能提供了锻炼机会，所以近视眼很少发生失用性弱视。

4. 高度散光眼在所有子午线上都可发生失用性弱视，弱视形成后具有发生斜视的倾向。

5. 混合性散光的视力变化，尤其是散光的两条主子午线上的屈光力基本相等者，常常表现为远视力及近视力均降低。这类病例可能除了视力降低外，没有任何其他眼内外病变发现，即使用试镜片做主观验光，也难以摸索到可靠线索。在临床中只有用检影法才可以得到肯定的诊断。根据检影结果再做主观验光，可能会使视力有明显的提高。但混合性散光常常合并着不同程度的弱视，即使检影结果很准确，也难使每个病例的视力都能提高到正常范围。

6. 散光眼的视力降低随着散光度数而改变。总之，相同度数的远视散光和近视散光所引起的视力降低基本相同，但比由相同度数的近视或绝对远视对视力的影响要小些，详细情况见表1-4-1。

表 1-4-1 各种屈光不正眼视力降低的比较

屈光不正类型	视力						
	0.7	0.5	0.4	0.3	0.2	0.13	0.08
水平轴散光 /D	1.00	1.50	2.00	2.50	3.00	4.00	5.50
斜散光 /D	1.50	1.00	1.50	1.75	2.25	2.75	4.25
单纯近视或远视 /D	0.50	0.75	1.00	1.25	1.50	2.00	3.00

二、视疲劳

散光眼由于在视网膜上并无清晰完整的物像存在，患者会不断调整调节功能，试图得到清晰的视物，因此势必会造成视疲劳。散光眼患者还往往通过半闭眼裂的办法看清物体，由于眼睑半闭造成小的裂隙，遮住一条子午线的光，使物体看得清楚一些，这种不断的精神紧张及努力，更容易引起视觉疲劳和视觉干扰症状。

假若散光眼的轴位是倾斜的，患者的头常常偏向一侧，使物像变形减少，这种习惯在幼儿可以发展成为斜颈。明显的自觉症状往往发生于视力比较好的病例。如果散光缺陷增大，以致任何主观努力都无法解决时，只表现为比较明显的视力下降，视疲劳反而不明显，或者根本不发生。

实训 1 模拟散光眼的状态
一、实训目的
模拟散光眼的状态。
二、实训步骤
1. 操作准备 左右眼均为 +2.00DC×90，+2.00DS/+1.00DC×180，+1.00DS/+2.50DC×180 的眼镜各一副、洗手设施等。
2. 操作步骤
（1）模拟者清洁双手。
（2）在座椅上端坐，目视水平正前方 5m 处丁字线视标。
（3）记录是否清晰，哪个方向清晰。

（4）戴上 +2.00DC×90 的眼镜，继续观察正前方固定目标。

（5）记录目标是否清晰，哪个方向清晰。

（6）阅读近距离书报，记录是否清晰。

（7）依次换戴 +2.00DS/+1.00DC×180、+1.00DS/+2.50DC×180 的眼镜，重复上面操作步骤（4）～（6），做好相应记录。

3. 注意事项　戴上模拟眼镜后，不要到处跑动，防止出现眩晕、视物不清造成受伤。

任务 7　散光眼的临床处理

在屈光不正患者中散光眼患者占有一定的比例，通常情况下散光眼的临床处理方法有配戴框架眼镜、配戴接触镜和进行手术治疗等。对于散光眼患者的患眼情况不同，视光师应推荐最适合的解决方案。

一、轻度散光眼的临床处理

对于轻度散光眼患者，当视力不降低，又无视觉疲劳或视觉干扰等症状的发生，一般不需要配镜矫正。

但是，当出现视力降低或视疲劳时，即使散光度数很小也要矫正。

轻度的散光眼配镜一般通过选用柱镜片来矫正，通常患眼配镜后可以达到正常视力。

二、高度散光眼的临床处理

当采用高度的散光镜片进行矫正时，总是不可避免地使视网膜上的像产生可以感受到的偏斜和畸变，从而引起空间定位的误差。在用透镜矫正屈光不正时，视网膜上像的放大或缩小以及畸变的程度，与屈光不正度的高低和光学系统中各成分（即角膜与眼镜）之间的距离，存在着一定程度的正比关系。

另外，视网膜成像质量还与散光轴位、矫正镜片的片型、折射率、厚度等有关，这些均是影响矫正眼镜放大倍率的因素。

矫正散光的镜片在轴位和与轴位垂直的方向镜度不同，所以这两个主子午线方向放大倍率必有差异，故常会出现视物变形的现象。

例如：一散光眼患者戴用 −3.00DS/−2.00DC×90 眼镜，设该镜片散光制作在近眼面，前表面为 +3.00D 球面（即"内散"片），镜眼距为 12mm，依眼镜放大倍率 $=[1/(t/D1)]×[1/(1−dD)]$，可求得：

$$垂直方向总放大倍率 = 0.962\,6$$
$$水平方向总放大倍率 = 0.935\,7$$

即：垂直方向呈 3.7% 缩小，水平方向呈 6.4% 缩小，如图 1-4-11 所示。

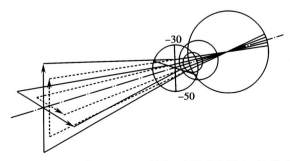

图 1-4-11　垂直方向呈 3.7% 缩小，水平方向呈 6.4% 缩小

故戴用该眼镜后,看正方形物体即会呈长方形。

在矫正散光眼时,应格外小心。如果光学矫正有误差,会给患者造成新的屈光不正,这样将原有的已经比较习惯的屈光不正,部分地进行矫正,同时又会遗留下新的很不习惯的屈光不正,因此不管是散光度数不准确,还是散光轴位有偏斜,都会迫使散光眼患者主观努力去克服这些不适,有时所造成的精神干扰更为明显。特别是对于视力下降的散光眼,光学矫正虽然可能会明显地提高视力,但是如果遗留下新的屈光不正,由此所带来的干扰症状往往令患者不能接受。

在决定验光结果时,并不能完全按照光学理论所要求的去做,有的甚至要把验光结果中全部散光部分除去患者才感觉舒适。

三、其他

在临床中,有时会遇到一些特殊的散光眼患者,例如不规则散光患者。

不规则散光是指两条主子午线斜向交叉,或在同一条子午线上的不同部位屈光力不同。通常将两条主子午线斜向交叉的散光眼又称为双斜散光。

极轻度的各子午线上的屈光力不同,被认为是生理性的。例如,晶状体的屈光指数性屈光不正,其程度较轻,患者可无感觉。当患眼的屈光不正度加深时,如在白内障初期时,可能会发生不规则散光的症状,如引起多视症等。

明显的不规则散光,往往只有在角膜病变时才可发生,通常是外伤或炎症所引起,特别是角膜溃疡之后,由于混浊所造成的视力损害,远比不规则散光更为严重。在这些病例中,因为除了光学的缺陷外,还合并着角膜混浊,用镜片矫正往往效果不好,甚至对视力没有任何提高。

圆锥角膜(keratoconus)是一种少见的眼病。这种病的角膜向前凸出成为锥形,尖端略微偏向角膜中央的下方,成为病理性的高度近视。由于角膜的突出呈双曲线性,因而屈光作用是不规则的。又因这种病变是进行性的,以致光学情况经常改变,更增加了镜片矫正的困难。(详见 RGP 验配中有关圆锥角膜的介绍)

所有不规则散光的治疗都很困难,临床疗效不满意。自从采用了接触镜,尤其近年来又提出了亲水接触镜,才为圆锥角膜的治疗提供了可喜的前景。

实训2　判断散光眼的屈光状态

一、实训目的

判断散光眼的屈光状态。

正视眼分别配戴 +2.00DC×90, +2.00DS/+1.00DC×180, +1.00DS/+2.50DC×180 眼镜后,试描述、分析、判断目前所处的屈光状态,绘图分析屈光成像。

二、实验步骤

1. 操作准备　一支笔、一把尺、纸若干。

2. 操作步骤

(1)分析判断各种模拟状态的屈光情况。

(2)用语言描述戴镜后所处的屈光状态下视远、视近的清晰情况。

(3)绘制各种散光状态成像原理图。

(4)用语言描述以上各屈光成像过程。

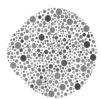

情境五　老视眼的屈光状态分析与处理

学习目标

知识目标

1. 掌握：老视眼的定义和分类。

2. 掌握：老视眼的形成原因和临床表现。

3. 掌握：老视眼的矫正原理。

4. 了解：老视眼的生理机制。

技能目标

1. 模拟老视眼的状态，感受老视眼的临床症状，能为老视眼就相关的临床症状进行咨询服务。

2. 能为老视眼就其矫正方法进行咨询服务。

3. 能够绘图分析各类老视眼屈光成像及矫正原理。

任务1　老视眼的定义及形成原因

一、老视眼的定义

老视眼是指由于年龄所致生理性调节减弱，视近物不清的眼睛。

人们随着年龄的增长，晶状体逐渐硬化，弹性下降，睫状肌的功能也逐渐变弱，从而引起眼的调节功能逐渐减弱，在40~45岁开始，阅读或近距离工作出现困难，这就是常说的老视现象，俗称老花眼。

老视眼是正常的生理现象，不是病理状态，也不属于屈光不正，是每个人步入中老年后都会出现的视觉问题，只是早晚时间略有差别。

二、老视眼的形成原因

（一）年龄与调节力的关系

形成老视眼的实质原因是眼的调节能力的减退，而年龄则是影响调节力的一个最主要的因素。调节即眼的屈光力的增加，是通过晶状体的塑形、变凸来实现的。而晶状体在人的一生中不断增大，因为赤道区上皮细胞不断形成新纤维，不断向晶状体两侧添加新的皮质，并把老纤维挤向核区。于是随着年龄的增加，晶状体密度逐渐增加，弹性逐渐下降。

晶状体的塑形、变凸是通过晶状体囊（主要是前囊）来介导的。晶状体囊的弹性也是随年龄的增长而逐渐下降的，同时随着年龄的增长，睫状体由于纤维组织缓慢积蓄而肥大，晶状体也逐渐加大，目前虽然尚不知晶状体悬韧带是否随年龄而改变，但睫状体和晶状体的互相接近，必然影响晶状体悬韧带的张力。

人在年轻时期，眼睛的调节力比较大，为 15.00～25.00D。随着年龄的增长，人眼的调节力逐渐下降，每年减少 0.25～0.40D 的调节力。这样到了 40 岁左右，眼的调节力已不足以舒适地完成近距离的工作，开始出现老视眼，到了 50 岁左右，调节力更低，大部分人都需要进行老视眼的矫正。

Hofstetter 早在 20 世纪 50 年代就提出了年龄与老视眼关系的经验公式：

$$最小调节幅度 = 15 - 0.25 × 年龄（临床上最常引用）$$
$$平均调节幅度 = 18.5 - 0.30 × 年龄$$
$$最大调节幅度 = 25 - 0.40 × 年龄$$

年龄和调节力的关系如图 1-5-1 所示。

老视眼的出现是由于调节力不足，出现的时间因人而异，有的人早一些，有的人晚一些，与每个人所拥有的调节幅度有关。

当人们视近时，所使用的调节力在其调节幅度一半以下时，才感觉舒适并能持久注视；若所需要的调节力大于调节幅度的一半以上，则容易出现老视症状。

案例：某人的调节幅度为 3.50D，如果现在想阅读 40cm 处的书籍，他是否能舒适阅读呢？

分析：当阅读 40cm 处的书籍时，需要的调节力为 2.50D，如果感觉阅读舒适，所拥有的调节幅度必须是所需要调节力的两倍以上，即此时要

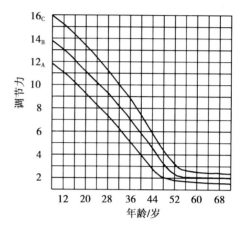

图 1-5-1　年龄和调节力的关系图

具有 5.00D 的调节幅度。而此人的调节幅度为 3.50D，理论上来讲，若想阅读时不感觉疲劳，最多动用调节幅度的一半，即 1.75D，所以舒适阅读所需的另外 0.75D 调节力，需要配戴 +0.75D 的老视眼镜来解决。

（二）相关的其他因素

除了年龄原因以外，老视眼的发生和发展还与以下因素有关：

1. 屈光不正

（1）远视眼比近视眼出现老视现象的时间早：由于许多轻度远视眼没有进行戴镜矫正，为了视物清楚已经动用了一部分调节力，因此远视眼出现老视现象的时间较正视眼要早，比近视眼就更早了。

（2）近视眼戴角膜接触镜比戴普通框架眼镜者出现老视现象的时间要早：近视眼患者配戴框架眼镜后，由于矫正负镜片离角膜顶点存在 12～15mm 距离，减少了同样阅读距离的调节需求。而戴角膜接触镜的近视者，由于角膜接触镜配戴在角膜表面，其矫正后的光学系统接近正视眼，因此，戴角膜接触镜比戴普通框架眼镜者出现老视现象的时间要早。

2. 用眼方法　动用调节力的需求直接与工作距离有关，从事近距离、精细工作者，容易出现老视的症状。因此，从事精细的、近距离工作的人比从事远距离工作的人出现老视现象的时间要早。

3. 身体条件　身材高、手臂长的人与身材矮、手臂较短的人相比，有比较远的工作距离，需要比较少的调节力，因此身材矮、手臂短的人出现老视症状的时间较早。

4. 地理位置　因为温度对晶状体的变化有影响，因此生活在赤道附近的人们，出现老视症状的时间较早。

5. 药物　服用胰岛素、抗焦虑药、抗忧郁药、抗精神病药、抗组胺药、抗痉挛药和利尿药等的患者，由于药物对睫状肌的作用，出现老视症状的时间会比较早。

三、老视眼形成的生理机制

对于老视眼形成的生理机制，目前主要有 Helmholtz 理论、Donders 理论、Hess Gullstrand 理论、Fincham 理论和 Schachar 理论。

1. Helmholtz 理论　Helmholtz 理论是最早的经典理论，1855 年 Helmholtz 提出：老视眼是由晶状体物质逐渐变硬而引起的。

2. Donders 理论　Donders 理论也是一经典理论，1864 年 Donders 提出：老视眼是因为睫状肌变弱造成的。

3. Hess Gullstrand 理论　1908 年，Hess Gullstrand 提出：老视眼是由于晶状体皮质的变化而引起的。

4. Fincham 理论　1937 年，Fincham 提出：老视眼的机制为，晶状体皮质内新纤维不断增加造成的挤压，使核纤维变硬并导致调节反应能力减弱，而同时皮质却没有发生变化，晶状体也没有对睫状体的收缩产生反应。

5. Schachar 理论　最新的观点是 Schachar 调节假说。Schachar 调节假说认为：晶状体悬韧带分三部分，即前部、赤道部和后部悬韧带，调节时晶状体处于张力紧张状态下，睫状肌收缩，前、后部悬韧带松弛，赤道部悬韧带紧张，从而使晶状体赤道部张力增加，晶状体周边部变扁平，而晶状体中央部变凸，导致晶状体中央屈光度增大。晶状体直径随年龄增长而增大，每年约增大 20μm，使晶状体赤道部与睫状肌之间的空间距离缩短，前放射状睫状肌纤维张力减小，作用于晶状体赤道部的牵张力下降，因而调节变得逐渐困难，出现老视现象。

任务 2　老视眼的光学成像

根据屈光的基础情况即人眼原来是否有屈光不正将老视眼分为两大类：一类是原来是正视眼，视近出现了老视；另一类是原来是非正视眼，有屈光不正度，视近又出现了老视。因此，对于老视眼的光学成像也需要按照不同的类型进行讨论。

一、正视眼出现老视的光学成像

对于正视眼来说，当没有出现老视的时候，人们视远、视近都可以看得清楚。视近时物体发出的光线进入眼内，在眼睛动用了调节力的情况，经过眼屈光系统的屈折作用是可以清晰地成像在视网膜上，其光学成像原理如图 1-5-2 所示。

而一旦出现了老视，人们视近就会出现视物不清等症状，详细情况见后面任务 4 老视眼的临床表现，其光学成像如图 1-5-3 所示。

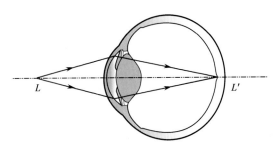
图 1-5-2　无老视正视眼视近的光学成像图

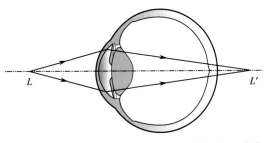
图 1-5-3　正视眼出现老视时视近物模糊的光学成像图

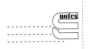

这种情况,需要采用正镜片进行矫正。

当然,许多情况是人们在患有屈光不正的情况下出现老视,这样光学成像也会发生变化。

二、近视眼出现老视的光学成像

如果原来是近视眼,出现老视时根据近视和老视的程度不同,其光学成像也不同。需要在矫正近视的基础上,再考虑进行矫正老视。

案例:一位52岁有 -3.00D 近视的患者,阅读33cm 处书籍时需要附加 +2.00D 的老视镜度,其视近未矫正老视时阅读的光学成像怎样?试绘图分析。

分析:该患者视远进行矫正,视近不矫正的话,阅读33cm 处书籍时会出现老视现象,如图1-5-4所示,33cm 处物体发出光线,经过 -3.00D 的远用矫正眼镜和眼屈光系统,在视网膜后会聚成像,而在视网膜上成模糊图像。

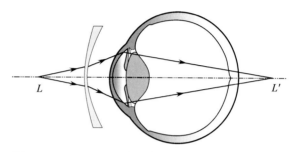

图1-5-4　 -3.00D 近视眼视远矫正、视近未矫正的光学成像图

若该患者视远、视近均不矫正的话,阅读33cm 处书籍时依然会视物模糊,33cm 处物体发出光线,经过眼屈光系统,在视网膜前会聚成像,而在视网膜上成模糊图像。

这种情况,需要采用 -1.00D 的老视眼镜进行阅读,具体的矫正原理参见后面“任务3 老视眼的矫正原理”中的内容。

案例:一位58岁有 -3.00D 近视的患者,阅读33cm 处书籍时需要附加 +3.00D 的老视镜度,其视近未矫正老视时阅读的光学成像怎样?试绘图分析。

分析:该患者视远进行矫正,视近不矫正的话,阅读33cm 处书籍时会出现老视现象,如图1-5-5所示,33cm 处物体发出光线,经过 -3.00D 的远用矫正眼镜和眼屈光系统,在视网膜后会聚成像,而在视网膜上成模糊图像。

若该患者视远、视近均不矫正的话,阅读33cm 处书籍时反而视物清晰,如图1-5-6所示,33cm 处物体发出光线,经过眼屈光系统,在视网膜上会聚成像。

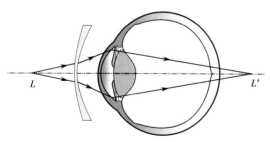

图1-5-5　 -3.00D 近视眼 +3.00D 老视眼视远矫正、视近未矫正的光学成像图

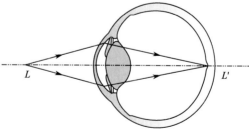

图1-5-6　 -3.00D 近视眼 +3.00D 老视眼视远、视近均未矫正时的光学成像图

这种情况,可以摘掉近视眼镜进行阅读,此时33cm 处恰好是其调节远点,不必再配戴老视眼镜矫正。但是随着老视程度的加深,需要及时去验光配镜中心进行屈光检查,配戴老视眼镜。

三、远视眼出现老视的光学成像

当原来是远视眼,出现老视时的症状较正视眼和近视眼都要明显,其光学成像也不同。

案例：一位 50 岁有 +1.00D 远视的患者，阅读 33cm 处书籍时需要附加 +1.50D 的老视镜度，其阅读时的光学成像怎样？

分析：该患者视远进行矫正，视近不矫正的话，阅读 33cm 处书籍时会出现老视现象，33cm 处物体发出光线，经过 +1.00D 的远用矫正眼镜和眼屈光系统，在视网膜后会聚成像，而在视网膜上成模糊图像。

若该患者视远、视近均不矫正的话，阅读 33cm 处书籍时视物会更加模糊，33cm 处物体发出光线，经过眼屈光系统，在视网膜后会聚成像，而在视网膜上成模糊图像。

这种情况，需要采用 +2.50D 的老视眼镜进行阅读，具体的矫正原理参见后面"任务 3 老视眼的矫正原理"中的内容。

任务 3　老视眼的矫正原理

一、正视眼出现老视的矫正原理

正视眼出现老视时，需要采用相应的正镜片进行矫正。

案例：一顾客视远正视，视近有 +2.00D 老视，试分析其阅读时戴 +2.00D 老视眼镜的矫正原理。

分析：如图 1-5-7 所示。

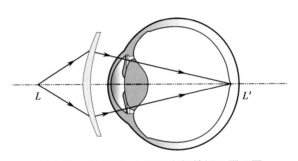

图 1-5-7　正视眼 +2.00D 老视的矫正原理图

二、近视眼出现老视的矫正原理

对于近视眼老视的矫正，需要先对屈光不正进行矫正，再附加老视的镜度。

案例：一位 52 岁有 -1.00D 近视的患者，视近有 +2.00D 老视，试分析其阅读时需要配戴的老视眼镜镜度，并分析其阅读时的矫正原理。

分析：该患者 52 岁，出现调节能力下降，在阅读时需要补偿 +2.00D 的调节力，由于原来存在 -1.00D 近视，此时应该采用 +1.00D 的正镜片进行矫正。其矫正原理如图 1-5-8 所示。

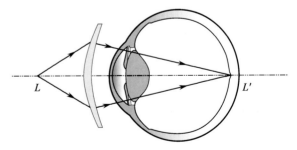

图 1-5-8　-1.00D 近视 +2.00D 老视眼视近时的矫正原理图

三、远视眼出现老视的矫正原理

同样，对于远视眼老视的矫正，也是需要先对屈光不正进行矫正，再附加老视的镜度。

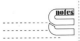

案例：一位 52 岁有 +3.00D 远视的患者，视近有 +2.00D 老视，试分析其阅读时需要配戴的老视眼镜镜度，并分析其阅读时的矫正原理。

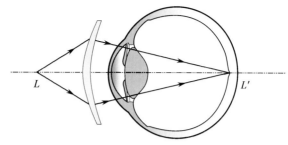

分析：该患者 52 岁，出现调节能力下降，在阅读时需要补偿 +2.00D 的调节力，由于原来存在 +3.00D 远视，此时应该采用 +5.00D 的正镜片进行矫正。其矫正原理如图 1-5-9 所示。

图 1-5-9　+3.00D 远视 +2.00D 老视眼视近时的矫正原理图

任务4　老视眼的临床表现

老视眼的不适感觉因人而异，因为它与个人基础、屈光状态、用眼习惯、职业及爱好等因素都有关系。例如，一位从事近距离、精细工作的人与交通警察相比，其老视症状的主观感觉就会强烈得多。

一、远近视物交替不连续

老视眼首先会出现的症状是，当长时间视近阅读，猛一抬头视远处目标时，有瞬间的视物模糊，老视现象"视近困难"调整之后又恢复清晰，这就预示着开始出现老视现象了。

二、视近困难

随着老视现象的出现，逐渐地会产生视近物困难，在往常习惯的工作距离阅读，小的字体看不清楚了，如图 1-5-10 所示，需要把书往远处放一些。即与近视患者相反，老视眼会不自觉地将头后仰，或者是把书报拿到更远的地方才能看清楚，而且所需的阅读距离随着年龄的增长而增加。随着年龄的增长，这种现象逐渐加重，以致将目标放得很远也不能看清。如果是近视眼，则需要摘下眼镜阅读。

图 1-5-10　老视的临床症状表现

三、阅读需要更强的照明度

以上老视现象出现的同时，还会表现为晚上看书有些不舒适，总希望把灯光调亮一些。

这个现象的原因是，如果照明不足，就会使视分辨阈升高，同时还会使瞳孔散大，瞳孔散大则会在视网膜上形成较大的弥散圈，因而使老视眼的症状更加明显。

随着年龄的增长，即使在白天从事近距离工作也容易视疲劳。

因此，老视眼的人，晚上看书喜欢用较亮的灯光。有时把灯光放在书本和眼的中间，这样不但可以增加书本与文字之间的对比度，而且还可以使瞳孔缩小。但是灯光放在眼前必然造成眩光的干扰，这种干扰光源愈接近视轴，对视力的影响就愈大。

有些老人喜欢在阳光下看书，也是这个道理。

四、视近不能持久

调节不足就是调节近点逐渐变远,经过努力还可看清楚近处物体。如果这种努力超过限度,则会引起睫状体的紧张,再视远处物体时,由于睫状体的紧张不能马上放松,因而形成暂时近视。再视近处物体时又有短时间的模糊此即调节反应迟钝的表现。当睫状肌的作用接近其功能极限,并且不能坚持工作时,就产生视疲劳。

因为调节力减退,老视眼要在接近双眼调节极限的状态下近距离工作,所以不能持久。同时,由于调节集合的联动效应,过度调节会引起过度的集合,这也是产生不舒适的一个因素,故看报易串行,字迹成双,最后无法阅读。某些人甚至会出现眼胀、流泪头痛、眼部发痒等视疲劳症状。

实训1　模拟老视眼的状态
一、实训目的
模拟老视眼的状态。
二、实训步骤
1. 操作准备　左右眼均为 -1.00DS、-3.00DS、-6.00DS 的眼镜各一副,洗手设施等。
2. 操作步骤
(1) 模拟者清洁双手(视远已完全矫正)。
(2) 在座椅上端坐,阅读近距离书报,记录是否清晰。
(3) 戴上 -1.00DS 的眼镜,继续阅读。
(4) 记录目标是否清晰,并做记录。
(5) 依次换戴 -3.00DS、-6.00DS 的眼镜,重复上面操作步骤(2)~(4),做好相应记录。
(6) 分析每次戴模拟眼镜时的感受及其原因。
三、注意事项
戴上模拟眼镜后,不要到处跑动,防止出现眩晕、视物不清造成受伤。

任务5　老视眼的处理

目前老视眼的处理方法主要有配戴框架眼镜、配戴接触镜和手术治疗三种。

一、配戴框架眼镜

人们矫正老视传统的方法就是配戴框架眼镜,也是最经典有效的方法,即在保证矫正远用屈光不正的情况下,附加一定的凸透镜以补偿调节力的不足。根据附加透镜的镜型,老视眼镜可以分为单光老视镜、双光老视镜、三光老视镜和渐变焦眼镜4种基本类型:

(一) 单光老视镜

单光老视镜即球面透镜或合并散光成分的透镜。是人们经常用到的老视眼镜镜型,其优点为配戴容易适应;长时间视近阅读比较舒适;价格便宜。缺点是携带不方便,特别是对于讲课、开会等频繁更换视远、视近距离的人来说尤为不便。

(二) 双光老视镜

双光老视镜即将两种不同屈光度磨合在同一个镜片上,使其具有两个不同屈光力区域的镜片。上面区域为视远区,下面区域为视近区。上下区域屈光度的差值即为老视眼镜附加镜度。通常视远区比视近区大。双光老视镜的优点为戴用方便;配戴比较舒适、容易适应;价格适中;可以免去视远视近频繁更换眼镜的不便,适于有屈光不正的人群配戴。缺点是不美观,在视远区和视近区之间有明显的分界线;容易暴露年龄;在视远区和视近区之间会产生"像跳现象",需要配戴者进行适应。这种镜型一副眼镜既解决了视远的问题,又解决了视近的问题,在 20 世纪 80 年代曾经比较流行,目前配戴者不多。

(三)三光老视镜

三光老视镜即将三种不同屈光度磨合在同一个镜片上,使其具有三个不同屈光力区域的镜片。上面区域为视远区,下面区域为视近区,在两者之间为视中区,该区域主要用于观察中距离的物体。与双光老视镜相似,上下区域屈光度的差值即为老视眼镜附加镜度,视中区通常在+0.75～+2.00D,经常使用的视中区附加镜度为视近区附加镜度的 60%。三光老视镜的优点为戴用方便;价格适中;可以免去视远、视中、视近频繁更换眼镜的不便,适于有屈光不正的人群配戴。缺点是配戴需要一定的适应和耐受;不美观,在视远区、视中区和视近区之间有明显的分界线;容易暴露年龄;加工制作较难。这种镜型虽然也是一副眼镜既解决了视远的问题,又解决了视近的问题,但是由于缺点较为突出,因此市场上一直很少见到。

(四)渐变焦眼镜

渐变焦眼镜即将镜片分为远光区、过渡区和近光区 3 个区域,在远光区和近光区内,分别是视远和视近的镜度,为固定值,而过渡区内的镜度是由视远向视近渐变的,即逐渐增加附加镜度。渐进多焦点镜的优点为在所有的距离都能够清晰地成像,特别适合教师、经常开会等频繁更换眼镜的人群配戴;外形美观,与普通单光镜相似,不会暴露年龄;不用适应"像跳现象"。缺点是镜片周边存在像差区域,需要适应;视中区和视近区比较小,而且随着附加镜度的增加越加明显,长时间阅读容易产生不舒适;加工设备要求较高,制作较难;价格较贵。

二、配戴接触镜

近年来,随着接触镜材料、验配技术的快速发展和广泛使用,一些人希望老视也用角膜接触镜来矫正。用于矫正老视的角膜接触镜主要分为两类:同时视型和单眼视型。

三、手术治疗

目前老视的手术治疗分类,主要分为角膜手术、巩膜手术和晶状体手术。主要分为调节性人工晶状体植入术和非调节性人工晶状体植入术两类。按手术部位分类等;晶状体眼的人工晶状体植入术,无晶状体眼的人工晶状体植入术等眼内手术。

1. 角膜热成形术　热角膜成形术早在 1898 年被提出,利用热作用下角膜胶原收缩的作用,使角膜曲率变陡。最早采用 YAG 激光,或半导体激光,由于热作用可对角膜上皮产生损伤,角膜基质形成瘢痕,可造成手术效果回退。

2. 传导性角膜成形术　简称 CK,利用频率 350～450kHz 的无线电射频,使角膜基质达到 65℃,角膜周边胶原遇热后产生收缩,使角膜中央变陡,产生一个混合视力区,焦深增加。优点是手术在视区外操作,不像 LASIK 手术制作角膜瓣,控制相当精确,可操作性好,对角膜组织损伤较小。现代研究表明,美国 FDA 也证明,传导性角膜成形术能有效治疗低度远视或老视,屈光度校正+0.75～+3D,散光 0.75D 内。美国 FDA 的 CK 治疗远视临床研究中,共报告 355 只眼的疗效。手术后未发现视觉对比敏感度下降,光学区内部未发现角膜内皮细胞损伤,无明显最佳矫正视力下降,术后 6 个月可使屈光状态达到比较稳定的状态。

该手术方法在治疗轻、中度远视、老视是安全有效的,几乎没有术后并发症,治疗范围在+0.75～+3.00D。

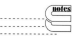

3. **激光角膜手术**　该手术方法通过改变角膜的曲率,其中一眼主要用于视远,而另一眼主要用于视近,达到单眼视或者多焦的效果。术后多数人表示满意。

4. **巩膜扩张术**　巩膜扩张手术基于调节的 Schachar 理论,认为人眼调节时睫状肌收缩带来晶状体悬韧带张力增加,导致晶状体外移,晶状体前表面曲率增加。Schachar 理论认为老视原因主要由于晶状体赤道部与睫状体间距变小所致。

巩膜扩张手术的目的是增加睫状肌有效工作距离,目前尚不成熟,原因是 Schachar 理论尚未得到完全证实。手术疗效不确切,远期会出现效果回退,预测性和患者满意度较低,而且巩膜表面手术可破坏眼前段结构,引起眼前节缺血,或使巩膜壁变薄后易受外伤损害。巩膜扩张术:至今该手术论据不足,手术效果不太理想,尚存在争论。

5. **人工晶状体植入术**　研究表明,人工晶状体在眼内每向前移 1mm,产生约 1.5D 调节率。OCT 测量时,发现人工晶状体仅有几微米前移或无任何移动,与推测前移 1mm 产生 1.5D 的理论矛盾,但植入人工晶状体眼的确观察到调节幅度增加,确切机制有待进一步研究。人工晶状体植入包括调节性人工晶状体、非调节性人工晶状体。

实训2　绘图分析老视眼的光学成像原理

一、实训目的

1. 绘图分析老视眼的屈光成像原理及其原因。
2. 绘图分析老视眼的矫正原理及其原因。
3. 绘图分析老视眼的过矫和欠矫的成像原理及原因。

二、实训步骤

1. **操作准备**　一支笔,一把尺,纸若干。

2. **操作步骤**

(1)绘制老视眼的屈光成像原理图。

(2)用语言描述屈光成像过程。

(3)绘制老视眼矫正原理、过矫和欠矫的成像原理图。

(4)用语言描述以上各屈光成像过程。

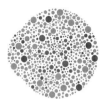

情境六　屈光参差的屈光状态分析

学习目标

知识目标

1. 掌握：屈光参差的概念及成因。
2. 掌握：屈光参差的光学成像及矫正原理。
3. 掌握：屈光参差的临床表现。
4. 掌握：屈光参差的处理办法。
5. 了解：屈光参差的分类。

技能目标

1. 会较为全面地进行屈光参差的屈光状态等方面的分析解答。
2. 会为屈光参差患者提供临床处理办法。

任务1　认识屈光参差

屈光参差（anisometropia）是指两眼的屈光状态不一致，即屈光度不同。通常情况下人两眼的屈光状态大多存在一定的差异，完全一致者很少。近年来屈光参差的发病率呈现随年龄逐渐上升的趋势，屈光参差是一种特殊的屈光不正，对形成良好的双眼视觉质量影响较大，屈光参差给人们的学习生活带来了许多不便，在进行矫正时还会面临诸多的难以解决的特殊问题。因此专业人员不断研究和丰富屈光参差的处理办法，常规的矫正方法有框架眼镜、接触镜，此外还可以进行准分子激光手术治疗等。

一、屈光参差的定义

1867年Kaiser首先将两眼屈光不等命名为屈光参差。1985年孙桂毓将两眼屈光状态在性质或程度上互有显著差异的情况称为屈光参差。

临床上根据两眼屈光度差值的大小将屈光参差又分为生理性屈光参差和病理性屈光参差。全国儿童弱视斜视防治学组（1985）提出了统一试行诊断标准，定为：两眼屈光度相差为球镜<1.50D，或柱镜<1.00D者为生理性屈光参差；两眼屈光度相差为球镜≥1.50D，或柱镜≥1.00D者为病理性屈光参差。

国外的大多数研究都将屈光参差定义为双眼的等效球镜差≥1.00D（表1-6-1）。

表1-6-1　国内外统计的屈光参差（双眼等效球镜差≥1.00D）发病情况列表

作者	国家或地区	调查例数/例	年龄/岁	发病率
SAW SM	印度尼西亚苏门答腊地区	1 043	≥21	15.1%
WONG TY	新加坡	2 000	40～79	15.9%

续表

作者	国家或地区	调查例数/例	年龄/岁	发病率
BOURNE RRA	孟加拉国	12 782	≥30	7.5%
FAN DP	中国香港	7 560	6～15	9.3%
ATTEBO K	美国 Blue mountain	3 654	49～97	14.1%
CHENG CY	中国台湾地区	2 045	≥65	21.8%
TONG L	新加坡	1 979	7～9	3.79%
WICKREMASINGHE S	蒙古国	1 800	≥40	10.7%

二、屈光参差的成因

屈光参差的成因主要有以下三个方面：

1. 发育过程中形成的屈光参差　在眼的发育过程中，眼轴长度在逐渐增加，人眼普遍具有远视的度数在不断减轻、而近视的度数在不断进展的发育规律。如果两只眼的发展进度不均衡，例如双眼眼轴长度发育不平衡，主导眼的近视程度较严重、眼轴较长等，都会引起屈光参差。

人们研究发现屈光参差存在一定的眼部变化。计算机辅助的角膜地形图的问世，使人们定量精确的研究角膜的参数成为可能。刘祖国等应用角膜地形图观察 35 只轻、中度近视眼的角膜，并与 35 只正常眼比较。结果提示：近视眼角膜屈光度较正常眼明显增加。马群等借助角膜地形图也发现近视眼角膜屈光度比正视眼高。本文调查结果显示角膜中央最大屈光力，最小屈光力及平均屈光力的差异在无屈光参差组、低度及中高度屈光参差组基本相同，提示双眼近视程度不等并非角膜屈光力不同造成的。

李军等检测了 1 336 只眼的屈光状态和屈光构成因素，发现伴随近视程度的加深，玻璃体腔径进行性延长且玻璃体腔径与眼轴同步变化，两者之间显著相关。McBrien 和 Adams 曾对 166 名临床显微医生的屈光状态和屈光构成进行了研究，发现那些由正视眼发展为近视眼或原有近视加深者，均呈现玻璃体腔径和眼轴的显著延长。

2. 先天性的屈光参差　出生时就有明显的两眼眼轴发育不平衡或两眼的屈光状态不相对称。

3. 眼外伤、角膜病变、白内障手术等造成的屈光参差。

任务 2　屈光参差的分类

屈光参差可表现为多种类型。可以是一眼为正视眼，另一眼为远视眼、近视眼或散光眼；或者两眼都有屈光不正，但两眼的度数或种类有所不同。通常可以根据两眼的屈光性质不同、屈光类型不同进行分类。

一、根据屈光性质分类

1. 同种屈光参差（anisometropia）　两眼屈光性质相同但程度有差异的屈光参差。
2. 异种屈光参差（anti-metropia）　两种屈光性质不同的屈光参差。

二、根据屈光类型分类

（一）单纯性屈光参差（simple anisometropia）

1. 单纯性近视性屈光参差（simple myopic anisometropia）　一眼为正视眼，另一眼为近视眼。

2．单纯性远视性屈光参差（simple hyperopic anisometropia）　一眼为正视眼，另一眼为远视眼。

（二）复性屈光参差（compound anisometropia）

1．复性近视性屈光参差（compound myopic anisometropia）　两眼均为近视眼，但程度不等。

2．复性远视性屈光参差（compound hyperopic anisometropia）　两眼均为远视眼，但程度不等。

（三）混合性屈光参差（mixed anisometropia）

一眼为近视眼，另一眼为远视眼。

（四）单纯性散光性屈光参差（simple astigmatic anisometropia）

一眼为正视眼，另一眼为近视性散光眼、远视性散光眼或混合性散光眼。

（五）复性散光性屈光参差（compound astigmatic anisometropia）

两眼均为散光眼，但散光性质或程度不等。

（六）相对性屈光参差（relative anisometropia）

由于两眼眼轴长度不等引起的特殊类型的屈光参差称为相对性屈光参差，即两眼的屈光度数相等，但眼轴长度不等，从而导致双眼屈光成像在视网膜上的物像大小不等。

任务3　屈光参差的两眼像不等及矫治

早在1864年人们就已经认识到屈光参差的光学成像会产生两眼像不等（aniseikonia）。由于眼屈光检查和治疗的困难，直到20世纪30年代才对两眼像不等从理论上和临床上进行了系统研究。

两眼像不等是两眼的视网膜成像大小不等或形状不同。两眼像差如果超出了正常范围，传到视觉中枢后，根据其差异程度就会引起一系列的视觉和全身症状。

一、两眼像不等的原因和分类

（一）两眼像不等的原因

两眼视网膜像的轻度差异是正常的。这种轻度的两眼像差是立体视所必需的生理基础，所以我们把这种像差称为生理性像不等。两眼像差随着物体左右分开程度和物体的距离移近而增加。由于集合，所导致的像差有时可达到0.5%～1%或更大的程度。一定程度的像差可由心理的因素予以补偿，不产生任何症状，反而是我们判断距离和位置之间关系的生理基础。正常情况下，视网膜像在水平子午线上也不是完全对称的，鼻侧较小，颞侧较大。

两眼视网膜上感光细胞分布不同，虽光学成像完全相同，但视觉中枢收到的刺激量不同亦可产生像差。日本粟屋忍的外界物体感应过程模式图（图1-6-1）和引起影像不等要素图（图1-6-2）所示：通过视觉系统传至大脑皮质中枢形成的皮质像，特别是指在高级中枢作用下形成的融合像之前的最终印象，其有效大小、形状是受镜片倍率、眼光学系倍率P及中枢过程（含心理过程）倍率的影响而决定。因此同一物体在两眼中所成像（I）的比为：

$$I右/I左＝S右×P右×E右/S左×P左×E左＝R0$$

其中I为像的大小，S为镜片倍率，P为眼光学系倍率，E为中枢过程倍率，R0为两眼成像的倍率比。

这说明除上述因素外，视觉高级神经活动如调节、集合以及精神心理因素都因影响中枢过程倍率而有不容忽视的作用。由此也可以说明像差引发症状有其个体的差异。

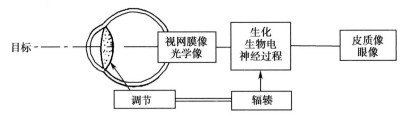

图 1-6-1 日本粟屋忍的外界物体感应过程模式图

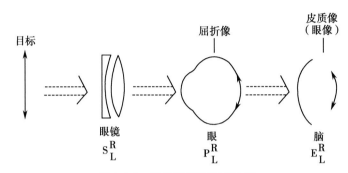

图 1-6-2 引起影像不等要素图

（二）两眼像不等的分类

1. 根据病因分类

（1）光学的像不等

1）遗传性——取决于眼的屈光系统。

2）获得性——由于配戴矫正镜片所引起,随着镜片的屈光力量、放置位置、厚度和形状等有所改变。

（2）解剖学的像不等：取决于视网膜感光细胞分布的密度。另外,在两个视像的同时知觉过程中,还可能存在着某些影响视知觉水平的因素,因而引起像不等。

实线代表一眼物像,虚线代表整体增大或减小像不等的发病率,要根据两眼像差是否足以产生视觉症状来判定其是否居于正常。由于两眼像差引起的症状与屈光不正和某些眼病相似,并且多半混杂在一起,因此计算其发病率比较困难。有的学者认为,两眼像差 0.25% 是不会引起任何像差症状的阈值,实际上引起症状的像差阈值比 0.25% 大得多。引起症状的像差量,也和屈光不正、隐斜等引起症状的情况相似,明显地随着机体的敏感性、健康状况、精神状态和从事职业不同而改变。一般来说,两眼像差达到 1%,才有意义。

2. 根据像差所致畸变图形的分类

（1）对称性像不等：一般分两种,图 1-6-3 显示整体上的不等,即双眼所见的图形在整体上增大或减小；另一种为子午线像不等,可以是水平子午线,垂直子午线,或者斜向子午线像不等。图 1-6-4 为沿垂直或水平子午线增大；图 1-6-5 为斜向子午线增大。

（2）非对称性像不等：①图 1-6-6A 为从各个方向向视轴缩小形成枇杷桶状；②图 1-6-6B 为从视轴向各个方向增大；③图 1-6-7 为从视野的左侧向右侧逐渐增大,图 1-6-8 为从视野的下方向上方逐渐增大；④由上述几种的合并变形,可以发生不规则畸变,或者发生图像扭曲。

如果视网膜鼻侧所形成的像比颞侧者大,就产生一种不正常的水平性不调和。在这种病例,如果把一块平板垂直地放在患者的前方,则发现平板向前凸出。相反,如果像的不调和表现为颞侧大于鼻侧,则平板变成凹下。

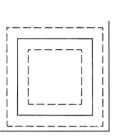

图 1-6-3　整体不等像

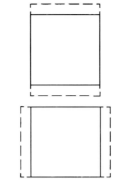

图 1-6-4　水平垂直子午线不等像

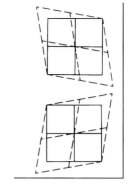

图 1-6-5　斜向子午线不等像

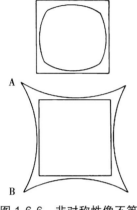

图 1-6-6　非对称性像不等
（整体性）

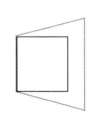

图 1-6-7　非对称性像不等
（水平子午线性）

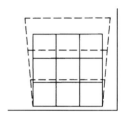

图 1-6-8　非对称性像不等
（垂直子午线性）

二、双眼像不等的症状

像不等所引起的主观症状也和屈光不正或眼肌功能不平衡所引起者相同，主要为眼的不舒适、视力障碍、看物模糊、固视困难和眼力紧张或视疲劳等，并倾向于发生复视和斜视。全身症状方面有头痛、头晕和恶心等。所有症状，往往因为视近的和运动的物体，如阅读、做精细近距工作、看电影、电视和驾驶汽车、摩托车等，使潜伏症状显露和使症状加剧。此外易于导致全身疲劳的一般病情，如便秘、精神紧张及消化不良等，都可能是发生像不等症状的诱导因素（表 1-6-2）。

表 1-6-2　不等像大小对人眼的影响

不等像的大小	对视觉的影响	不等像的大小	对视觉的影响
1.0%～2.5%	视觉疲劳的主诉增加	>3%	融像较差
<3%	可以融像	>5%	复视，抑制，混淆

上述描述的两眼像不等的症状，不但其表现与屈光不正和隐斜者极为相似，而且其症状出现的时机亦有相似之处。即两眼像差较大时，往往放弃努力，因而主观症状并不明显；在像差较小，可努力克服或代偿时，由于极度努力往往引起明显的主观症状。

三、两眼不等像的矫治

两眼像不等的矫治，是用等像透镜去矫正视网膜像在大小方面的差异。所谓等像眼镜就是既能保留每一眼的矫正视力所需的光焦度，又能使左右眼视像大小相等（或近似）的一种特制眼镜。就单独一片眼镜片而言，既能维持原有矫正屈光不正度的效能，又使戴此镜片后此眼视像大小改变能合乎要求的眼镜片，称为像倍率眼镜片。它是利用厚透镜的作用，使光线穿过透镜后发生方向改变的原理来实现的。

眼镜的总放大倍率公式：$SM = \dfrac{1}{1-d\varphi} \cdot \dfrac{1}{1-\dfrac{t}{n}\varphi 1}$ 中，除光焦度放大倍率 $\dfrac{1}{1-d\varphi}$ 以外，另一

部分就是 $\dfrac{1}{1-\dfrac{t}{n}\varphi 1}$。改变这一部分的数值，可以不影响眼镜片的光焦度而改变眼镜片的放大

倍率。这一部分就是眼镜片的形式放大倍率（SM）。

形式放大倍率公式中，有两个可变因子，一个是眼镜片中央的厚度 t，一个是眼镜片前面的光焦度 1，后者可以从改变眼镜片前面的曲率半径而改变数值。改变这两个数值，就可以使眼镜片不改变光焦度而改变其放大倍率，根据形式放大倍率改变而制成所需眼镜，就是像倍率眼镜的制作原理。

矫正双眼像不等，我们可以利用不同形式系数值，作成屈光效力相同而视像大小不同的眼镜片，即像倍率眼镜片，来达到左右眼眼镜片光焦度不等而视像放大的倍率相同。对于一些用常规方法，如屈光不正的矫正、眼肌平衡的矫正未能取得效果的病例，应用本法后平均有50%～60%的像不等患者解除了症状，还有10%～15%取得一些进步。

当然双眼像不等的原因是多方面的，因此等像眼镜也只能解决部分患者的问题，我们对有些患者，可以适用角膜接触镜，效果也比较好。解决双眼不等像其他有效的方法仍在探讨中。

任务4　屈光参差的临床表现

一、视疲劳

屈光参差的视疲劳现象主要是由于两眼的调节矛盾和成像大小不等所引起的。一方面由于屈光参差的两眼屈光状态的不同，物像聚焦位置不对称，而人两只眼的调节功能是相等且同步的，因此会出现调节疲劳；另一方面，屈光参差会导致两只眼视网膜上的成像大小不等，双眼融像会发生困难，会出现中枢性视疲劳。

如果两只眼的屈光参差度数较大，度数高的眼常常因为视力差而失用，视疲劳症状反而不明显。

二、双眼单视功能障碍

双眼单视功能障碍大多发生在两眼屈光参差度数较大者。通过光学成像的计算分析，两眼屈光相差0.25D，可使两眼视网膜上成像大小相差0.5%，人眼可耐受的两眼视网膜的影像差别最大不超过5%，即两眼屈光参差最大耐受度为2.50D。当屈光参差超过此限度时，由于两眼视网膜上物像大小相差悬殊，导致双眼物像不能融合，引起双眼单视功能障碍，会出现复视或单眼抑制，造成立体视的破坏。

三、交替注视

交替注视是指看远时用一眼、看近时用另一眼的交替用眼现象，常见于一眼为正视眼另一眼为轻度近视眼的单纯性近视性屈光参差者，或一眼为轻度远视眼另一眼为轻度近视

眼的混合性屈光参差者。

交替注视一般发生在当两眼的屈光参差度数较高，而且合像已不可能者。交替注视特别易于发生在两眼视力都好的病例中。例如，一眼为正视眼（或轻度远视），而另一眼为近视，在这种情况下，患者常采取避难就易的办法，即视远时用正视眼（或轻度远视），视近时用近视眼。这种办法，因为既不用调节，也不用集合，所以患者通常感觉很舒适，习惯于这种用眼方法者减少了因为调节和集合的矛盾所产生的视疲劳症状。

四、屈光参差性弱视

在视觉发育关键期，由于两眼屈光参差度数较大引起度数较高眼常处于视觉模糊状态，导致度数较高眼容易被抑制而形成知觉性弱视。

如果一眼的屈光不正度较高，又合并视力降低，从幼儿时已开始剥夺了这只眼进行功能性锻炼的机会，而另一较好的眼，就成了唯一的依赖者。那只屈光不正较高的眼，倾向于变为弱视眼，如果不予治疗，还会变为外斜视。这种弱视是由于长期未被使用所引起，称为失用性弱视。这种有失用性弱视倾向的病例，若在幼年就把屈光不正予以纠正，并使之坚持适应训练，努力使用所保留的那部分视力，大多数病例的斜视是可以预防的。

一般来说，当近视性屈光参差大于3.00D，散光屈光参差大于1.50D，远视性屈光参差超过1.00D均有可能形成弱视，应引起高度重视，及时进行检查矫治。

五、斜视

屈光参差若已形成一眼知觉性弱视，该弱视眼因为不能注视目标而发生分离，常形成知觉性外斜视。

屈光参差本身不会引起斜视，大多是屈光参差引起的失用性弱视导致。

任务5　屈光参差的处理

屈光参差患者需要到眼视光验配中心进行就诊，由专业人员判断是否需要进行配镜等方法的处理。而当患者出现双眼单视功能障碍时，必须及时就诊和矫治，矫正眼的屈光不正，尽量缩小双眼的屈光不正差值，以保证双眼单视功能。屈光参差的矫治方法主要有验配框架眼镜、验配接触镜、进行角膜屈光手术、进行人工晶状体手术等。理论上应将全部屈光参差矫正才能恢复理想的双眼单视功能，但在实际中需根据患者的屈光参差状况及我们所采用的方法合理解决。

一、框架眼镜矫正

配戴框架眼镜是矫正屈光参差的最简单的方法。但由于眼镜片作为光学透镜对物像具有一定的缩放作用，当眼镜片的度数大小不等或性质不同时，缩放作用的差别较为明显，会带来戴镜的不适。因此，在出具验光处方时，应在矫正屈光不正的同时，尽量减少双眼度数的差别，以患者配戴舒适优先。

屈光参差患者对眼镜矫正的适应能力和年龄有关，一般来说，12岁以下的儿童青少年调节力及适应力较强，应尽可能及早诊治，并将屈光参差全部矫正。同时，专业人员要与小患者充分沟通交流，告之要经常戴镜，以保持并促进双眼单视功能的建立，这点对于单纯性屈光参差的儿童青少尤为重要。

成年人如果有2.00~4.00D的屈光参差，也争取将其全部矫正。开始戴镜时，可能有些视疲劳症状，几个星期以后可以适应，若患者始终不能接受全部矫正时，应酌情减低度数，最终应使患者戴镜无不适感。

老年人矫正屈光参差应以能接受的最大度数为原则，一般不超过 2.00D。

二、接触镜矫正

对于高度屈光参差患者，最为理想的矫正方法是配戴接触镜。因为接触镜对物像的缩放作用比框架眼镜明显减小，也不会产生框架眼镜会引起的棱镜作用或"像跳"现象，易于被患者接受。特别是对单眼无晶状体引起的屈光参差患者，矫正效果比较理想。

接触镜的验配需要由眼视光专业技术人员进行规范的检查、配适与评估，并做好患者的摘戴培训、相关卫生习惯培训和追踪服务。对于幼儿的接触镜验配需慎重，可以考虑框架眼镜的矫正和手术矫治。

三、人工晶状体矫正

对于戴镜无法忍受的患者，可以考虑进行屈光手术矫治。人工晶状体矫正的方法一般只用于由单眼无晶状体引起的屈光参差的矫正。经过多年的发展，人工晶状体植入术已取得了重大进展，特别是后房人工晶状体的良好效果，已吸引了不少眼科工作者从事这方面的研究。应该指出的是，人工晶状体植入术的并发症是不能忽视的，所以目前大量推广应用人工晶状体矫正方法尚存在不少困难。

四、准分子激光角膜切削术矫治

准分子激光角膜切削术矫治也是屈光手术矫治的方法之一。

但是以上手术的矫治方法对于年龄小的婴幼儿是有限制的。因为婴幼儿正处于生长的旺盛期，术后反应重，屈光组织发育不健全，会给手术带来困难。

五、对存在斜视的屈光参差的矫正

屈光参差的幼儿容易继发弱视和斜视，故对于这类患者除了及时予以戴镜充分矫正视力外，还应积极进行弱视治疗，必要时进行斜视矫正手术，以尽快恢复双眼单视功能。

斜视手术矫正后如无复视发生，再用框架眼镜或接触镜矫正屈光参差；斜视手术后如发生复视，经过一段时间适应，大部分患者的复视是可以消失的，如不消失，应处理好复视后再考虑屈光参差的戴镜矫正。

第二部分 眼科与视功能检查技术

概述

从生物学角度看,眼睛是人体众多器官中的一员,包括生物学和光学的双重属性,它既是具有人体其他许多脏器共性的生物器官,同时又是一个将光作为刺激的光学器官,因此,针对人眼的诊疗工作是一项复杂且综合的思维过程(图2-0-1)。

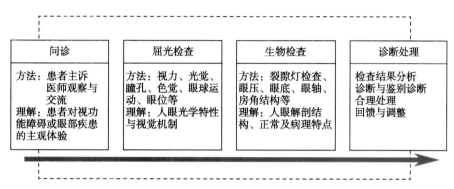

图 2-0-1 眼科诊疗流程

作为生物器官,眼球从前到后,由角膜、巩膜、葡萄膜、晶状体、玻璃体、视网膜等不同的组织结构混合各类神经、肌肉、血管组成,每一组织的损伤、炎症、感染都会不同程度地引发眼部病变,并可能导致相应的视功能下降,外眼检查、眼压检查、视野检查、眼底检查、角膜曲率检查、角膜地形图检查、泪液检查、角膜内皮检查等生物学检查可以客观、定量地评估眼球各部分组织结构的健康状态,随着计算机技术与医学影像技术的发展,眼科生物学检查的精度与范围都在逐步提高,这部分内容在《眼科学基础》一书中已有详述,此处不再赘述。

作为光学器官,外界物体要在人眼形成清晰的像,需要外界光线经过人眼的屈光作用,使屈折后的光线在视网膜的感光层成像,再通过视路将视觉信息传递到视皮质,对其加工与分析,形成视觉。这一过程中,角膜、房水、晶状体、玻璃体以及它们的各个屈光界面组成了人眼的屈光系统,人眼的屈光系统、神经传递、信息处理等过程中的任何问题均有可能引起视力的下降,甚至引起色觉、立体视觉、对比敏感度等高级视觉功能的改变,规范的眼屈光检查应包括视力检查、瞳孔检查、眼位检查等,在眼科诊疗中占有重要的地位(图2-0-2)。

通过眼科与视功能检查技术这一部分的学习,最重要的是掌握检查过程中每一个基本步骤的检查技术和方法,以及该技术和方法所包括的理论基础,更进一步,要求能在检查结果的基础上通过诊断性的思维,准确有效地确定合理的矫治方案。

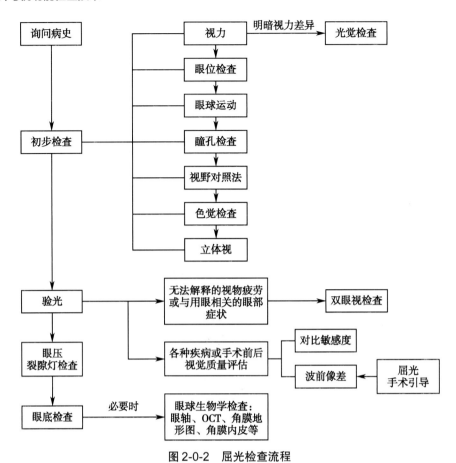

图 2-0-2 屈光检查流程

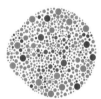

情境一 眼科初步检查技术

任务1 视力检查

学习目标

知识目标

1. 掌握：视角、最小视角和视力的概念及其相互关系。

2. 掌握：视标的概念及视力表制作的原理。

3. 掌握：视力检查及记的正确方法。

技能目标

1. 能正确使用远近视力表，准确测量裸眼及矫正视力。

2. 对其视力进行检查和评估的能力。

一、视角与视力

1. 视角

(1) 视角的定义：外界物体的两端或两个点在眼的结点处形成的夹角称为视角。当眼注视一目标 AB 时，由目标 AB 两端发出的光线经眼屈光系统产生折射后，在视网膜上形成目标的影像 ba，这两条光线在眼结点 N 交叉，形成夹角 ANB（图 2-1-1）。$\angle ANB$ 即为视角。

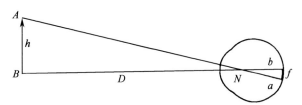

图 2-1-1　视角、视网膜成像和光线在结点交叉情形

$AB(h)$＝目标；$ba(f)$＝倒立的影像；N 为结点；$\angle ANB$ 为视角

外界物体通过眼睛引起的大小感觉，决定于外物在视网膜上成像的大小。

视角的大小不但与所视物体的实际大小有关，还与所视物体至眼的结点的距离有关。无论物体实际大小如何，只要视角一样大，视网膜像就一样大，视觉感觉物体的大小也是相同的（图 2-1-2）。例如太阳、月亮、硬币距离眼的远近不等，但看起来大小相差不多。

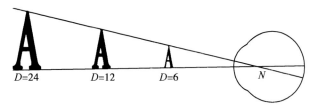

图 2-1-2　物体大小与距离的关系

(2) 最小视角的定义：也称最小分辨角，即眼刚好能够分辨的外界两个点在眼的结点处所形成的夹角。最小视角是一个临界概念，大于最小视角的两个点眼睛能够分辨，小于最小视角的两个点眼睛不能分辨。

2. 视力和视力的极限理论

(1) 视力的定义：视力就是眼睛能够分辨外界两物点间最小距离的能力，以视角来衡量。视力就是检查眼睛能够分辨出的最小视角，最小视角越小，视力越好，所以常常用最小视角的倒数来表达。

(2) 视力的极限理论：在正常情况下，人眼对外界物体的分辨力是有一定限度的，称之为视觉分辨力极限理论。主要的理论基础为：感受器理论和光的波动理论。

1) 感受器理论：黄斑中心凹的视网膜感觉层内含有直径约为 1.5μm 的视锥细胞，视锥细胞之间的边缘间隙为 0.5μm，要将外界分离的点分辨开来，最低限度要大于一个视锥细胞的直径，这样才能在视网膜上有两个视锥细胞受刺激的同时，中间至少要被一个非刺激、静止的视锥细胞隔开（图 2-1-3）。所以中间相隔一个视锥细胞的相邻两个视锥细胞中心的距离为 4μm（图 2-1-4）。如果根据 Emsley 简略眼数据，眼结点与视网膜中心凹的距离为 16.67mm 时，1′ 视角 = 0.000 290 888 = 0.000 291 弧度，则该两个锥体中心对结点的夹角为：

$$\alpha = \frac{4\times10^{-3}\times60''}{16.67\times0.000\,291} = 49''$$

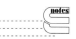

$$\alpha = 4 \times 10^{-3} \times 60°$$
$$16.67 \times 0.000\,291 = 49''$$

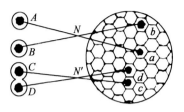

图 2-1-3　最小视角

∠ANB 为最小视角，∠CN'D 的夹角间无静止的
细胞，故不能把 C、D 分辨为两点

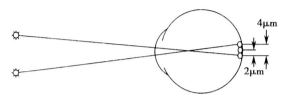

图 2-1-4　感受器极限理论

也就是说，由于受到视网膜感觉层内视锥细胞直径的限制，所以人眼的分辨能力受到
了限制。感受器理论的分辨力理论极限约为 49''，接近 1'，不是所有的人的视角是一样大，
存在个体差异。但实验证明绝大多数人的最小视角为 1' 视角，故将正常眼的分辨力标准定
为 1'。所以，一般人群的视力极限为 5.0（1.0），少数人视力极限为 5.1（1.2），甚至 5.3（2.0），
极少数人视力可以超越 5.3。

2）光的波动理论：光的衍射可用于解释人眼的分辨率理论。

光线绕角转弯或绕过障碍物传播的能力称为衍射。光的衍射是光的波动性表现之一。
当平行单色光垂直照射到圆孔上，光通过圆孔后被透镜会聚。在光屏上看到的是圆孔的衍
射图样，称为夫琅和费圆孔衍射（图 2-1-5）。中央是一个较亮的圆斑集中了大约有 84% 的
光能量，外围是一组同心的暗环和明环，其余 16% 的光能量分布在这些各级明环上，这个由
第一暗环所围的中央光斑称为爱里斑。

爱里斑的直径对结点所夹的角为：$\omega = 2.44\lambda/g$ 其中 λ 为光的波长，g 为瞳孔的直径。所
以，当 $\lambda = 555\text{nm}$，$g = 3\text{mm}$，则：

$$\omega = 2.44 \times 555 \times 10^{-9} \times 60''3 \times 10^{-3} \times 0.002\,91 = 93''$$

图 2-1-6 表明两个爱里斑之间的重叠情况。当第一个斑的峰值与第二个斑的边缘重叠
后，这是人眼可分辨的最小距离，它相当于爱里斑直径的一半量。人眼最小分辨角 $\theta = \omega/2$，
即 $\theta = 1.22\lambda/g$，设 $\lambda = 555\text{nm}$，$g = 3\text{mm}$，$\theta = 47''$。光的波动理论分析视觉分辨力理论极限时，
不涉及两个受视觉刺激的视锥细胞之间要有一个未受刺激的视锥细胞问题。

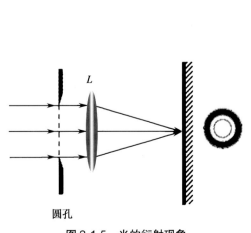

图 2-1-5　光的衍射现象

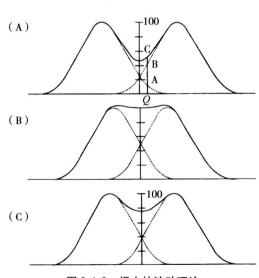

图 2-1-6　视力的波动理论

3. 视力的分类

（1）中心视力与周边视力：中心视力是指视网膜中心凹的视力。由于视网膜中心凹只有视锥细胞，所以中心视力是视锥细胞起作用。由于视网膜黄斑中心凹视锥细胞最集中，细胞排列的密度最大，细胞之间的距离最小，最小视角也越小，所以中心视力最好。偏离中心凹视锥细胞快速减少，视力明显下降。

周边视力是指视网膜黄斑中心凹以外的视觉细胞功能，因而也称为周边视力，即视野，周边视力的检查也称为视野的检查。

（2）远视力与近视力：远视力就是指看远的视力，一般指看 5m 远的视力表；近视力就是指看近的视力，一般指 40cm 处的视力表。看远时无调节，所以将远视力又称为静态视力，看近时需要调节，所以将近视力又称为动态视力。了解人眼的远视力和近视力有助于判断眼的大致屈光状态。

（3）裸眼视力与矫正视力：不戴任何矫正眼镜（如框架眼镜，角膜接触镜等）所测得的视力称为裸眼视力；被检查者有屈光不正或老视，戴某种矫正眼镜所测得的视力称为矫正视力。

（4）单眼视力与双眼视力：分别挡住左右眼，单眼注视目标时所测得的视力为单眼视力；双眼同时注视目标时所测得的视力为双眼视力，一般情况下，双眼视力要好于单眼视力。

（5）单字视力与满字视力：视标单个显示时所测得的视力为单字视力；使用并列拥挤着多个视标的视力表所测得的视力为满字视力。幼儿观察满字视力表有时很难清晰辨别视标，所以往往采用单字视标。

4. 影响视力的因素

（1）屈光不正：视力会受到屈光不正的影响，这是影响视力检查结果最常见的原因。屈光不正时进入眼内的光线不能在视网膜上聚焦成一点，在视网膜上形成模糊斑，屈光不正度越大，模糊斑则越大。视网膜上的模糊斑越大，其视觉分辨力越差，视网膜上的模糊斑越小，其视觉分辨力越好。

模糊斑大小与视力表达存在一定关系。Egger 通过物理和数学方式计算出屈光不正、模糊斑与视力的关系，得出以下关系表格（表 2-1-1）。

表 2-1-1 Egger 表：屈光不正与视力表达的关系

等效球性屈光不正 /D	视力	等效球性屈光不正 /D	视力
0.25	20/25	1.50	20/100
0.50	20/30	2.00	20/150
0.75	20/40	2.50	20/200
1.00	20/50	3.50	20/400
1.25	20/70	1.50	20/100

（2）解剖的限制：最小视角的大小，根据视网膜上单位面积所包含的视锥细胞的数目多少而定，视锥细胞的体积愈小，或细胞排列密度愈大，则细胞之间的距离就愈少，最小视角也随之变小，人的最佳视力越好。另外，屈光间质的透明性也会影响光线在视网膜上聚焦，从而影响视力。

（3）瞳孔直径的大小：瞳孔小可以减少像差，增加景深，提高视力；正常瞳孔直径为 2～4mm，若瞳孔直径小于 2mm，则会产生衍射现象，同时视网膜照度降低而使视力下降。

（4）照明：视力表和视力检测环境应该有比较标准统一的照明系统，照明可以影响视力，如亮度太强，瞳孔缩小，可因瞳孔小导致景深增加而提高视力，也可因瞳孔缩小减少视

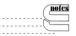

网膜照度降低视力，引起视力检测不一。

（5）对比度：是视标本身颜色深度和视标背景颜色深度的比较，对比度直接影响视力检测结果。对比度视力与年龄有关，各种眼疾也会影响对比度视力，如白内障早期、青光眼早期、斜视弱视等，但没有诊断疾病的特异性。

（6）拥挤现象：大部分视力表的设计没有考虑拥挤现象。拥挤现象指的是周围视标的轮廓作用影响对单个视标的辨认而使得视力下降，所有的眼睛均有该现象，但在弱视和严重黄斑病变人中特别明显。在检查弱视儿童时发现，用单个视标所得的结果要比用视标拥挤的视力表所得结果好得多。为避免拥挤现象造成的视力检测的误差，对弱视患者进行视觉测量时，应该采用特殊设计的、将拥挤现象考虑在内的视力表。检查视力时，不允许每行只查一个视标，必须顺畅读出每行视标数一半时才可进行下一行视标的检查。

（7）心理因素：视觉疲劳、精神紧张的情况下视力也会下降；出于某种目的装病者，也会影响视力的检查结果。

（8）年龄：在人的一生中，视力也和其他生理功能一样有发育和衰老的过程。视力随着整个机体衰老逐渐下降。这种改变与年幼时的神经解剖发育、少年儿童时代的屈光变化、年长后的退化变性有关。

（9）测量时间：检查时，注视视标的时间一般不超过 3s；有些被检者（特别是弱视患者）其反应是相当慢的，只有提供足够的时间让被检者作出适当的反应，其视力检测才基本稳定。

（10）视标的辨认难易度：有些视标易读而有些则非常难读，会影响视力的检查结果。

二、视力检查

1. 视标及视标的设计

（1）视标：视标是用于检查视力、眼屈光状态和视功能的图形和图案。常用的视标有 Landolt 环形视标和 Snellen **E** 视标（图 2-1-7）。另外还有英文字母、数字或各国文字及图画，供不同人眼测量视力用。

（2）视标的设计：视标两端对应眼睛所形成的张角为视角，视标设计的基本单位为"一分（1′）视角"。视标的每个笔画宽度与间隙是根据视角设计的。最早的设计标准由 Snellen 提出，为"五分一分"原理，如图 2-1-8，整个视标的大小为 5′ 视角；笔画宽度和间隙为 1′ 视角。即整个视标高度一般为 1′ 视角所需高度的 5 倍，对眼形成 5′ 张角（图 2-1-9）。

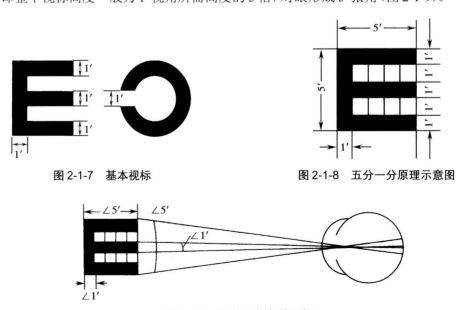

图 2-1-7 基本视标　　　　　图 2-1-8 五分一分原理示意图

图 2-1-9 5′ 和 1′ 视角的理解

根据"五分一分"原理,每个视标所对应的距离称为该视标的设计距离。视标大小相同,设计距离相同;视标大小不同,设计距离不同(图2-1-10)。

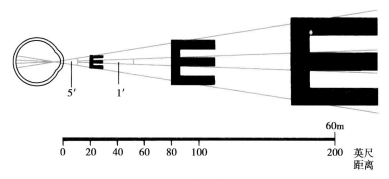

图 2-1-10　设计距离与视标大小的关系

理论上理想的远视力检查距离为无限远,但在实际中一定是有限的检查距离,因此,常规把检查距离定在 5m[在美国定为 20ft(1ft＝0.304 8m),在欧洲的一些国家定在 6m 等]。

基本视标大小的计算如图 2-1-11,如标准对数视力表上 1.0 行的 E 视标是根据 5m 距离 1′视角设计,检查距离为 5m,整个视标对眼形成的张角为 5′,则整个视标的高度 h' 为:

$$h'/5\,000＝tg5′＝tg(5×1/60)$$
$$h'＝tg5/60×5\,000＝7.27mm$$

依次类推可以计算各种视角大小的视标,近距视标的大小也同理,如上图的视标,该视标距离眼为 1 000mm,则视标的高度应为 $h＝tg1/60×1\,000＝0.29mm$。

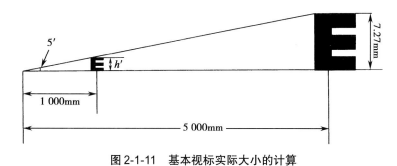

图 2-1-11　基本视标实际大小的计算

(3)常见视标类型

1)Landolt 环:Landolt 环视标是一个带缺口的 C 环(图 2-1-12),环的外直径是画粗的五倍,因此内直径就是画粗的三倍。缺口为一个画粗的宽度。大部分的 Landolt 环视力检查中,缺口呈现于四个方位内——上、下、左、右。有时也会有八个方位的缺口(四个主要方向,四个斜向)。被检者的任务是辨别出每个 Landolt 环缺口的方位。与其他视标不同,Landolt 环的界定标准定义是很精确的,那就是环的缺口为 1′视角。

Landolt 环形视标是法国的 Landolt 于 1888 年根据 Snellen 五分一分原理设计出的。1909 年第十一届国际眼科学会把 Landolt 环形视标作为国际通用视标。与 E 视标相比,Landolt 环辨认有一定难度,但受被测者主观因素影响小,检查结果更准确、客观。我国常用于新兵体检。

2)字母视标:视力表中的大部分字母是以格子数的方式设计的,字母高五个单位,宽 4、5 或有时 6 个单位。字母画粗通常为 1/5 高度,邻近两画的空缺处与画粗等宽,这是Snellen 于 1862 年设计的,该视标主要笔画宽度为 1/5 字母高度,衬线就是加在字母末端的小短线。而现代的更多视力表用的是非衬线(或者是无衬线)字母。现在应用较广泛的两种

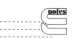

非衬线字母是 10Sloan 字母和 10 英式字母,前者是基于 5×5 格子设计的,后者是基于 5×4 格子设计的。

常用的字母分为"英式"和"Sloan"字母,各有 10 个字母。英式字母为:D、E、F、N、H、P、R、U、V、Z;Sloan 字母为:C、D、H、K、N、O、R、S、V、Z。

3)翻滚 E:翻滚 E 也叫文盲 E(图 2-1-13),是基于 5×5 格子设计的,每个 E 含有等长的三画。E 可以出现在各个朝向上,被检者只需辨认出 E 的笔画的朝向。常用的是四个方位:上、下、右、左。而有些测试中也会用八个方位的。在检测儿童或者不会读字母的被检者时,翻滚 E 是最有用的。

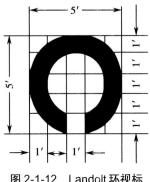

图 2-1-12　Landolt 环视标

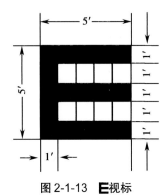

图 2-1-13　E视标

4)数字和图画:还有一些数字和图画的视标,主要用于儿童和文盲人群的视力检测。

2. 视力表　将不同的设计距离的视标按一定规则排列成视力表。视标的增率最好满足两个条件:比值恒定和间隔适宜。

(1)远距视力表

1)远距视力表的种类:现行常用的远距视力表有以下几种:标准对数视力表、Snellen 视力表、Bailey-Lovie 视力表、EDTRS 视力表、LogMAR 视力表。

①标准对数视力表:我国的缪天荣教授于 1959 年设计,1990 年被定为国家标准(GB 11533—89)。标准对数视力表采用的是文盲 E 视标,增率为 $\sqrt[10]{10}=1.2589254$ 倍,增率稳定,视标从小到大,每行增 1.2589 倍(图 2-1-14)。

对数视力表可采用五分记录,其特点是视标大小按几何级数增减,而视力记录按算术级数增减。根据生理物理学的 Weber-Fechner 法则,当视角大小以几何增率变化时,视力呈算术增率变化。为了完全符合 Weber-Fechner 法则,只有将视角的对数作为表达视力的值(即将视角进行对数处理)。

对数视力表可采用五分记录,五分记录与视角的关系公式:

(五分记录)$L=5-\lg a=5+\lg V$ 亦为小数记录。即最小可辨认视角为 1′,视力记录为 $L=5-\lg 1=5-0=5$,最小可辨认视角为 10′,$L=5-\lg 10=5-1=4$

五分记录法的含义:将视力分成五个等级,1 分表示为光感(1/∞),2 分表示手动(即小数为 0.001),3 分相当于 50cm 指数(即小数为 0.01),4 分相当于 0.1(4 分为 10′视角 =1/10=0.1),5 分为标准视力(1.0);正常视力是 5.0;公式中的常数是 5。

其中,3.0~3.9 可用走近法测出(表 2-1-2)。4.0~5.3 为视力表置于 5m 处可测得的视力范围。

标准对数视力表的缺点:大视标个数较少,仅 1~3 个,对患明显影响视力的眼病,如老年性黄斑变性、糖尿病性视网膜病变等患者的视力变动难以进行评估;视标之间的距离不等,拥挤效应不一致,影响弱视儿童的诊断及疗效观察;每行视标数不同,影响测量结果的敏感性和特异性;采用的是五分法记录视力,与目前国际流行的视力记录方法不能接轨。

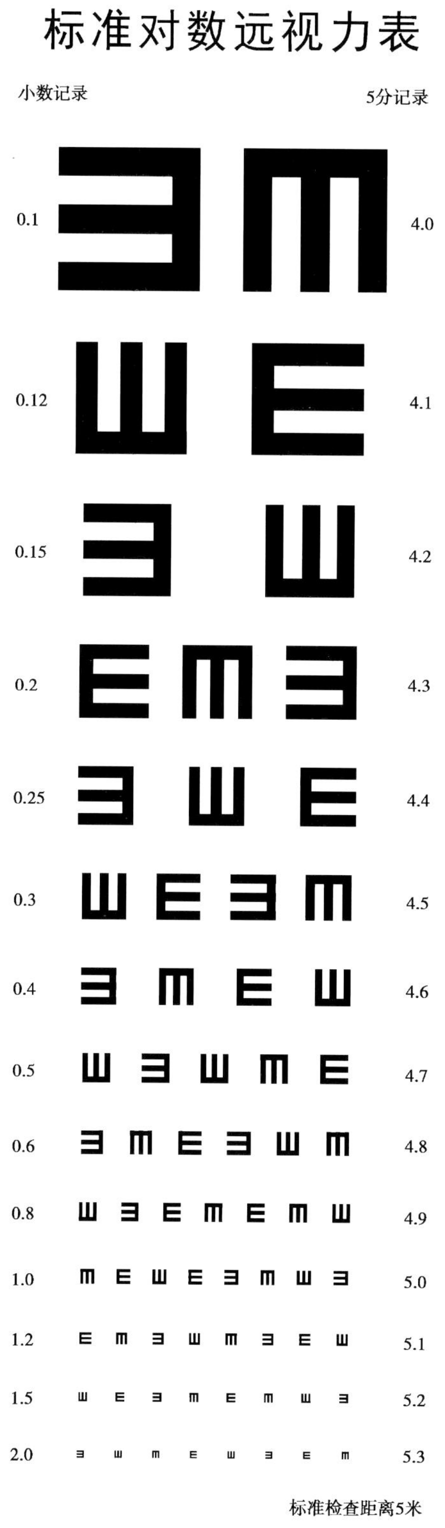

标准对数远视力表

小数记录　　　　　　　　　　　　　　5分记录

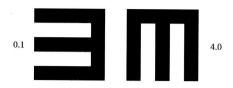

小数记录		5分记录
0.1		4.0
0.12		4.1
0.15		4.2
0.2		4.3
0.25		4.4
0.3		4.5
0.4		4.6
0.5		4.7
0.6		4.8
0.8		4.9
1.0		5.0
1.2		5.1
1.5		5.2
2.0		5.3

标准检查距离5米

图 2-1-14　标准对数远视力表

表 2-1-2　对数视力表 3.0~3.9 的视力测定

走近距离 /m	4	3	2.5	2	1.5	1.2	1.0	0.8	0.6	0.5
视力	3.9	3.8	3.7	3.6	3.5	3.4	3.3	3.2	3.1	3.0

②Snellen 视力表：1862 年 Snellen 提出由笔画粗细相似的字母组成测试视力的表格，即字母视力表。Snellen 视力测试是一种测量"最小阅读力"形式的视力检测方法，经典的 Snellen 分数表达法为最小分辨角的倒数。Snellen 视力是根据最小分辨角为 1′ 视角设计的。

Snellen 的原始视力表有七个不同的尺寸，最大的尺寸水平只有一个字母，每一个水平的视标数目逐渐递增至最小尺寸的八个（七个字母和一个数字）。之后又对 Snellen 原始视力表设计作了较多的修改，尽管与 Snellen 原始视力表设计存在较大的偏差（如字母设计和选择、增率、间距关系以及各个尺寸水平的视标数目），但现在一般仍然把顶部仅单个字母，往下字母数目逐渐增多且变小的视力表称为"Snellen 视力表"或者"Snellen 标准视力表"（图 2-1-15）。

③Bailey-Lovie 视力表：Bailey Lovie 视力表（图 2-1-16）设计的原则如下：对数单位的增率（各行比例恒定）；每一行的字母数相等；字母间距与行距同字母大小成比例；各行视标具相同（或相似）的可辨性。视力表中唯一有意义的变量就是每行字母的大小。

该视力表达与传统的理念相反，即数字越小，视力越好，如能辨认 1′ 视角的，表达为 0，超过 1′ 视角的，表达为负值，而最佳能辨认视角为 10′ 视角的，则表达为 1。目前临床常用的 EDTRS 视力表，其设计就是基于 Bailey-Lovie 视力表的原理。

图 2-1-15　Snellen 视力表

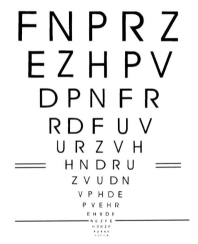

图 2-1-16　Bailey-Lovie 视力表

④LogMAR 视力表：按照 Weber-Fechner 法则设计的对数视力表。LogMAR 视力表记录视力时选用最小分辨角对数。既符合国家标准，又可与国际接轨（图 2-1-17）。LogMAR 视力表采用识别一致的视标；视标大小及排列均采用均匀的几何增率，每两行视标变化率为 $\sqrt[10]{10}=1.2589254$ 倍。

该表保留了 **E** 视力表的优点，视标增率恒定，间隔有序，分级合理，便于统计分析，记录简单，可灵活变距使用，符合 W-F 心理物理法则同时消除了"拥挤效应"而引起的视力检查结果的误差，从而使视力测试的结果只与字母大小有关。本视力表检查结果可任意选择 LogMAR、小数、分数和五分法记录视力。

2）视力表形式：视力表可以制成印刷版面形式，或投影幻灯片形式，或视频显示形式。如果检查室不够大，不能直接获得设计检查距离，可以安放一面镜子来加长视力表到被检者的光学距离。

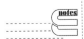

标准对数近视力表

检查距离–25cm

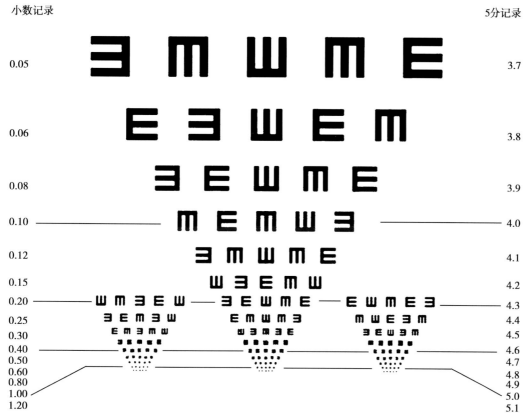

图 2-1-17　LogMAR 视力表

3）视力表亮度：对大部分视力检查目的而言，视力检查应在中等适光亮度下，检查室的光线应较暗为宜。建议标准视力表亮度为 85～320cd/m²。当照亮视力表时，检查者应该注意避免眩光光源出现在被检者视野内。

4）视力表对比度及周围照明：大部分视力表采用高对比度的白底黑字视标。印刷视力表的明暗亮度通常是 3∶100 或 5∶100。而投影视力表或视频视力表则不太容易获得如此高的对比度，一般其亮度比更多的是 10∶100 或 20∶100。

（2）近距视力表

1）近距视力表的类型：等价视力表和阅读视力表。

①等价视力表：形式、设计表达与远距视力表相同，只是将远距视力表的视标缩小至 40cm 的设计形式。如等价的标准近距对数视力表。

②阅读视力表：阅读视力是一种更复杂的视功能。阅读视力检查以排版印刷的字体作为视标，视标排列更拥挤，成分更复杂。如果被检者有可影响黄斑的疾病（如年龄相关性黄斑病变，弱视），那么，相比较字母表视力，他的阅读视力会大大受损。视标复杂度可以对视力值产生较大的影响。

阅读视力表有各种各样的形式。瞿佳等设计的汉字阅读视力表（图 2-1-18），采用文章的一些段落或简单句子，其字体尺寸在不同连续段落中逐渐缩小。

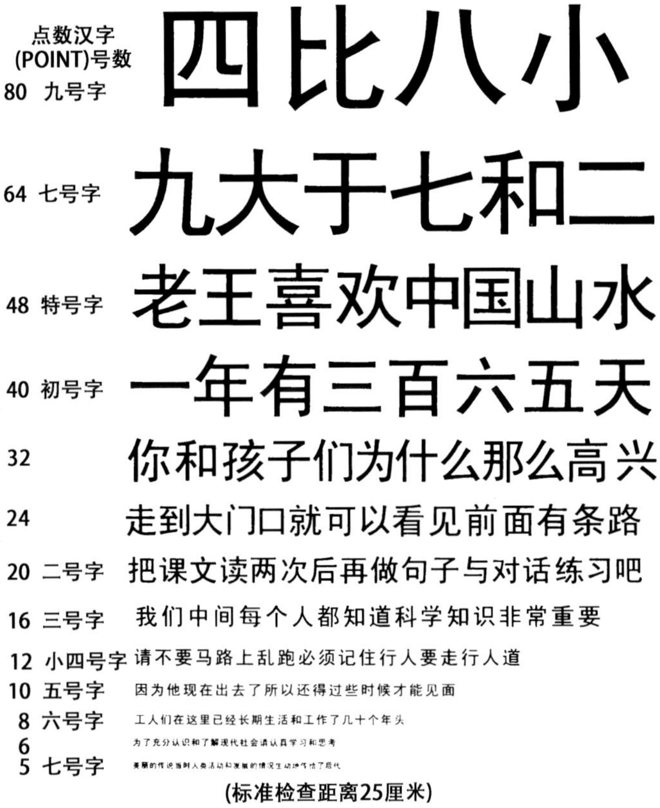

点数汉字 (POINT)号数	
80 九号字	四比八小
64 七号字	九大于七和二
48 特号字	老王喜欢中国山水
40 初号字	一年有三百六五天
32	你和孩子们为什么那么高兴
24	走到大门口就可以看见前面有条路
20 二号字	把课文读两次后再做句子与对话练习吧
16 三号字	我们中间每个人都知道科学知识非常重要
12 小四号字	请不要马路上乱跑必须记住行人要走行人道
10 五号字	因为他现在出去了所以还得过些时候才能见面
8 六号字	工人们在这里已经长期生活和工作了几十个年头
6	为了充分认识和了解现代社会读认真学习和思考
5 七号字	美丽的性说当时人象点站和发展的情况生动地传达了现代

(标准检查距离25厘米)

图 2-1-18 汉字阅读视力表

有些视力表采用一组不相关的单词,这样就可以避免被检者根据上下文来猜测词语、句子或段落。阅读视力表显然更像一种真正阅读,上下文意思及语法结构可以帮助正确而有效地辨认。

3. 视力的表达

(1)远视力的表达:视力是被检者恰能辨认的最小视标的视角大小,根据不同的视力表设计会有一些不同的表达方式,但它们的意义是可以相通的(表2-1-3)。

表 2-1-3 各种视力表达的相互关系

Snellen 分数	小数	logMAR(最小分辨角的对数)	对数视力表(5分记录)
20/200	0.1	1.0	4.0
20/160	0.125	0.9	4.1
20/125	0.15	0.8	4.2
20/100	0.2	0.7	4.3
20/80	0.25	0.6	4.4
20/63	0.3	0.5	4.5
20/50	0.4	0.4	4.6
20/40	0.5	0.3	4.7
20/32	0.6	0.2	4.8
20/25	0.8	0.1	4.9
20/20	1.0	0	5.0
20/16	1.2	−0.1	5.1
20/12.5	1.5	−0.2	5.2
20/10	2.0	−0.3	5.3

1）分数：以 Snellen 为代表，是欧美常使用的方法，是用检查距离和字母高度来表示该视标的视角大小。Snellen 分数表达是根据测量距离 / 设计距离的公式计算。20/200 的视力表示：测试距离为 20ft，能够读出最小字母的相对 5′ 的距离在 200ft。在欧洲多数国家以 6m 为测试距离，记录方法为 6/6、6/60。

2）小数：将 Snellen 分数转变为小数形式。故 20/20（6/6）即小数 1.0，20/200（6/60）即 0.1，20/40（6/12）即 0.5 等。小数形式只用了一个数字来表示视角，并且没有涉及测试距离。我国和日本一般采用此种视力表示方法。

3）最小分辨角（MAR）：经典表达以弧分（′）为单位，提供了恰能分辨的视标的临界大小。对于字母，是将字母高度的 1/5 作为其关键标准。弧分制的 MAR 就等于小数视力值的倒数。对于 20/20（或 6/6）视力，MAR = 1′；对于 20/40（6/12）视力，MAR = 2′；对于 20/200（6/60）视力，MAR = 10′。

4）最小分辨角的对数表达（LogMAR）：是对 MAR 取常用对数。视力是 20/20（6/6）时，MAR = 1′，则 logMAR = log10（1.0）= 0.0；视力是 20/200（6/60）时，MAR = 10′，则 log10 =（10.0）= 1.0。当视力好于 20/20（6/6）时，logMAR 值为负。比如：视力为 20/16（6/4.8），MAR = 0.8minarc，log10（0.8）= −0.10。

5）五分记录法：采用了如下公式：VA = 5 − logMAR 该视力表达方式避免了直接用最小分辨角对数表达方式中视力越好，数字越小，甚至为负值的问题。

（2）近视力的表达：如果近视力表的设计和照明等条件与远视力表相当，且眼球能正常调节或已屈光矫正使得视网膜像清晰聚焦，那么近视力应该与远视力相等。

近视力的记录通常包括检查距离和能辨认的最小印刷字体尺寸。在说明近视力表上的印刷字体尺寸时，有几种不同的表达方式：

1）M 单位：是由 Sloan 和 Habel 提出的一种印刷字体尺寸。它以某一米制距离表示视标尺寸，更小一点的印刷字体高度（小写印刷字母 x 的高度）在该距离上对应 5′ 的视角。印刷体为 1.0M 单位，表示对应 5′ 视角的距离为 1m，相应视标高度为 1.45mm。普通的报纸印刷字体一般是 1.0M 单位。近视力也可以方便地以 Snellen 分数记录，即把米制的检查距离作为分子，在该距离上所能辨认的最小字体的 M 单位作为分母。被检者在 40cm 处读出 1.0M 字体时的视力记录为：0.40/1.0M。Jose 和 Atcherson 指出，只要测出最小印刷字体的高度（以 mm 为单位），再乘以 0.7 就可以很容易地估算出其 M 单位值。

2）点数：是一种在印刷业中用来表示印刷排版尺寸的单位。一点等于 1/72 英寸。一个印刷样本的点制尺寸表示从下行字母（如字母 g、j、p、q、y）的底部到上行字母（b、d、f、i、j、k、l、t）的顶部之间的印刷区域的大小。这种印刷格式在报纸文章中用得最普遍。再小一点的小写字母（a、c、e、m、n、o、r、s、u、v、w、x、z，）采用总高度的一半。报纸印刷体一般是 8 点，故字母 x 的高度是 4 点。由于 4/72 英寸 = 1.41mm，因此，8 点印刷体的小写字母以 M 制表示就约为 1.0M。因为，这种铅字格式同一般的新闻纸差不多，所以要估算小写字母的 M 值只需将点制尺寸除以 8 即可。大写字母和数字比小写字母更高一点（一般高 1.5 倍），对于这种较大字体，8 点 = 1.5M，而不是 1.0M。在电脑屏幕上显示的字体通常就是点阵式的。

1.0M = 1.45mm ≈ 8 点（小写字母，报纸字体）≈ 典型报纸印刷体

3）N 标识：为了将近视力检查标准化，英国眼科学院采用现代罗马字体作为近视力检查的标准字体，他们建议印刷体尺寸以点阵表示。标识"N_8"表示：近视力检查采用标准字体，其大小为 8 点。近视力值以被检者能辨认的最小字体记录（以 N 标识记录），并注明检查距离（如：N_8，40cm）。

4）等价 Snellen 表示法：广泛用于近视力检查中，以等价或转换 Snellen 表示印刷字体

高度,在数学上就是等于近视力值。通常把标准检查距离定在40cm,但也不绝对。在40cm处的1.0M大小的印刷样本记为:20/50,因为20/50就等于0.40/1.0。在其他任何检查距离上,相同的1.0M字体对应值是不同的。但遗憾的是,以等价或转换Snellen表示印刷体高度的实用性只是相对普遍罢了。尽管等价或转换Snellen表示法用得很广,但在近视力检查中用来表示字体尺寸是不合适的。第一,以角度度量(Snellen分数)来表示字母高度是不合适的;第二,该术语不合适,它表示检查距离在20ft,根本没有提到近检查距离和印刷体尺寸。

5)Jaeger表示法:以字母J后跟一个数字来表示印刷字体尺寸,这种表示法主要在眼科医师中应用较广。近视力值应同时记录字体大小和检查距离(如J3,40cm)。但是Jaeger的字体尺寸没有标准化,其表示字体尺寸的数字也没有固定确切的含义。J1至J3通常表示字体较小,J5至J8表示字体非常小。Jaeger表示法不适用于视力检测。

4. 视力的检查方法 视力的检测要在问诊之后进行。包括远视力检测和近视力检测,检查时又分别包括:裸眼视力和戴镜视力(配戴习惯性矫正眼镜的视力,如框架眼镜、角膜接触镜等)。检查时两眼分别进行,先查右眼后查左眼;检查一眼时,须以遮眼板将另一眼完全遮住。但注意不要眯眼,勿压迫眼球。

(1)远视力的检查:通过远视力检查可以衡量视觉系统辨别微小物体的能力。

所用设备为视力表(灯箱视力表、投影视力表)。

房间灯光根据视力表要求设置。检查距离根据所用视力表的设计距离而定,一般为5m。将视力表上1.0行视标(或5.0行)与被检眼向前平视时高度大致相等。被检者裸眼或配戴习惯远矫正眼镜,先查裸眼视力,再查戴镜视力。

先测右眼,后测左眼。被检者手持遮眼板先轻轻遮盖左眼,鼓励其尽量读出尽可能小的视标直至在一行中有半数的视标读错,该行的上一行就是该被检者的视力。

若被检者在5m处不能辨明0.1视标时,则嘱其逐渐向视力表移近,至恰能辨清为止,记录能看清最大视标的距离,换算成远距视力(小数记录法),按公式:视力=被检查者与视力表距离(m)/5m×0.1计算。如果所用视力的记录方式为五分记录的方式,那么可用走近法参照表2-1-2测出被检查者的视力。

如果被检者在近至1m都不能看到最大的视标,则嘱被检者背窗而坐,检查者置手指于被检眼前,由近至远,嘱被检者辨认手指的数目,记录其能够辨认指数的最远距离,记录指数:如指数/30cm。若在最近处仍无法辨别指数,则改为检查眼前手动,记录其眼前手动的最远距离。

根据所用视力表规定的记录方式记录测试的实际值。举例:VA cc:OD 1.0,OS 0.8;表示戴镜远视力:右眼为1.0,左眼为0.8(cc表示戴镜视力)。

(2)光感和光定位检查:在被检者手动也不能辨别的前提下,通过光感和光定位检查可以检查被检者残余视觉功能。有光感者,为进一步了解视网膜功能,尚须检查光定位,常用设备为笔式小手电筒。

被检者取舒适位,检测手电离被检者1m,房间照明暗。先进行光感测量,先测右眼,后测左眼。测量时,被检者手持遮眼板遮一只眼,将手电光直接照在被检者眼前,问能否看到灯光。

光定位测量时,嘱被检者手持遮眼板遮一只眼,先测右眼,后测左眼。被检者向正前方注视,不能转动眼睛,在眼前1m远处,分别将手电筒灯光置于正前上、中、下,颞侧上、中、下,鼻侧上、中、下共9个方向,嘱被检者指出灯光的方向,并记录之,能辨明者记"+",不能辨出者记"−"。

光感检查结果举例:OD:LP/NLP

光定位检查结果举例：OD：

+ + +

－ + +

+ + +

（3）针孔视力检查：可以判断被检者矫正视力低于正常是否由屈光不正引起，确定视力的下降能否通过眼镜矫正。当被检者的眼前加上针孔镜片，通过针孔来辨认视标，会增加焦深和减少视网膜模糊斑大小，如果视网膜与视路都没有器质性改变，针孔镜片减少了屈光不正的影响，则被检者的视力将会提高。

如果被测眼为矫正眼，加上针孔镜片后视力不变或下降，说明该眼已经完全矫正；如果加上针孔镜片后矫正视力不良，说明有影响视力的眼病；如果视力提高，说明还有屈光不正需要进一步矫正。实际应用中，针孔视力的检查通常用于被检者的矫正远视力低于 0.6（20/30）时。

常用设备为灯箱视力表或投影视力表；遮盖棒；针孔镜片。

被检者配戴远距矫正镜片，遮盖被检者左眼，先检查被检者右眼。被检者的眼前加上针孔镜片，通过针孔来辨认视标，同一般远视力检查方法检查被检者能辨认的最小视标，尽量读出能看到的最小视标，直到被检者一行视标中有一半读错。在视力检查后面记录 pH 表示针孔视力，通常记录在远距矫正视力后面。如果使用针孔镜片，被检者的视力没有改善，则记录为 PHNI。

（4）近视力检查：可以衡量视觉系统在阅读距离能辨别微小视标的能力。

常用设备为近视力表（或阅读视力卡）。

被检者裸眼或配戴习惯性矫正眼镜，检查距离根据所用视力表的设计距离而定，一般为 40cm，良好的阅读物照明。先测右眼，后测左眼，被检者手持遮眼板遮一只眼并不要眯眼睛。展示视力表，鼓励被检者尽量读出尽可能小的字直到在一行中有半数的字读错，该行的上一行就是该被检者的视力。

根据所用视力表规定的记录方式记录测试的实际值。举例：VAsc：OD 1.0，OS 0.8 @N 表示裸眼近视力：右眼为 1.0，左眼为 0.8（sc 表示裸眼视力，N 表示近距）。

三、远和近视力与眼屈光不正的关系

1. 远近视力都正常

（1）正视眼：未到老视年龄的正视眼，远近视力均属正常。

（2）轻度远视眼：由于远视眼看远要调节，看近时要用更大的调节，只要被检者有足够强的调节，可达到远近视力均正常。多见于青年人的轻度远视。

（3）患有不影响视力的眼病：如慢性结膜炎、泪器病和边缘部角膜病灶等，这些眼病不影响眼的光学系统的成像。

（4）患眼有屈光不正，如低度的近视或顺规散光，视力检查时眯眼也可以使视力检查结果正常。

2. 远视力下降，近视力正常

（1）近视眼：近视眼的典型表现就是看远模糊，看近清楚。视力检查时表现为远视力下降，近视力正常。

（2）复性近视散光眼：近视力虽有轻微降低仍可达到正常值。

（3）假性近视或调节性近视：从视力的变化来看表现为近视，其本质为正视或远视者称为正视性假性近视或远视性假性近视。

（4）未成熟的白内障：由晶状体的屈光力量增强所致。

（5）糖尿病患者：血糖未控制时可形成暂时性近视，血糖降低后自行消失。

3. 远视力正常,近视力下降

(1)青少年的中度远视:青少年的调节力量充足,可用调节作用弥补中度远视者看远时的屈光缺陷,使得远视力正常,近视力低于正常。

(2)中年人的轻度远视:中年人的调节力量已有减退,只能弥补轻度远视者看远时的视力的降低,而近视力不能达到正常。

(3)单纯老视:正视眼的远视力正常,待到老视出现时,近视力下降。

(4)抗胆碱类药物的全身或局部应用:由于睫状肌麻痹调节功能丧失,使近视力降低。

(5)眼球后肿瘤或视网膜轻度水肿:使眼轴变短表现为远视者。

4. 远近视力均低于正常

(1)青少年高度远视、中年中高度远视:因调节力不足以弥补看远和看近的视力缺陷。

(2)轻度近视加老视:轻度近视眼的远视力低于正常,加上老视使近视力降低。

(3)病理性近视眼:由于眼底和屈光介质的变化使远近视力均小于1.0。

(4)散光眼(规则散光):如散光度数轻微合并较高度的球面屈光不正,其视力变化基本按照球面屈光不正的性质而变化。但如散光度数较高,则远及近视力均降低。

(5)无屈光不正者应考虑下述眼病:球后视神经炎、弱视、影响视力的视路病、全身病(如糖尿病、动脉硬化)引起的眼内并发症。

实训1 视力检查

1. 远视力检查

(1)操作准备:视力表(灯箱视力表、投影视力表)。

(2)操作步骤

1)先测右眼,被检者手持遮眼板先轻轻遮盖左眼,注意不要眯眼。

2)鼓励被检者尽量读出尽可能小的视标直至在一行中有半数的视标读错,该行的上一行就是该被检者的视力。

3)后测左眼:遮盖右眼重复以上步骤。

4)若被检查者在5m处不能辨明0.1视标时,则嘱被检查者逐渐向视力表移近,至恰能辨清为止,记录能看清最大视标的距离,换算成远距视力(小数记录法),按公式:视力 = 被检查者与视力表距离(m)/5m×0.1计算。如被检者在2.5m距离看清设计距离为5m的0.1视标,则该被检者的视力为0.05。

(3)注意事项

1)房间灯光根据视力表要求设置。

2)检查距离根据所用视力表的设计距离而定,一般为5m。将视力表上1.0行视标(或5.0行)与被检眼向前平视时高度大致相等。

3)被检者裸眼或配戴习惯性远矫正眼镜,先查裸眼视力,再查戴镜视力。

2. 针孔视力检查

(1)操作准备:灯箱视力表或投影视力表;遮盖棒;针孔镜片。

(2)操作步骤

1)被检者配戴远距矫正镜片。

2)遮盖被检者左眼,先检查被检者右眼。

3)被检者的眼前加上针孔镜片,通过针孔来辨认视标,同一般远视力检查方法检查被检者能辨认的最小视标。

(3)注意事项:针孔视力的检查通常用于被检者的矫正远视力低于0.6(20/30)时。

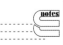

3．近视力检查

（1）操作准备：近视力表（或阅读视力卡）。

（2）操作步骤

1）先测右眼，后测左眼，被检者手持遮眼板遮一只眼并不要眯眼睛。

2）展示视力表，鼓励被检者尽量读出尽可能小的字直到在一行中有半数的字读错，该行的上一行就是该被检者的视力。

3）遮盖另一只眼重复以上步骤。

（3）注意事项：被检者裸眼或配戴习惯性矫正眼镜，检查距离根据所用视力表的设计距离而定，一般为 40cm，良好的阅读物照明。

任务2　瞳孔检查

学习目标

知识目标

1．掌握：直接对光反射的概念。

2．掌握：间接对光反射的概念。

3．掌握：瞳孔调节反射的概念。

4．了解：瞳孔反射异常的原因。

5．了解：MG 瞳孔等常见瞳孔检查异常。

技能目标

1．能够全面进行瞳孔检查，包括常用检查方法的环境、检查步骤。

2．能够对检查结果正确记录并分析可能的原因。

瞳孔，即人眼虹膜中央的圆孔，为光线进入人眼的通道，它的开大和缩小受各种各样因素的影响，其变化在临床上有重要意义。正常的瞳孔位于虹膜中央，圆形，边界整齐（图 2-1-19），正常成人瞳孔在自然光线下直径为 2～6mm，平均为 3～4mm。瞳孔大小由控制瞳孔缩小的瞳孔括约肌和控制瞳孔开大的瞳孔开大肌相互作用决定，瞳孔直径大于 6mm 时，散大呈持续性时称瞳孔散大。瞳孔直径小于 2mm 者称瞳孔缩小，双眼瞳孔直径应相等或差别在 1mm 以内。在瞳孔对光反射的传入和传出途径中发生的任何变化均会影响瞳孔大小的变化，这对一些眼部和神经系统的疾病有着很重要的诊断价值。

瞳孔直径的大小能根据光线的强弱发生改变，从而调整进入眼内光线的量。在亮光环境中，瞳孔缩小，眼内进光量减少，视网膜切换为以视锥细胞为主的明视觉，同时，眼的焦深增加，有利于获得最佳的视敏度。

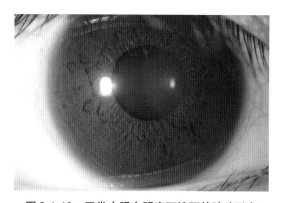

图 2-1-19　正常人眼在明亮环境下的瞳孔形态

一、瞳孔对光反射

光线入射一侧眼，引起双侧眼瞳孔的缩小，称为瞳孔对光反射。瞳孔对光反射由光线刺激人眼视网膜光感受器引起,刺激信息经视路传递至中脑顶盖前区至顶盖前核,在核内交换神经元后,一部分神经纤维联系同侧缩瞳核(E-W核),另一部分联系对侧E-W核,传出信息随双侧动眼神经控制瞳孔括约肌引起瞳孔缩小。这一反射决定于入射光线的相对强度,当光线亮度减弱或移去后,瞳孔将逐渐扩大,反之,当光线亮度增强或移入,瞳孔又将缩小。

瞳孔对光反射的特点是效应的双侧性,即光照一侧眼时,除被照眼出现瞳孔缩小外,同时未受光照的另一侧瞳孔也缩小,前者称为直接对光反射,后者称为间接对光反射。

瞳孔对光反射异常可能提示一侧或双侧人眼光感受器、视路、动眼神经、瞳孔括约肌等传入及传出神经通路上的任一部位病变,规范的瞳孔对光反射检查对于疾病的定位具有极大的价值。

瞳孔对光反射正常对维持正常的视觉功能意义重大,所有的被检者,除了年龄非常小、过度紧张等难以配合的情况,均应进行瞳孔对光反射的检查。

观察法评估瞳孔对光反射:

1. 检查步骤

(1)笔灯照亮一侧眼,然后移开,观察瞳孔大小及其收缩和恢复的速度和幅度。同样方法观测另一眼。

(2)笔灯照亮一侧眼,观察对侧瞳孔大小及其收缩和恢复的速度和幅度。同样方法观测另一眼。

2. 记录 注意直接、间接对光反射是否存在,是否对称,收缩幅度是否正常并记录。收缩幅度:0＝瞳孔完全没有缩小,1＝瞳孔轻度缩小,2＝瞳孔中度缩小,3＝瞳孔明显缩小;收缩速度:缓慢缩小记为"－",迅速缩小记为"＋"。

3. 正常参考值 OD 直接对光反射3＋;间接对光反射3＋。

OS 直接对光反射3＋;间接对光反射3＋。

二、M-G 瞳孔

M-G(Marcus-Gunn)瞳孔又称为相对性传入性瞳孔功能障碍(relative afferent papillary defect,RAPD),代表视交叉前瞳孔传入神经纤维受损,可作为判断任何原因导致的单侧或双侧不对称性视神经病变的诊断依据。

该检查的原理是:当光线从健侧移向患侧时,一方面是患眼受光线刺激的传入冲动减少,同时患眼还受到健眼撤除光照后的瞳孔开大反应的间接影响,故削弱了患眼的缩瞳运动。而当光线自患眼移向健眼时,由于患眼受光线刺激后的神经传入冲动明显减少,其对健眼的这一效应明显下降,健眼瞳孔明显缩小,导致双眼对光照的反应不对称(图 2-1-20)。

检查开始前检查被检者双眼瞳孔在自然状态下是否同圆等大,双眼瞳孔不等大的被检者不适宜行这一检查。

M-G 瞳孔的检查:

1. 检查步骤 被检者注视远处物体,保持固视,光线照射一眼 2～3s,然后迅速移开光线,照射另一眼 2～3s,再移回照射 2～3s,重复 3～4 次。

2. 记录 注意双眼被照射时瞳孔收缩的速度和幅度是否相同,如果双眼被照射时瞳孔收缩的速度和幅度相同,则记录为 M-G(－)。若一侧眼的收缩幅度显著小或者收缩慢,甚至放大,记录为某眼 M-G(＋),代表该眼存在视神经病变可能或为双侧视神经病变较为严重一侧。

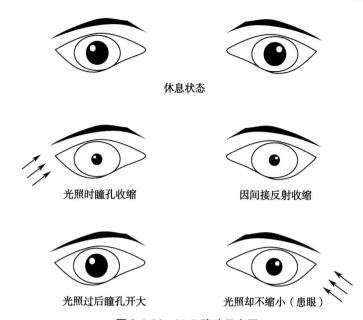

休息状态

光照时瞳孔收缩　　　　　　　因间接反射收缩

光照过后瞳孔开大　　　　　光照却不缩小（患眼）

图 2-1-20　M-G 瞳孔示意图

三、瞳孔调节反射

正常人由远看近时，双侧瞳孔缩小，称为瞳孔调节反射，与同时发生的调节、集合合称为近反射三联运动。瞳孔调节反射的感受器和对光反射一致，为人眼视网膜光感受器，与视神经同行，经枕叶 - 中脑束到达中脑顶盖前区，经 E-W 核完成与对光反射类似的瞳孔缩小反射，与对光反射最重要的不同为传入神经通路不同。近反射的目的是能保持近距离物体在视网膜上清晰成像，并且完成双眼单视。

瞳孔调节反射的检查：

1. 检查步骤　被检者注视远处并保持固视，记录双眼瞳孔大小，在一侧眼前约 25cm 竖立视标，要求被检者迅速注视该视标，记录瞳孔收缩的速度和幅度，同样方法观察另一眼。

2. 正常值　双侧瞳孔应缩小，并且缩小的幅度、速度相当。

实训 2　瞳孔检查

一、实训目的

通过完成本节的实训，掌握瞳孔检查中直接对光反射、间接对光反射、调节反射的检查方法，包括常用检查方法的环境、检查步骤和记录，了解瞳孔反射异常的原因。

二、实训步骤

1. 操作准备

（1）笔灯一只、远距视标（如 0.05 视力对数视力表视标或对应的图形视标）、近距视标（钢笔或近视力表）、瞳孔尺。

（2）在保证检查者能观察到被检者瞳孔的前提下，在尽量暗的环境下检测，检测开始前取下框架眼镜或接触镜。

2. 操作步骤

（1）被检查者注视远距视标（0.05 视力对数视力表视标，距离 5m），观察双眼瞳孔的大小（瞳孔尺测量）和形状是否相同、对称，有无震颤，有无不规则收缩。

（2）若双眼瞳孔大小差异较大，提示存在传出性瞳孔功能障碍，应进行明 - 暗瞳孔检查，观察瞳孔大小差异，排除 Horner 综合征；若一眼瞳孔散大伴同侧上睑下垂，应行眼位检查及

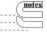

相关神经检查,排除动眼神经异常。

(3)直接对光反射　笔灯照射右眼,观察右眼瞳孔大小及其收缩的幅度和速度,重复2～3次;然后使用笔灯照射左眼,同样方法检查2～3次。

(4)间接对光反射　笔灯照射右眼,观察左眼瞳孔大小及其收缩的幅度和速度,重复2～3次,注意检查时用手掌或遮挡物分隔左右眼遮挡光线;然后使用笔灯照射左眼,同样方法检查右眼2～3次。

(5)M-G瞳孔　需要在双眼瞳孔等大的前提下进行,移开遮挡光线的遮挡物或手掌,笔灯交替照射双眼,在每一侧眼前停留2～3s,然后迅速移到另一眼,观察被照亮眼的瞳孔大小和收缩状态。M-G(+)表现为,笔灯从被检眼移至另一眼,再移回被检眼,观察到被检眼瞳孔异常变大或收缩相对不足,另外,如果被检者的直接和间接对光反射出现较大差异,也可记录为M-G(+),为相对性传入性瞳孔功能障碍(RAPD)的表现。

(6)如被检者存在瞳孔对光反射异常,检查瞳孔调节反射,指导被检者注视近距视标,迅速移近(40cm → 10cm),观察瞳孔缩小的幅度和速度。被检者对光反射消失、调节反射存在,提示阿罗瞳孔可能,为神经梅毒的表现之一。

三、记录

1. 瞳孔检查常用结果

(1)瞳孔同圆等大 - 对光反射正常,PERRL(pupil equal round, responsive to light)。

(2)相对性传入性瞳孔功能障碍,RAPD(relative afferent papillary defect)。

(3)收缩幅度: 0 = 瞳孔完全缩小,1 = 瞳孔轻度缩小,2 = 瞳孔中度缩小,3 = 瞳孔明显缩小。

(4)收缩速度: 缓慢缩小记为"－",迅速缩小记为"＋"。

2. 记录示例

	直径(明/暗)	对光反射	RAPD
右眼	3/5	+3	－
		PERRL	
左眼	3/5	+3	－

3. 正常值

(1)暗环境瞳孔大小为6～8mm;亮环境瞳孔大小为2～3mm。

(2)对光反射＋3,双眼对称。

(3)PERRL,M-G(－)。

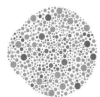

情境二 视功能检查技术

任务1 光 觉 检 查

学习目标

知识目标

1. 掌握：暗适应的概念。

2. 掌握：暗适应的检查方法及暗适应曲线变化的特点。

3. 熟悉：原发性视网膜色素变性、先天性静止性夜盲的光觉检查特点。

4. 了解：人眼感光细胞的工作机制。

技能目标

1. 能进行规范的暗适应检查。

2. 能通过暗房光觉检查法进行光觉初查。

3. 能通过暗视野计检查进行常见影响光觉疾病的筛查。

一、光觉检查概述

光觉检查是指对人眼对光的感受功能进行的检查，在自然状态下，人眼可以处理极大范围光照环境下的视觉信息，从阳光下的 10^5lx 到星空下的 $10^{-4} \sim 10^{-5}$lx，称为人眼的视觉范围。本节所述的光觉检查主要针对暗环境下人的光觉，即人眼所能感觉到的最小光刺激阈值，探讨人眼在暗环境下的视觉范围。

可见光线穿过人眼屈光介质达到视网膜上感光细胞层，通过一系列化学 - 细胞生物电变化，将光线信息转换为神经冲动，通过视路到达视皮质，产生光的感觉，从而形成光觉，是最基本的视觉功能，人眼的高级视觉功能均建立在光觉的基础上，其中根据视网膜感光细胞的分类，人眼的视觉分为视锥细胞主导的明视觉及视杆细胞主导的暗视觉。

（一）明视觉

在明亮环境下，视网膜感光细胞以视锥细胞的活动为主，具有很高的视敏度和辨色力，但对光的感觉相对不敏感，视锥细胞主要分布在黄斑区，10°视网膜范围外视锥细胞密度急剧下降，这也是人眼中心凹对应最高视敏度和色觉的解剖学基础。

（二）暗视觉

在低亮度的环境下，视锥细胞活动受抑制，视杆细胞经过暗适应后开始工作，参与无色觉的、高敏感度的暗视觉，视杆细胞主要分布在中心凹以外，以20°视网膜外最密集，因此视网膜周边部能感受弱光的刺激，敏感度较高，但无色觉且视敏度较差。

综上所述，人眼所能感受到的最小光刺激，理论上由视杆细胞的功能决定，光觉检查通过定性或定量检测视锥、视杆细胞的光敏度来描述人眼的感光能力，对鉴别影响视网膜感光细胞功能、代谢的疾病均具有重要价值。

二、明适应与暗适应

当环境亮度发生变化时，就会出现视锥细胞和视杆细胞活动的转换，也就是明视觉与暗视觉的转化。

（一）明适应

从以视杆细胞活动为主的暗处进入明处，最初一瞬间会感到光线刺眼，强烈的眩光感，几乎看不清外界事物，几分钟内逐渐看清物品，通常在1min内完成。

（二）暗适应

从以视锥细胞活动为主的明处进入暗处，起初眼睛完全看不到任何东西，经过一段时间后，视觉敏感度才逐渐增高，恢复了在暗处的视力，逐渐能看清物体，通常需要30min左右达到完全暗适应状态。

三、暗适应曲线

明适应与暗适应的过程均包括了两种感光细胞的转换过程，但由于明适应通常在较短时间内迅速完成并且在明适应过程中人眼的视觉状态受强烈的眩光感影响，难以进行准确的检查，通常对人眼的光觉检查以对暗适应的描述和分析为主。

在暗适应过程中，以暗适应时间为横坐标，以可以分辨的最小光刺激阈值为纵坐标，所得的曲线称为暗适应曲线（dark adaptation curves）（图2-2-1）。

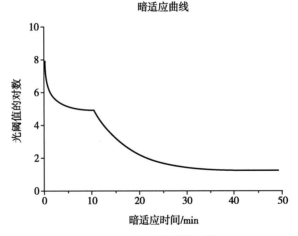

图2-2-1　暗适应曲线示例
暗适应曲线中，随时间的延长人眼的光敏度逐渐升高；纵坐标的光阈值对数
数值越低，代表人眼感知到光线所需要的光照度越小，人眼的光敏度越高

由图2-2-1可见，暗适应曲线可以粗略地分割为两段相邻的曲线，暗适应初期，光敏度较差，需要较高的光阈值刺激才能为人眼所察觉，5～10min内光阈值迅速下降，然后达到第一个平台期；此后阈值进一步开始迅速下降，但降速低于暗适应初期，到30min左右达到第二个平台期，此时，人眼的光敏度较高，完全进入以视杆细胞为主的暗视觉。总的来说，暗适应过程是视觉系统的光阈值降低和光敏度升高的过程：最初5min，光敏度提高很快，缓速至第一个平台期，10min左右，光敏度又开始缓慢增加，约30min完成这一过程，光敏度最高，之后不再随时间变化。

结合前文所述，不难理解，暗适应的第一曲线为视锥细胞的暗适应，此时，视杆细胞的光阈值仍高于视锥细胞，人眼的光敏度增加由视锥细胞介导为主；第二曲线为视杆细胞的暗适应,此时,视锥细胞的光敏度达到峰值,视杆细胞的光敏度仍具有很大的上升空间,至 30min 左右视杆细胞的光敏度达到峰值,暗适应达到完全状态。两段曲线的转折点称为 Kohlrausch 转折,是视锥、视杆细胞活动的切换点。

四、光觉检查方法

光觉检查法主要针对各类影响感光细胞的疾病或先天异常,包括暗房光觉检查法和暗适应计检查法。

(一)对比法(暗房光觉检查法)

卧床、儿童或智力低下的受检者,对比法可很快测试和了解其光觉的大致情况。由受检者与正常暗适应功能的检查者,同时进入可控制光度的暗室,分别记录在暗室内停留可辨别周围物体的时间,以粗略判断受检者的暗适应功能。

(二)暗适应计检查法

受检者坐于暗室机器前,开亮灯光,让受检者先注视仪器中乳白色玻璃板 5min,然后关灯,把乳白色板换成有黑色线条的间隔板,逐渐加强板上亮度,当被检者见到黑白线条时,立即告诉检查者,检查者即在表上记录此点,每 1~2min 重复 1 次,以后可相隔较长时间予以重复,共检查 1h,最后将各点连成曲线,即暗适应曲线。常用的有 Goldmann-Weekers 计、Hartinger 以及与计算机相连的自动暗适应计等。

五、影响光觉的视网膜疾病

凡是影响维生素 A 供应,影响感光细胞及色素上皮功能的疾病,均可导致光觉异常,以下以暗适应曲线为主要工具分析各疾病的表现。

(一)原发性视网膜色素变性(retinitis pigmentosa,RP)

RP 表现为进行性夜盲,视力下降,视野缩窄。早期,视锥细胞功能尚正常,视杆细胞功能下降,表现为暗适应曲线的第一曲线正常,第一曲线平台期抬高;RP 晚期,视杆细胞功能丧失,视锥细胞功能亦下降,表现为暗适应曲线第二曲线消失,第一曲线平台期抬高。

(二)先天性静止性夜盲(congenital stationary night blindness,CSNB)

先天性夜盲终生不变,完全性 CSNB 暗适应曲线只有第一曲线,不完全型有两段曲线,但平台期均抬高。

(三)视杆细胞性全色盲(rod monochromat)

视网膜仅有视杆细胞而无视锥细胞,表现为畏光,固视能力差,无色觉,眼球震颤和视力低下等,暗适应曲线表现为全程的第二曲线,无第一曲线的改变趋势,无 Kohlrausch 转折。

(四)眼底白色斑点症(fundus albipunctatus)

暗适应的时间显著延长,阈值变化不大,可能与视紫红质的代谢迟滞有关。

实训 1　光觉检查
一、实训目的
通过完成本节的实训,掌握光觉检查中对比法、暗适应计法这两种检查方法,包括检查方法的环境、检查步骤和记录,熟悉正常暗适应曲线。
二、实训步骤
1. 操作准备　暗适应计一台,环境为暗室,受试者应具备正常视力或在最佳矫正视力下行该检查。

2．操作步骤

（1）暗房光觉检查法（对比法）

1）受检者与具有正常暗适应功能的检查者同时进入暗室。

2）在相同距离和条件下记录暗室内可辨出测试光或物体所需停留的时间。

3）粗略判断受检的暗适应能力。

（2）暗适应计法（Goldmann-Weekers 暗适应计）

1）受检者在绝对暗室内暗适应 20min。

2）检查开始，注视仪器内光源进行明适应（时间按仪器要求）。

3）关闭光源，开始暗适应，呈现不同亮度的视标，当被检者汇报正确时记录相应的光阈值，1～2min 检测 1 次，待第一曲线完成后可延长检测时间间隔，共检测 1h。

4）作图，横坐标为暗适应时间，纵坐标为光阈值的对数，连接得到暗适应曲线。

（3）暗适应计法（Kpabkob 暗适应计）

1）受检者在绝对暗室内暗适应 15min。

2）检查开始，注视仪器内光源进行明适应（时间按仪器要求）。

3）记录被检者可辨出蓝色视觉刺激时间。

三、记录

1．暗适应曲线　正常人暗适应初期，光敏度较差，需要较高的光阈值刺激才能为人眼所察觉，5～10min 内光阈值迅速下降，然后达到第一个平台期；此后阈值进一步开始迅速下降，但降速低于暗适应初期，到 30min 左右达到第二个平台期，此时，人眼的光敏度较高，完全进入以视杆细胞为主的暗视觉。

2．Kpabkob 暗适应计　21～40 岁正常人为 2～16s，平均为 7.33s，41 岁以上男性平均为 10.72s，女性则显著延迟，平均为 12.05s。

任务2 色 觉 检 查

学习目标

知识目标

1．掌握：颜色的色调、明度、饱和度的三种特性。

2．掌握：色觉形成的原理。

3．掌握：色觉异常的理论知识。

4．掌握：色觉的检查方法。

技能目标

1．熟悉：色觉检查的常用物品及其主要性能。

2．掌握：色觉检查的操作步骤及注意事项。

色觉（color vision）即颜色视觉，是指人或动物的视网膜受不同波长光线刺激后产生的一种感觉。要产生色觉，除必须具备视觉器官之外，还必须有外界的条件，如物体的存在以及光线等。色觉涉及物理、化学、解剖、生理、生化及心理等学科，是一个非常复杂的问题。

一、颜色的定义及特征

颜色是通过眼、脑和我们的生活经验所产生的一种对光的视觉效应。人对颜色的感觉不仅仅由光的物理性质决定,还受心理等多种因素影响,例如人类对颜色的感觉往往受到周围颜色的影响。

颜色可分为彩色和非彩色两大类。非彩色指白色、黑色和各种深浅不同的灰色。对于光来说,非彩色的黑白变化,相当于白光的亮度变化。当白光的亮度非常高时,人眼就会感觉是白色的;当白光亮度很低时,就会感觉发暗或发灰;无光时,感觉是黑色的。

彩色是指除白黑系列以外的各种颜色,如红、绿、蓝、黄等。彩色具有三大基本特征:色调、亮度和饱和度。其中缺少任何一种,均不能准确地确定一种颜色。

(一) 色调

又称色相或色彩,是各种颜色彼此相互区别的主要特征。色调取决于波长,波长不同,色调也不同。可见光谱不同波长的辐射在视觉上表现为各种色调,如红、橙、黄、绿、青、蓝、紫等。某个有颜色的物体,在其反射或投射的光线中,什么波长占优势,它即呈现什么波长的颜色。

物体的色调决定于光源的光谱组成和物体表面所反射(透射)的各波长辐射的比例对人眼所产生的感觉。虽然颜色取决于光的物理参数(波长等),但它的感知却是大脑神经元对于这些物理参数的一种复杂的抽象体现。

(二) 亮度

又称明度,指同一颜色在明暗上的区别。每种颜色,不但有色调的不同,还有亮度的差别。例如深红和淡红,虽然色调相同,都称为红色,但两者显然是有区别的,其原因就是由于亮度的差异。

彩色光的亮度愈高,人眼就愈感到明亮。颜色愈接近白色,亮度愈高;愈接近黑色,亮度愈低。当物体表面对可见光谱所有波长的辐射的反射都在 80%~90% 时,该物体为白色,有很高的亮度;当其反射率在 4% 以下时,该物体为黑色,只有很低的亮度。

(三) 饱和度

即颜色的纯度。即使几种颜色的色调和亮度是相同的,如果饱和度不同,那它们之间仍有差别。一般来说,可见光谱的各种单色光是最纯的色彩,即饱和度最高。

当某一光谱色同白色混合,则会因混合色中光谱色成分的多少,而成为浓淡不同的颜色,含白色的成分越多即越不饱和。当渗入的白光成分达到很大比例时,在眼睛看来,它就不再成为一个彩色光,而成为白光了。非彩色只有亮度的变化,而没有色调和饱和度这两种特性。

彩色的三大基本特征既是相互独立,又是相互影响的。如果饱和度大,一般色调会比较明显,同时亮度也比较暗,反之亦然。根据这三个特征,不仅可以准确地确定一种颜色,而且还可以随着它们的改变而产生无数种不同的颜色。

二、色觉的形成机制

色觉是一种人体的感觉,决定于视网膜内的感受器和神经系统中细胞的联系以及感受器本身的特性。尽管色觉现象早已被了解,但关于神经方面的联系却是近年来的研究,有许多问题还是模糊不清的。

解释色觉现象的理论通称为颜色视觉理论,到目前为止,有许多学说尝试解释这些色觉现象,每种学说均有其优点,但尚没有一个学说能完美地解释生活中的各种色觉现象。这些学说中较受重视的学说有 Young-Helmholtz 学说、Hering 学说和近代的"阶段学说"。

(一) Young-Helmholtz 学说

又名三色学说,是基于 Newton 的三原色理论而提出的。三原色理论的主要论点是:所有的颜色,在逻辑上均可由红、绿、蓝三种色光匹配合成。Young-Helmholtz 学说认为视网

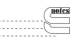

膜具有三种锥体细胞，分别主要感受红、绿、蓝三原色，其中一种三原色除刺激其主要感受锥体细胞外，还对其余两种感受锥体细胞产生刺激。例如，在红光刺激下，不仅感红的锥体细胞兴奋，感绿和感蓝的锥体细胞也相应地产生较弱的兴奋，三种刺激不等量地综合作用于大脑，便产生各种颜色感觉。如果三感受锥体细胞受到同等刺激则产生白色感觉，三种感受锥体细胞均无刺激则产生黑色感觉。

对于色盲的解析，该学说认为，红色盲缺乏感红锥体细胞，绿色盲缺乏感绿锥体细胞，因为红色刺激感红锥体细胞的同时也刺激感绿锥体细胞，所以红绿色盲通常同时存在，患者红绿不分。

（二）Hering 学说

又名四色说（表 2-2-1），是 Hering（1878）所创立的。它假定视网膜上有三对视素（光化学物质），即白 - 黑视素、红 - 绿视素和黄 - 蓝视素。这三对视素的代谢作用包括通过破坏（异化）和合成（同化）两种对立过程实现。当受到白光刺激时，可破坏白 - 黑视素，引起神经冲动，产生白色感觉；无光线刺激时，白 - 黑视素合成，引起神经冲动，产生黑色感觉。对红 - 绿视素，红光引起破坏作用，产生红色感觉；绿光引起合成作用，产生绿色感觉。对于黄 - 蓝视素，黄光引起破坏作用，产生黄色感觉；蓝光引起合成作用，产生蓝色感觉。在日常生活中，我们感觉到的各种色彩则是这三种视素组合破坏或合成的结果。

对于色盲的解析，该学说认为，色盲是缺乏一对视素（红 - 绿视素或黄 - 蓝视素）或两对视素（红 - 绿视素和黄 - 蓝视素）的结果，前者形成红绿色盲或黄蓝色盲，后者形成全色盲。

表 2-2-1　Hering 学说

光线	作用视素	视网膜反应	色觉
白光	白 - 黑	破坏	白色
无光		合成	黑色
红光	红 - 绿	破坏	红色
绿光		合成	绿色
黄光	黄 - 蓝	破坏	黄色
蓝光		合成	蓝色

（三）近代的"阶段学说"

近年来，大量的神经生理学实验结果表明，在视网膜内的确存在三种感色的视锥细胞，分别对红、绿、蓝三种颜色的光敏感；另外，对视路传导特性的研究结果，使 Hering 学说也获得了不少的支持。因此，有学者主张把色觉的产生过程分两个阶段：第一阶段为视网膜视锥细胞层阶段，在这一水平，视网膜的三种感色视锥细胞选择吸收光线中不同波长的光辐射，分别产生相应的神经反射，同时每种感色视锥细胞又单独产生白和黑反应，在强光作用下产生白的反应，在无刺激时是黑的反应；第二阶段是信息加工传送阶段，即在颜色信息向大脑传递过程中，不同颜色信息再重新组合、加工，形成"四色应答密码"，最后产生色觉。颜色视觉的这一学说，也称为"阶段学说"，它把两个古老的完全对立的色觉学说巧妙地统一在一起了。

WaLraven（1966）等提出的阶段学说（图 2-2-2），假设光线不同程度的引起红（R）、绿（G）、蓝（B）三种视锥细胞的反应，同时三种视

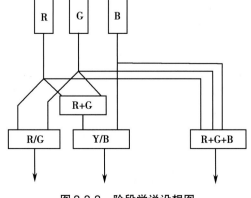

图 2-2-2　阶段学说设想图

锥细胞输出的总和又形成亮度曲线即黑白的不同比例组合,由 R+G+B 通道传递。红 - 绿机制(R/G)由感红视锥细胞和感绿视锥细胞输出之差形成;黄 - 蓝机制(Y/B)由所谓中间机制 R+G 和感蓝视锥细胞输出之差形成。

这一学说对色觉异常的解释为:红色盲是由于感红锥体细胞的缺如,其结果是 R/G 机制不能活动,亮度信道由 R+G+B 变成 G+B,故在光谱的长波端出现亮度感觉的障碍。而绿色盲则是由于 R/G 缺如,所以其亮度信道不受影响,故其亮度感觉曲线与常人无异。

三、色觉异常

视网膜对各种颜色感觉的不正常,称为色觉异常,也称色觉障碍。色觉异常的分类见图 2-2-3。

先天性色觉异常是一种 X 染色体连锁隐性遗传病,通常隔代遗传,即男性色盲患者通过其色觉正常的女儿传给外孙,因女性多为色盲基因携带者,故临床上男性色盲患者多于女性。患者出生时已具有,绝大多数是双侧性,但个别也可以单眼发病,或者两眼色觉异常的类型及程度不同。先天性色觉异常与生俱来,在他们的一生中,颜色的含义始终与正常人不同。因为他们对颜色的认识完全来自别人教授的经

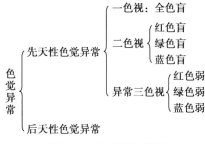

图 2-2-3　色觉异常分类

验,他们对颜色的感觉与正常人有本质的区别。但有些先天性色觉异常患者却可以工作一辈子而不发生大的色觉差错,原因就是他们可以根据物体的形态、位置、亮度等条件,来粗略地、低水平地区别各种"颜色"。

获得性色觉异常是因为某些眼病、颅脑疾病、全身病变以及中毒所致。除色觉异常外,常合并视力、视野以及其他功能障碍。后天性色觉异常乃后天发生,这类患者具有正常的感色功能,可以根据正常人的色觉进行推断。如果他们把红色看成黄色,则他们所感受到的"黄色"与正常人感觉到的黄色是相同的。由于其他功能障碍远比色觉重要,故后天性色觉异常没有先天性色觉异常那样受人重视。

色盲是不能辨别某些颜色或全部颜色,色弱则是指辨别颜色的能力降低。色盲以红绿色盲最多见,红色盲患者不能分辨红光,绿色盲患者不能感受绿色。色弱主要是辨色功能低下,比色盲的表现程度轻,也分红色弱、绿色弱等。色弱者,虽然能看到正常人所看到的颜色,但辨认颜色的能力迟缓或很差,在光线较暗时,有的几乎和色盲差不多或表现为色觉疲劳。色盲与色弱以先天性因素为多见。

四、色觉的检查

大千世界是绚丽多彩的,人的生活离不开色觉。从事一些特殊职业如交通运输、美术、医学、化学等工作的人,必须具备正常的色觉。色觉检查为临床眼病提供色觉异常的诊断依据,同时也是就业、入学、服兵役等体检的必检项目之一。色觉检查的目的在于确定有无色觉异常,鉴别色觉异常的类型以及程度。色觉检查为主观检查,包括彩色绒线团挑选法、假同色图法、色相排列法和色觉镜法等方法。

(一)彩色绒线团挑选法

在一堆各种不同颜色的绒线团中,按指定的标准绒线团的颜色要求找出与其相同或相近的绒线团。以此来判断患者有无色觉异常。

(二)假同色图法

假同色图一般称为色盲检查图,虽然种类繁多,但多由以下三类图构成:

1. 示教图　主要是让患者了解检查的方法以及要求。构成图形色斑的亮度、饱和度以及色调，均与背景色斑有明显的差别。在一般情况下，正常人及色觉异常者均能认出。如对这类图形读不出，可能为后天性色觉异常或伪色盲。

2. 检出图　此类图主要用于鉴别患者的色觉是否正常。色觉异常者主要是靠亮度及饱和度而不是靠色调辨别颜色的，此类图形正是根据这一原理设计绘制。此类图的数字或图形，其中有些正常人读得出，色觉异常者读不出；有些正常人读不出，色觉异常者反而可以读得出。此类图主要用于鉴别患者的色觉是否正常。

3. 鉴别图　此类图用于鉴别红或绿色觉异常者。

每种色盲本均有其详细的使用方法以及结果的判断标准，但在使用各种色盲本时都应注意：

（1）视力：视力太差不能进行检查。屈光不正者可以戴镜检查，但不能戴有色眼镜。

（2）距离：不管色觉正常与否，视角及亮度增大时，辨色能力均有所提高。距离近时，视角大，亮度高，图形与底色的色调差别明显；但距离太近，色调与亮度的差别反而不明显，图形不易辨认。距离远时，各色容易融合，图形容易辨认，但距离太远，则正常者应读出的图形亦不能读出。所以，各种检查图都规定有一定的检查距离，通常为 0.5m 左右。

（3）照明：最好能在自然弥散光下进行，有些色盲图，也可以在日光灯照明下进行。照明度不应低于 150lx，以 500lx 为宜。

（4）判读时间：大多数检查时间规定在 2～3s 内。为了取得正确的结果，必须对时间进行严格限制。因为色弱者往往能正确认出图案或数字，只不过是表现出辨别困难或辨认时间延长而已。

（5）其他：尽管单眼色觉异常非常少见，但确实存在。故希望有条件尽量两眼分别检查。另外，色盲图为色素色，容易褪色及弄脏，在检查时，不要用手触及图面。不用时应避光保存，如有污染及褪色，即不能使用。

（三）色相排列法

在固定照明条件下，嘱患者按颜色变化的规律将有色棋子依次排列，根据其排列顺序是否正常，来判断有无色觉异常及其性质和程度。主要有 FM-100 色彩试验和 D-15 色盘试验。

1. FM-100 色彩试验（图 2-2-4）　此检查属色调配列检查法，可用于定性和定量测量。由 93 个色相子组成，其中 8 个为固定参考子，85 个为可移动的色相子，共分 4 盒。每盒具有 2 个固定子分别固定于盒的两端，而 21～22 个可移动的色相子供受检者作匹配排列用。

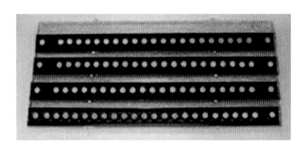

图 2-2-4　FM-100 色彩试验

2. D-15 色盘试验（图 2-2-5）　此检查同属色调配列检查法。由于 FM-100 彩色试验操作比较复杂，检查需时太长，体积也较大，携带不方便，所以把 FM-100 彩色试验简化改良而成 D-15 色盘试验，检查方法简便，判定比较容易。

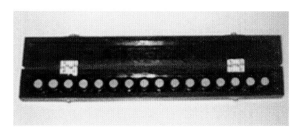

图 2-2-5　D-15 色盘试验

D-15 色盘试验只需要 16 个色相子,1 个固定于盒内作为参考,其余 15 个代表自然色中相等色调阶差的色相子。由于色相子少,色相子间的差别较明显,程度较轻的色觉异常,比如色弱患者,也可能正确地排列出这些色相子。故本检查和上述检查的目的不同,主要不是鉴别色觉正常或异常,而是对经检查图检出的色觉异常者进行类型和程度的确定。

（四）色觉镜法

Rayleigh 发现黄色觉可以通过红和绿的混合而成,因此创立了有名的"红＋绿＝黄"的公式,色觉镜就是利用这个原理制作而成。患者单眼通过目镜可以看到分为上下两半的圆形视野,上半含红、绿混合光,下半为黄光。

检查时,患者可以通过混色旋钮调节上半视野中红光和绿光的配比比例,使上半视野呈现光谱色中从红到绿之间的各种色调;同时要求其调节另一用于控制下半视野黄光亮度的单色旋钮。直至患者感觉上下两个视野的色调和亮度完全一致。记下患者的所能达到配比范围,并确定配比的中点。并根据这两个数值判断患者的色觉障碍类型以及程度。

2-2-2 扫一扫测一测

实训 2　色觉检查

色觉检查为主观检查,其目的在于确定有无色觉异常,鉴别色觉异常的类型以及程度。通过本次实训,学会使用彩色绒线团挑选法、假同色图法、色相排列法和色觉镜法等方法对患者的色觉功能进行检查和评价。

一、实训目的

1. 熟悉色觉检查的常用物品及其主要性能。

2. 掌握色觉检查的操作步骤及注意事项。

二、实训步骤

（一）彩色绒线团挑选法

1. 操作前

（1）环境准备：自然光线。

（2）用物准备：不同颜色不同深浅的绒线团。

（3）检查者准备：穿隔离衣、戴口罩及帽子、清洗双手。

（4）被检者准备：屈光不正者可戴矫正眼镜,但不可戴有色眼镜。

2. 操作步骤

（1）将不同颜色不同深浅的绒线团混杂在一起。

（2）检查者任意取出一个绒线团作为样本,嘱被检者从所有彩色绒线团中找出与之相同或相似颜色的绒线团。

（3）如果选择无误,则色觉正常;如果选择错误或迟疑不决,则为色觉异常。

3. 操作后

（1）认真核对并记录检查结果。

（2）整理用物。

4．注意事项

(1) 环境中切勿有红绿背景，以免干扰检查结果。

(2) 耐心解答被检者的疑惑。

(二) 假同色图法

1．操作前

(1) 环境准备：自然光线。

(2) 用物准备：假同色图（最好使用俞自萍设计的色盲检查图）。

(3) 检查者准备：穿隔离衣、戴口罩及帽子、清洗双手。

(4) 被检者准备：屈光不正者可戴矫正眼镜，但不可戴有色眼镜。

2．操作步骤

(1) 检查距离为 0.5m，一般双眼同时进行检查。

(2) 用示教图向患者说明如何识图。

(3) 在检查图中任选几幅，嘱患者辨认其中的数字、字母或图形，每图的辨认时间不能超过 5s。

(4) 能正确认出者色觉正常；不能正确认出者为色盲，可根据所附说明书判定是何种色盲；若能够正确认出，但表现出辨认困难或辨认时间延长者为色弱。

3．操作后

(1) 认真核对并记录检查结果。

(2) 整理用物。

4．注意事项

(1) 环境中切勿有红绿背景，以免干扰检查结果。

(2) 应不按照任何顺序随意翻动色盲检查图，以避免患者背诵结果。

(三) FM-100 色彩试验

1．操作前

(1) 环境准备：自然光线。

(2) 用物准备：93 个不同色相子分装在 4 个木盒里，每盒的两端各有一个固定的色相子作为参考，其余 21～22 个可移动的色相子供被检者匹配排列用。

(3) 检查者准备：穿隔离衣、戴口罩及帽子、清洗双手。

(4) 被检者准备：屈光不正者可戴矫正眼镜，但不可戴有色眼镜。

2．操作步骤

(1) 检查者将第 1 盒中可移动的色相子取出，随意放置。

(2) 嘱被检者按颜色变化规律进行排列，每盒限定 2min。检查者将排好的色相子背面的编号记录下来，算出错误得分。

(3) 同样方法完成第 2、3、4 盒。

(4) 检查者根据得分在图纸上描点，再将各点连接，即形成一环形图。

(5) 将所绘图形与标准图形对照。正常眼的图形为接近最内圈的环形图，而色觉障碍者，在色觉异常区域，图形向外移位呈齿轮状。再根据轴向图的形状，进行色觉障碍类型的判定。如红色盲轴接近于水平，绿色盲轴是斜轴，蓝色盲轴接近于垂直。

3．操作后

(1) 认真核对并记录检查结果。

(2) 整理用物。

4．注意事项

(1) 环境中切勿有红绿背景，以免干扰检查结果。

（2）色相子的颜色取标准色，表面不反光。

（3）不适用于年龄过小者。

（四）D-15色盘试验

1．操作前

（1）环境准备：自然光线。

（2）用物准备：16个色相子，其中1个固定于盒的左端作为参考子，其余15个供被检者匹配排列用。

（3）检查者准备：穿隔离衣、戴口罩及帽子、清洗双手。

（4）被检者准备：屈光不正者可戴矫正眼镜，但不可戴有色眼镜。

2．操作步骤

（1）检查者将盒中可移动的色相子取出，随意放置。

（2）嘱被检者选出颜色最接近参考子的色相子排列在参考子右侧，再选出一个与刚选的色相子最接近的排于其右侧，以此类推，直至将15个色相子逐个匹配完毕。要求在2min内完成。

（3）盖上盒盖，翻转盒子，盒内色相子即被全部翻转，记录色相子背面的编号序列。

（4）将记录纸上的点从参考子开始，按记录的编号序列依次连线。

（5）将所绘图形与标准图形对照，如果连线顺着序号形成一圆形为正常，如果连线将圆形图横切一根，则复查，通过后仍视为正常，如果连线平行横切2根或以上为色觉障碍，以横切的轴向与各种色觉障碍的特异轴向比较，得出被检者色觉障碍的类型。

3．操作后

（1）认真核对并记录检查结果。

（2）整理用物。

4．注意事项

（1）环境中切勿有红绿背景，以免干扰检查结果。

（2）色相子的颜色取标准色，表面不反光。

（3）不适用于年龄过小者。

（4）D-15色盘试验是由FM-100色彩试验简化改良而成，由于色相子间差别较明显，程度较轻的色觉障碍者也可能正确排列。故本试验主要不是检出色觉障碍者，而是对经色盲检查图检出的色觉障碍者进行类型和程度的判断。

（五）色觉镜法

1．操作前

（1）环境准备：自然光线。

（2）用物准备：色觉镜。

（3）检查者准备：穿隔离衣、戴口罩及帽子、清洗双手。

（4）被检者准备：戴镜者应摘除眼镜；先查右眼，再查左眼。

2．操作步骤

（1）检查者接通色觉镜电源。

（2）嘱被检者以被检眼通过目镜观察，调整目镜的环形焦度调节圈，使观察野清晰。从目镜中可见圆形视野，其下半部分为黄光，上半部分为可调节的红光与绿光的混合。

（3）嘱被检者旋转混色旋钮，调节上半部分红光与绿光的量，使之混合后与下半部分黄光在颜色和亮度上完全一致。记录红光与绿光的相对量及黄光的亮度。

（4）按所列标准判断各类色觉异常。

3．操作后

（1）认真核对并记录检查结果。

（2）整理用物。

4. 注意事项

（1）环境中切勿有红绿背景，以免干扰检查结果。

（2）为避免视疲劳，每次检查之间间隔 10s 的适应期。

任务3　立体视觉检查

学习目标

知识目标

1. 掌握：立体视觉的概念和形成机制。

2. 熟悉：视差的定义、交叉视差、非交叉视差。

技能目标

1. 能通过 Titmus 立体视觉检查图、随机点立体视觉检查图和 Frisby 立体视觉检查图对患者进行立体视觉检查。

2. 能通过综合验光仪，对患者进行立体视觉检查。

一、立体视觉与双眼视觉

立体视觉（stereoscopic vision）是双眼辨别空间物体的大小、前后距离、凹凸、远近的视功能，即人眼对外界物体三维空间的辨别能力，是在同时视和融合二级基础上形成的三维空间知觉，为双眼视功能临床分级的第三级功能，生物在漫长进化过程中所获得的双眼高级视觉功能，是双眼视觉的高级部分。

什么是双眼视觉？一个外界物体的形状分别投射到两眼视网膜对应点上（主要是黄斑区），神经兴奋沿视路传入大脑，大脑高级中枢（视皮层）把来自两眼的视觉信号分析、综合成为一个完整的、具有立体感觉的过程，形成双眼视觉，使两眼看到的物像融合成单一的物像，又称双眼单视。

视网膜对应点则指两眼视网膜上具有共同视觉方向的点，落到视网膜对应点的物像能够形成单一的视觉物像。因此只要外界物体能在两眼的对应点上成像，即可被大脑感知为单一物像，形成双眼单视，其中两眼黄斑中心凹是一对最重要的对应点。视网膜上其他部位如何对应？首先我们先了解视网膜成像的两个重要特性：①对外界物体的感知能力；②对感知的物体有空间定位能力，即落在视网膜鼻侧的物像将向物体空间的颞侧投射定位；落在视网膜颞侧的物像将向物体空间的鼻侧投射定位。

可通过生理复视实验来分析两眼视网膜的对应关系：如图 2-2-6 所示，将两个注视物前后不同距离置于眼前，两注视物相距半尺左右，两眼盯着远处的注视物，用余光感受近处的注视物的个数，发现近处物体变成双像。如图 2-2-7A 所示，较远的注视物 F 落在两眼黄斑中心凹，而近处的注视物 C 点通过两眼节点分别成像在两眼黄斑旁 a、b 两点，即视网膜的颞侧部位，由于只有落在对

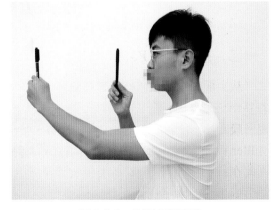

图 2-2-6　生理复视实验

应点上的像才可感知为一个,目前形成复视,只能说明 a 与 b 点不是对应点,用反例来证明两眼颞侧非对应点。此时闭上右眼,发现刚才 C 的两个像中仅剩下右侧的物像,也就是说刚才的复像中,左眼看到的是右边的像,同样,右眼应该观察到的是左边的像。从上述分析可知,C 物体在左右眼的成像分别落在颞侧,但左眼的像空间定位到右侧(左眼的鼻侧),右眼的像空间定位到左侧(右眼的鼻侧)。由此,我们可以推知,落在视网膜黄斑中心凹颞侧的物像将向鼻侧空间投射。因此视网膜的空间定位特性为:向对侧空间投射的特性。

但当两个观察物体如图 2-2-7B 所示,观察 A 物体,用余光感受 B 物体的像,发现 B 物体为单一像。

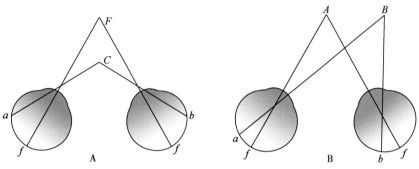

图 2-2-7　两眼视网膜对应关系分析图

双眼注视物体 A 时,旁边物体 B 分别在左眼的颞侧和右眼的鼻侧成像,自觉物体 B 成为单一物像,说明 B 物体落在了两眼视网膜的对应点上。因此视网膜对应点的正确对应为:左右两眼的黄斑中心凹为最重要的对应点;左眼颞侧视网膜与右眼鼻侧视网膜对应;左眼鼻侧视网膜与右眼颞侧视网膜对应;具体对应关系如图 2-2-8 所示。

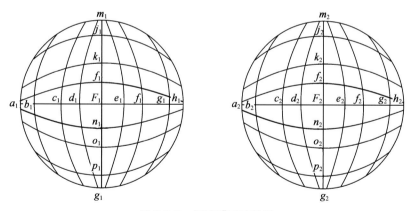

图 2-2-8　视网膜对应关系

二、视界圆与 Panum 空间

从上面的分析我们可知,落在视网膜对应点上的物像,方可被感知为单一物像,当注视外界一个物体时,通过注视点与两眼结点能画一圆,凡是这个圆上的物体均可落在两眼的视网膜对应点上,可被感知为单一物像,这样的一个圆被称为视界圆(horopter),又称 Vieth-Müller 圆、双眼单视圆(图 2-2-9)。当我们注视不同距离物体时,就会产生不同的视界圆,因此在我们眼前可有无数个视界圆,无限远的弧面称为基础面。但当注视某一固视点时,即形成单一的固定视界圆。在视界圆的圆周每一点上的物体,都将分别落在两眼视网膜对应点上,不出现复视。那么在视界圆周内外的物体,应该是不落在两眼对应点上的,会不会形成复视呢？通过生理性复视的验证，一般会得出形成复视的结论。

但事实并非如此，当我们像图 2-2-9 中观察者将近处的物体逐渐靠近注视物体时，近处物体在视网膜的成像也逐渐向黄斑中心凹靠拢，C 物体形成的两个复像距离在逐渐减小，当 C 物体向 F 靠拢但并没有完全靠近时，就感觉 C 物体的像变成了一个，而此时 C 物体在视网膜上的成像位置仍然在黄斑中心凹的颞侧，只是距离减小了很多，严格来讲这时候 C 物体在视网膜上的成像位置还未完全对应，但大脑却认为物体在网膜上的成像已对应，从而将物体看成一个，而非复视。这说明视网膜的对应并非点对点的精确对应，而是一种点对区域的模糊对应。正是由于这种点对区的对应，使视界圆周内外的有限距离处物体，在视网膜上形成的轻度水平分离物像，非但不产生复视，而且这种轻微的差异反而是形成立体视觉的生理基础。视网膜上能将轻度水平分离物像产生立体视觉的区域就是 Panum（帕努姆）区，Panum 区域投射到外界空间形成 Panum 空间。此距离在正前方较小，周边部较宽，这个距离称为 Panum 空间（图 2-2-10），位于 Panum 空间内的物体将被感知为立体的单一印象，而超过此空间的物体将被感知为两个，出现复视现象。

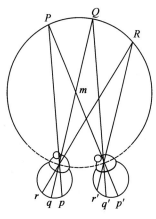

图 2-2-9　双眼单视圆

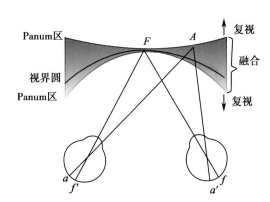

图 2-2-10　Panum 空间

由于 Panum 区的存在，使外界注视物体在视网膜上形成的轻度物像分离，注视物在一眼黄斑中心凹成像，而在另一眼却成像在 Panum 区内但在中心凹之外，形成注视视线的差异，即视差。视差分为水平视差和垂直视差，水平视差可形成立体视觉，垂直视差不能形成立体视觉；根据两眼视线在注视物平面的差异分为交叉视差和非交叉视差。对于交叉视差，指患者的两眼视线在注视物体稍前方聚焦，患者感觉被观察物体移近；对于非交叉视差，指患者的两眼视线在注视物体稍后方聚焦，患者感觉物体距离较远。因此，视网膜上 Panum 区的存在导致水平视差的产生，是立体视觉产生的基础。

立体视觉的存在可以赋予很好的空间定位感，许多职业要求有良好的立体视觉，如驾驶员、飞行员、画家、雕塑家以及从事机械精细加工和微电子的人员等，不同职业、不同工种对立体视觉的要求也不同，在某些职业选择中具有重要的意义。而且在眼科临床中，对斜视、弱视、屈光不正、视疲劳和某些眼病的矫正与治疗中也是重要的检查项目，用以判断视觉功能的高低。

三、立体视觉检查方法

立体视觉检查的目的是判断双眼辨别空间物体的大小、前后距离、凹凸、远近的功能，即检查人眼对外界物体三维空间的辨别能力。立体视觉检查包括立体视锐度（两眼能够正确判断深度的最小差异）、交叉视差和非交叉视差三项指标的检查。

立体视觉检查方法主要有多尔曼深视觉计、立体镜、同视机、综合验光仪，以及随机点立体图、立体视觉检查图等。目前常用的有综合验光仪、Titmus 立体视觉检查、Frisby 立体视觉检查、随机点立体图检查。

（一）综合验光仪检查

1. 综合验光仪上的立体视觉检查视标组成（图 2-2-11） 上下方分别为两条纵向排列的等长的短线视标，两者中央部为一点状视标。检查时需配戴偏振片方可进行，左眼通过偏振片只能看到上方左侧的短线和下方右侧的短线以及中央的点状视标（图 2-2-12），右眼通过偏振片只能看到上方右侧短线和下方左侧短线以及中央点状视标（图 2-2-13）。由于中央的点状视标能同时被左右眼感知，所以可促发融合的产生，被称为"融像锁"。双眼同时通过偏振片注视中央的圆形视标，产生充分的融合。两眼分别所见的形状相似，但存在着轻微的视差，双眼同时注视时上方两条短线呈散开趋势，感觉上呈单线凹陷远移，下方两条短线呈聚集趋势，感觉上呈凸起近移，故形成上方单一线段远移，圆形点状视标位于中央，下方的单一线段近移的立体现象（图 2-2-14）。

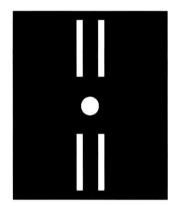

图 2-2-11 立体视觉检查图表

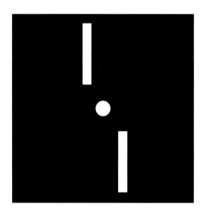

图 2-2-12 左眼所见

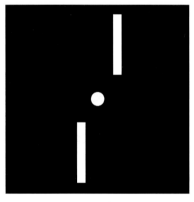

图 2-2-13 右眼所见

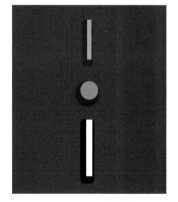

图 2-2-14 立体感觉图

2. 检查原理分析 如图 2-2-15 所示，上下方 4 条线段和中心的融像锁处于同一平面，但中心的融像锁，为双眼共同所见，可同时分别落在两眼的视网膜黄斑中心凹（F）处，其他四条线段，由于有偏振片的作用，两眼只能各见上下两条，上方左侧的线条仅被左眼所见，落在左眼黄斑中心凹的鼻侧，上方右侧的线条仅被右眼所见，落在右眼黄斑中心凹的鼻侧；下方左侧的线条仅被右眼所见，落在右眼黄斑中心凹的颞侧，下方右侧的线条仅被左眼所见，落在左眼黄斑中心凹的颞侧。根据视网膜向对侧空间投射的特性，上方的两条线分别落在左右眼视网膜黄斑中心凹鼻侧，向注视物颞侧空间投射，投射点相交于 A 点，落在融像锁之后，形成非交叉视差，感觉物体较融像锁远移。下方的两条线分别落在左右眼视网膜黄斑中心凹颞侧，向注视物鼻侧空间投射，投射点相交于 B 点，落在融像锁之前，形成交叉视差，感觉物体较融像锁近移。

不同的综合验光仪上，立体视觉视标虽有不同，但原理均源自视差原理，不同大小的视差形成不同远近距离的立体视觉。

（二）Titmus 偏振光立体图检查

Titmus 立体视觉检查方法可以说是现行最普遍的临床测量方式，用于检查近距离立体视觉。如图 2-2-16 所示，检查图的面板由不同视差的图形组成，被检查者必须配戴偏光眼镜起到局部双眼分视的作用，检查距离为 40cm，被检查者配戴偏振光眼镜，使两眼视线稍加分离，形成视差，观察图形变化，即可以得知立体视觉情况。

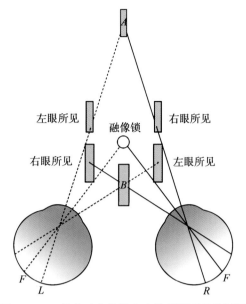

图 2-2-15　综合验光仪检查立体视觉原理分析图

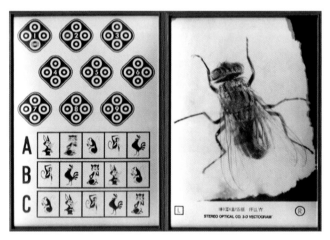

图 2-2-16　Titmus 偏振光立体图

视标主体分为三部分，其最大测定范围可达到 3 000″，对婴儿、1 岁以内和立体视觉尚未发育良好的幼儿检查很有帮助。根据设计图形可以测定大小不同的立体视觉阈值：

第一部分为立体苍蝇检查，用于定性检查，有立体视觉者，视苍蝇明显浮起于参考面，无立体视觉者则无法察觉立体苍蝇浮现，通常多是因为年龄太小（3 个月内新生儿）、无辨识智力或总值立体视觉缺乏。其他图案用于定量检查。

第二部分包括 3 列动物图形，每一列内有 5 只动物，令患者指出每一列中立体凸起的动物，并请尝试用手指头将其压下去，这部分对于 2 岁以上的儿童检查很有帮助，一般如果能完全辨认，其立体视觉标准已达 100″。

第三部分为 9 组菱形图案，每组 4 个圆圈，每个里面均有一个圆圈与其余不同，因形成不同锐度的视差，而被感知浮起，有立体视觉者很容易识别出来。根据各组编号的图案原设计的视差角度大小不同，即可测出其阈值，号数越大，视差角越小：1 号图案视差为 800″，7、8、9 号图案的视差分别是 60″、50″ 和 40″，能识别出 1～6 号图案时，表明有周边立体视觉，能识别出 7～9 号图案时，表明有中心立体视觉。如果患者能完全辨认所有菱形图里浮现的圆圈，其立体视觉为 40″，显示已具正常立体视觉功能。

在检查过程中，当配戴偏振光眼镜正置观察图标时，将会观察到菱形图案中第 1 组中的下方圆圈与其他三个圆圈不同，有向上凸起的立体感。而裸眼观察，发现下方的圆圈由两个圆圈左右相叠而成，戴上偏振眼镜后，右眼仅看到左侧的圆圈，左眼仅看到右侧的圆圈，两眼视线在注视平面前发生交叉，形成交叉视差，双眼看到的现象则是形成浮起的立体感；此时把观察图表旋转 180°倒置观看，配戴偏振眼镜的右眼将看到右侧的圆圈，左眼将看到左侧的圆圈，两眼视线在注视平面后发生交叉，而在注视平面前方未交叉，形成非交叉视差，此时双眼观察，会发现该圆圈形成下沉、远离的立体感；此时若将观察图表转 90°，垂直放置观察，由于左右眼所见的圆圈处于垂直位，形成垂直视差，却发现立体感消失。可进一步理解：垂直视差不能形成立体视觉；水平视差可以形成立体视觉；水平交叉视差可形成物体近移的立体感，水平非交叉视差形成物体远移的立体感。

Titmus 立体图使用方便，患者也易于理解，学龄前儿童能顺利通过检查，但含有单眼线索，易记忆，重复性差，屈光参差及小角度内斜视患者一般都能通过该检查，假阴性率高，准确性差。

（三）随机点立体图检查

1962 年，美国贝尔实验室信息科学家 Julesz 研究发明的随机点立体图（RDS），是立体视觉检查方法划时代的革命和里程碑，使人亲身体会到水平视差引起深度感知这个事实。他将立体视觉分为两大类：整体立体视觉与局部立体视觉。

整体立体视觉（global stereopsis）是由随机点图所得到的有关形状和运动的深度感知能力，与精细视差有关，也称为中央立体视觉。而局部立体视觉（local stereopsis）是处理轮廓图形局部特征的双眼视差信息的能力，受粗略视差操纵，也称为非中央立体视觉。前者主要感知小视差和融合图像，是在对高度特异图形进行匹配的过程中产生的一种感觉；后者主要感知大视差和复视图像，是在对非高度特异图形的匹配过程中产生的一种感觉。

整体立体视觉的视差基元由乱点组成，没有空白区，上千个点，每个点都有视差，视差信息量多，具有整体性；没有任何单眼线索，双眼视差单一化、含金量高，犹如密码图，无法猜测，没有假阴性。局部立体视觉的视差基元由线条组成，有大片空白区，视差信息量少，有局限性；有单眼线索和暗示信号等人为心理因素的成分，能被猜测，有假阴性的概率。

与 Titmus 立体图相比，随机点立体图（图 2-2-17）没有任何单眼线索，双眼视差巧妙的被隐藏在一片混沌的乱点中，如同密码图，根本无法猜测，能精确测定高级的整体立体视觉，客观评估双眼视觉。大量的研究表明，随机点立体图检查立体视觉正常率均低于 Titmus 立体图，而立体盲的检出率随机点立体图高于 Titmus 立体图。这些优势可能与 RDS 立体视阈值较高有关。

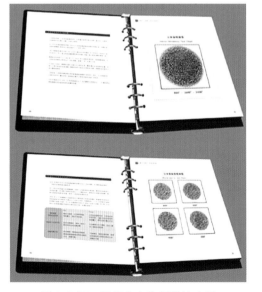

（四）Frisby 立体图检查

Frisby 立体视觉检查图是目前最精确最高端的立体测试卡，无须配戴红绿眼镜或偏振光眼镜即可进行测试。适用于低龄（6 个月至 3 岁）儿童，学龄前、学龄期儿童及成人、语言障碍、智障者。

Frisby 立体视觉检查图由三块厚度不同的立体测验板组成，每块立体检测板均印有四幅图案，其中一幅图案为立体图（图 2-2-18）。

图 2-2-17　随机点立体视觉检查图

2-2-3 日-视频一测

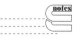

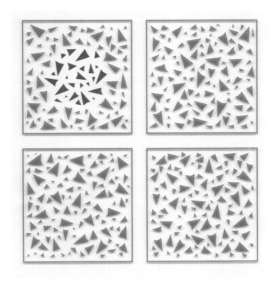

图 2-2-18　Frisby 立体视觉检查图

实训 3　立体视觉检查

立体视觉是双眼视的最高级表现,是双眼识别空间物体的大小,前后距离、凸凹、远近的视功能。立体视觉又分为周边立体视觉和中心立体视觉。立体视觉的形成是由于双眼视差的存在,特别是双眼视网膜影像间的水平视差的存在。人眼能辨别的最小视差称为立体视锐度,立体视锐度可用视差角来表示(一般为秒,″)。正常人立体视锐度为 5″～10″。

通过本次实训,学会使用综合验光仪、Titmus 立体视觉检查、Frisby 立体视觉检查、随机点立体图检查等方法对患者的立体视觉功能进行检查和评价。

一、实训目的

1. 熟悉立体视觉检查的常用物品及其主要性能。

2. 掌握立体视觉检查的操作步骤及注意事项。

二、实训步骤

(一) 综合验光仪检查

1. 操作前

(1) 环境准备:低照度视光实训室。

(2) 用物准备:综合验光仪 1 台、视力表投影仪 1 台。

(3) 检查者准备:穿隔离衣、戴口罩及帽子,清洗双手。

(4) 被检者准备:坐于综合验光仪座椅上。

2. 操作步骤

(1) 双眼状态为裸眼,如有屈光不正应在屈光矫正后将矫正镜片置于双眼视窗。

(2) 双眼视孔置入偏振镜片,右眼视孔内置辅助镜片调整为 135° 偏振滤镜,左眼视孔内置辅助镜片调整为 45° 偏振滤镜。

(3) 开启并投射立体视觉视标。

(4) 嘱被检者双眼注视中心圆形点状视标。

(5) 嘱被检者分辨上方短线是否凹陷,下方短线是否凸起,并根据被检者的报告对其有无立体视功能以及立体视功能的好坏进行粗略的判断。

3. 操作后

(1) 认真核对并记录检查结果。

(2) 整理用物。

4. 注意事项

（1）可以对有无立体视功能以及立体视功能的好坏进行粗略的判断。

（2）对被检者的立体视锐度不能精细定量。

（二）Titmus偏振光立体图检查

1. 操作前

（1）环境准备：低照度。

（2）用物准备：Titmus偏振光立体图1册、偏振眼镜1副。

（3）检查者准备：穿隔离衣、戴口罩及帽子，清洗双手。

（4）被检者准备：屈光不正者戴矫正眼镜。

2. 操作步骤

（1）被检者取坐位，戴偏振眼镜，观察正前方40cm处检查图片，保持视线与图片垂直。

（2）用第①组立体苍蝇图片检查，若不正确则结束检查，若能正确识别，则继续根据被检者的年龄和认识能力选用第②、③组图片。

（3）对于4岁以下儿童和不能识别第③组图片者，一般选用第②组动物图片，要求被检者辨认每排凸起的一个小动物，记录相应图片对应的视差值。

（4）对于4岁以上儿童和能识别第③组图片者选用第③组菱形图案图片，让被检者依次辨认9幅图中的凸起圆圈，直至能正确辨认到最后一幅图片，得出相对应的立体视锐度值。

（5）检查一遍后，把图案倒转方向，原来的交叉视差变为非交叉视差，突起的图案变成凹陷的图案。若把图案旋转90°，水平视差消失，则立体感消失，若受检者的答案随以上变化而变化，则说明其有立体视觉，记录其相应数值，否则可判定为无立体视觉。

（6）正常值范围：正常值≤100″，部分正常4岁儿童的立体视锐度可达40″。

3. 操作后

（1）认真核对并记录检查结果。

（2）整理用物。

4. 注意事项

（1）Titmus有三类图，能定性、定量，使用方便。

（2）只能测定低等粗放的局部立体视觉，不能测定高级的智能整体立体视功能。

（三）随机点立体视觉检查

随机点立体视觉检查图由五部分组成。第一部分和第二部分可作为立体视觉筛查，第三部分可用于儿童弱视筛查，第四部分可检查立体视锐度，第五部分是不同质地对立体视觉的影响。

1. 操作前

（1）环境准备：自然光线。

（2）用物准备：随机点立体视觉检查图1册、红绿眼镜1副。

（3）检查者准备：穿隔离衣、戴口罩及帽子，清洗双手。

（4）被检者准备：屈光不正者戴矫正眼镜。

2. 操作步骤

（1）被检者戴红绿眼镜，红色在右，绿色在左。

（2）被检眼与随机点立体图的距离为40cm，双眼同时看图。

（3）检查者询问被检者观察到的结果

1）有正常立体视觉的人会看到图形浮在背景之上（交叉视差），如果将滤色眼镜反转配戴，则图形沉于背景之下（非交叉视差）。

2）立体视觉异常的患者，可能在观察某一部分的图形时，看不出图形图案。

3. 操作后

（1）认真核对并记录检查结果。

（2）整理用物。

4．注意事项

（1）用双眼同时看图，注意力要集中。

（2）每人对图的反应速度快慢不一，快的立即可见，一般的 10 秒左右，慢的则需要 3 分钟以上。

（四）Frisby 立体图检查

Frisby 立体视觉检查图由三块厚度不同的立体测验板组成，每块立体检测板均印有四幅图案，其中一幅图案为立体图。

1．操作前

（1）环境准备：自然光线。

（2）用物准备：Frisby 立体视觉检查图板 3 块。

（3）检查者准备：穿隔离衣、戴口罩及帽子，清洗双手。

（4）被检者准备：屈光不正者戴矫正眼镜。

2．操作步骤

（1）筛查：将 6mm 厚的检测板放在被检者面前，嘱其观看并指出四幅图案中哪一幅图案是凸出的或是凹陷的。

（2）检查

1）从 1mm 厚的检测板开始，嘱被检者指出检测板上四幅图案中的立体图，如被检者的立体视功能正常，则能快速且准确的辨认出这幅图案，并能说出是凸起的还是凹陷的。

2）如辨认不出可更换 3mm 厚或 6mm 厚的检测板，直至被检者能很快并准确辨认或不能辨认为止。

（3）判断结果：如被检者能在 80cm 范围辨认出 1mm 厚的检测板中的立体图，其立体视敏度为最高（15″）；如被检者在 30cm 范围内辨认出 6mm 厚的检测板中的立体图，其立体视敏度为最低（600″）。

3．操作后

（1）认真核对并记录检查结果。

（2）整理用物。

4．注意事项

（1）用双眼同时看图，不需要配戴特殊眼镜。

（2）操作简便，图案直观，适合各年龄段的人进行检查。

任务 4　对比敏感度检查

 学习目标

知识目标

1．掌握：对比敏感度的概念。

2．熟悉：正常对比敏感度曲线的意义。

3．了解：对比敏感度的测量原理。

技能目标

1．能对被检者正确进行对比敏感度检查。

2．能够绘制对比敏感度曲线。

一、对比敏感度概述

人眼的视觉功能不仅包括视力表视力，还包括视觉系统对所视物体与其背景的亮度差的分辨能力。常规的视力检查是检测眼的分辨能力，而对比敏感度是测量眼对照明对比度的敏感性。临床上，视力表视力通常在高对比度下测量眼的分辨能力。在日常生活中，存在着不同对比度的情况，人眼需要分辨高对比度的物体，也需要分辨低对比度的物体，后一种分辨能力则称为对比敏感度。

从视力的角度将空间频率和对比度归结为影响物体识别的两个参数。所谓空间频率是指1度视角所含条栅的数目（周数），单位为周/度（c/d）；对比度就是物体亮度和该物体背景亮度的关系。

对比度=（视标照明−背景照明）/（视标照明＋背景照明），即

$$contrast = L_{max} - L_{min}/L_{max} + L_{min}（对比度）$$

其中，L_{max} 为视标最大亮度；L_{min} 为背景最小亮度。

对比敏感度定义为视觉系统能觉察的对比度阈值的倒数。对比敏感度=1/对比度阈值。人眼所能识别的最小对比度，称为对比敏感度阈值。对比度阈值低，则对比敏感度高，则视觉好。

通常用对比敏感度曲线来表示对比敏感度功能。将不同空间频率作为横坐标，将对比敏感度作为纵坐标，对于一定的空间频率，可检测出其相应的对比敏感度。测定人眼对各种不同空间频率的图形所能分辨的对比度，得出对比敏感度函数（CSF）曲线（图2-2-19）。

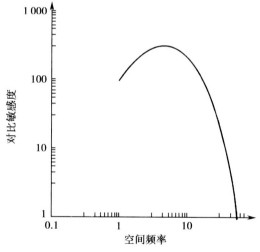

图2-2-19　对比敏感度函数曲线

二、对比敏感度视力的测量

1. 对比敏感度视力表的视标　对比敏感度视力表的视标通常由一系列不同频率和不同对比度的黑（或灰）白条纹组成（图2-2-20）。高对比度的黑白条纹称为方波或Foucalt条纹（图2-2-21）；如果边缘模糊而对应白色背景的黑灰色条纹称为正弦波条纹（图2-2-22）。正弦波是组成任何图形的基本元素，而方波只是正弦波的一种特殊形式。

2. 测量对比敏感度的方法　主要有两种方法，一是保持空间频率不变，测定主观判断刚能看到某个空间频率图形的对比度阈值，通常使用正弦条纹图的方法，条纹的明暗变化呈正弦曲线，明暗之间逐渐移行。当对比度低于此阈值时，条纹间隙即成为一片均匀的灰色，人眼就不能分辨出条纹来。二是保持对比度不变。测定能辨识的空间频率的阈值，采用的是方形条纹，条纹的明暗之间截然分明，无移行区。

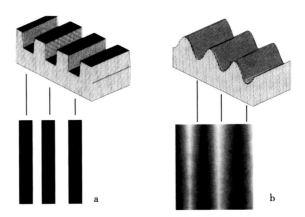

图 2-2-20　方波光栅条纹 a 和正弦波光栅条纹 b

图 2-2-21　方波光栅条纹

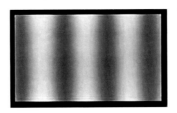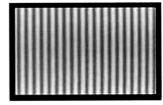

图 2-2-22　正弦波光栅条纹

在进行对比度视力测量时,必须先行屈光不正的矫正,否则会由于视网膜像离焦效应,像的对比度与物体对比度反转,像的暗区转为亮区,亮区转为暗区,引起假性分辨力。

3. 对比敏感度检查

(1) F.A.C.T™ 视力表(图 2-2-23):用 F.A.C.T™ 对比敏感度进行视力测量时,对比敏感度视力表被充分照明(85~120cd/m²)。被检者屈光不正状态被完全矫正。先测右眼,后测左眼。

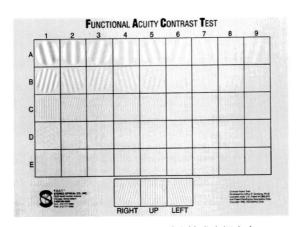

图 2-2-23　F.A.C.TTM 对比敏感度视力表

远距离测量时被检者取站位,检查距离为 3m。向被测试者介绍测量方法,要求其理解视标的形态和辨认的方式,要求其判断图中的条栅视标是向右、向左还是向下。遮盖非受检眼,嘱受检者从低频率 A 行开始,从 1 至 8 逐个辨认视标条纹的方向,直至无法辨认,在记录纸上的 A 纵行上标示视标的号码。以同样方法从 B 行进行,然后 C 行,直至 E 行。然后测另一眼。

近距离测量时被检者坐位,被检者将颌固定在颌托上,距离视标 40cm。其他同远距测量。

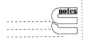

在如图 2-2-24 所示记录表格中相应位置记录下每排最后回答正确的一个光斑。对每一个对比敏感度水平所标记的光斑都要用线连接起来。将测试结果登记在记录表上。对记录的结果进行评估。

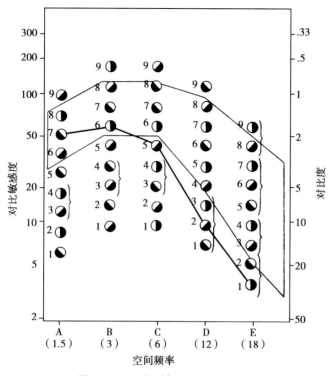

图 2-2-24　对比敏感度视力记录表

异常的对比敏感度曲线是这样定义的：被检者的曲线不在记录表格中的正常范围（灰色区域）；或被检者两眼曲线的差值在任意某一频率相差两个以上光斑；或被检者两眼曲线在一个或几个相邻频率的差值相差一个光斑。

（2）对比度差异视力表（图 2-2-25）：由王光霁等设计的对比度差异视力表，大小为 45cm×45cm，由四张不同对比度的视力表组成（图 2-2-25），从右至左依次为图 1、2、3、4。图 1、2、3 视标为黑色，背景为白色，对比度分别为 90%、15% 和 2.5%，其对比度以几何级数递增，比值为 6。在图 4 中，视标为白色，而背景为黑色，恰与图 1 相反，而对比度相同，为 90%。由于图 4 有较大面积的黑色背景，所以比图 1 产生的眩光要小。每图中共有 13 行视标，其大小也以几何级数递增，比值为 1.258 9。对比度和空间频率平均以几何级数变化，而其记录用算术级数，这符合 Weber 和 Fechner 的生理规则。每行的视标之间的间距也等于上下视标大小的几何平均值。检查方法与通常视力检查相同。

检查时，室内照明明亮。被检者屈光不正状态被完全矫正。先测右眼，再测左眼。被检者坐于距视力表 3m 距离。测量次序由图 1 至图 4，视标由大至小，直至被检者不能正确读出最小行的两视标为止，尽量鼓励被检者读出下一行小视标。

对比度差异视力表记录表如图 2-2-26 所示。以某一被检者的记录示例，右眼能读出 2-2-25 中图 1、图 4 的第 12 行视标，图 2 的第 11 行和图 3 的第 8 行，连接记录表上对应的 12，11，8 即获得右眼的对比敏感度；左眼能读出图 1、图 4 的第 11、12 行视标，图 2 的第 10 行和图 3 的第 6 行，连接记录表图 2-2-26 上对应的 11，12，10，6 即获得左眼的对比敏感度。

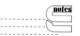

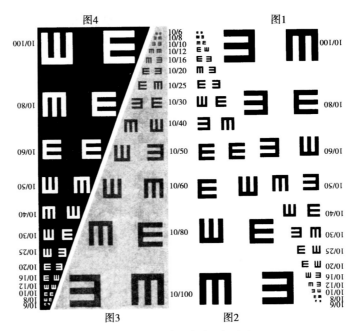

图 2-2-25 对比度差异视力表

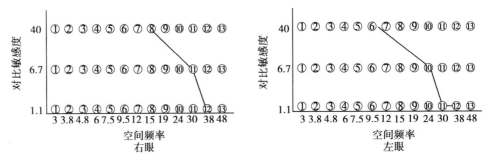

图 2-2-26 对比度差异视力表记录表及其表达

正常的对比敏感度是眼球光学对比敏感度和神经视网膜系统的对比敏感度的综合，因此眼球任何部分的光学变化或神经视网膜系统的变化均可引起 CSF 曲线的变化。视网膜神经系统的病变一般表现为低频段对比敏感度曲线下降，角膜等眼屈光介质的病变一般表现为高频率段对比敏感度曲线的下降。

三、对比敏感度的影响因素

影响对比敏感度的因素很多，其中，眩光、年龄、瞳孔直径、空间频率、屈光状态等五个因素最为主要。

1. CS 与眩光的关系　眩光是指当眼睛面对耀眼的光线时，视网膜的敏感性全部或部分降低，从而影响眼睛对目标分辨能力的一种现象，由杂射光在眼内散射所引起。眩光主要分为三种：①失能性眩光；②不适应性眩光；③光适应性眩光。

失能性眩光是因为外眩光光源引起的视功能降低，常见的例子是由光照在脏的挡风玻璃上而产生的视力丢失。不适应性眩光是在亮光情况下不舒服感觉，与一直看固定的高亮度区域有关，比如在很亮的阳光直接照射的情况下看书，这种不适感觉可以通过视觉逃避而避免视力丢失。光适应性眩光是当你从暗环境到亮环境的感觉，视力下降，这是因为眩光源的余像产生中心暗点，当眩光源移开时还依然存在，这种眩光是由于光感受器的光适应，当患有黄斑疾病时将很明显。

116

在亮环境中，有眩光状态下的对比敏感度值（CS）大于无眩光症状时，可使人眼的对比敏感度值升高。在暗环境下，视网膜对比敏感度值（CS）降低明显，最终造成人眼的分辨能力下降。"眩光"可使眼睛分辨所有空间频率目标的 CS 值降低，无眩光状态下的检测到的 CS 值大于有眩光状态时。

　　2. CS 与瞳孔直径的关系　瞳孔大小直接影响视网膜的亮度和视网膜像的清晰程度，从而影响 CS 值。目前研究认为，瞳孔直径小于 2.5mm 时，入射光线在瞳孔缘产生的杂散光将干扰视网膜成像质量，降低 CS。当瞳孔直径过大时，人眼像差增加，也干扰 CS。

　　3. CS 与空间频率的关系　正常人眼的对比敏感度函数图形呈倒 U 形，处于中间的空间频率时最高。一端的"低频区"主要是反映视觉对比度情况，另外一端的"高频区"主要反映视敏度情况。而中间的空间频率区则较为集中反映了视觉对比度和中心视力的综合情况。正常人眼的中间频率区对比敏感度值（CS）较高是因为人眼的视觉系统活动主要依赖于 CSF 中频区所决定的。在高空间频率端，曲线外推与轴交于一点，表明只有在对比度为 100% 时，正弦波条栅才能被人眼分辨出来，这一点对应视力表视力。所以视力表仅仅是 CS 曲线上的一点，CS 比视力能更为全面客观地评价视功能。

　　4. CS 与屈光状态的关系　弱视眼的视力低下，首先表现在低频 CS 下降，视力的康复过程也首先表现为 CS 的增加，随后才有视力的增加，对弱视的早期诊断很重要。对比敏感度对于微小的屈光不正引起的视觉异常非常敏感，高度近视眼随着近视度数的增加 CS 异常明显。

　　5. CS 与年龄的关系　3～5 岁儿童的 CS 值接近成人，但各空间频率均稍低，随着年龄的增加，CS 不断增加，从 40 岁左右又开始下降。CSF 曲线的峰值随着年龄的增长由高频向低频方向"移动"。

四、对比敏感度的临床应用

　　CS 能更全面地评估视觉系统的形觉功能特点，是一种新的形觉功能定量检查方法。在视觉系统的心理物理学和电生理学研究中占有重要地位，而且其检查有助于认识到某些疾病的视觉异常，从而有利于其诊断。

　　1. 屈光不正　轻度的屈光不正在高空间频率时其 CS 下降，随着屈光不正程度的增加，中或低空间频率时的 CS 也下降，过矫眼比正视眼，未矫正眼比矫正眼的 CSF 均有降低。高度近视眼即使矫正视力良好，但其 CSF 曲线在高频区明显下降。

　　对比敏感度的测定可用于因为镜片老化而引起的视功能影响程度的评估。对于判断配戴的角膜接触镜配适评估及是否需要更换镜片有帮助。配戴软镜后的残余散光可导致 CSF 曲线在高频区下降，配戴时间较长的角膜接触镜蛋白沉淀和镜片表面的磨损会引起 CSF 曲线的下降，降低角膜接触镜的视觉质量，应及时予以更换。

　　2. 白内障　白内障是指各种原因引起的晶状体混浊。混浊的晶状体会引起光线散射到视网膜上，降低像的对比，引起视觉变暗。评估白内障患者视觉时经常会发现，患者主诉视物不清楚，但用高对比度的视力表检查时很多白内障患者的视力很好。

　　用对比敏感度检查时发现，各种类型的白内障的不同阶段，CSF 曲线均有所降低。在白内障早期视力无明显下降时，即可表现为 CSF 曲线的低、中频受损。当白内障发展到成熟期，视力下降明显的，CSF 曲线的低、中、高频均降低。

　　对比敏感度可用于白内障术后视力的评估，尤其对于术前视力 0.8 或以上的患者来说，术后视力提高不多，对比敏感度的检查更有意义。同时，对比敏感度检查可以用于不同的人工晶状体、不同手术方式对白内障患者的视功能改善的比较。

　　后发障的早期，视力下降不明显时，对比敏感度下降。对比敏感度检查是确定后发障行 Nd：YAG 激光晶状体后囊膜切开手术时机和评价手术疗效的有效标准。

3. 视神经疾病　对比敏感度检查对视神经疾病的早期发现具有重要的实用价值。视神经炎急性期 CS 下降显著，随着病情的好转，CS 可恢复，但多数基本恢复后 CS 仍异常。

4. 弱视　所有的弱视患者均有 CS 的缺损，但不同原因所致的弱视其 CS 改变不同。其中斜视性弱视只表现为高空间频率上的 CS 下降，但 CS 的下降与视力下降程度并不一致。屈光参差性弱视在各空间频率上的 CS 均下降，其下降与视力下降程度基本平行。形觉剥夺性弱视的 CS 在低空间频率上大致正常，而其他空间频率则下降。

CS 的测试还可以用于弱视的治疗。视觉刺激仪，利用反差强、空间频率不同的条栅作为刺激源刺激弱视眼来提高视力，并不断转动条栅使弱视眼的视细胞在各个方向上都能接受不同空间频率条栅的刺激。这种视觉刺激疗法，可以使视力明显恢复，而且平时不用遮盖，容易被患者接受，方法比较简便，疗程又短，特别对那些中心凹注视的轻、中患者，双眼性屈光不正性弱视效果最好。

5. 黄斑部疾病　年龄相关性黄斑变性者，CSF 在所有对比度均下降，表明神经系统在高、中、低对比度的各频率均受损。有报道视力正常的老年黄斑变性也有 CSF 的异常，单眼黄斑变性的对侧眼约有 1/4 出现 CSF 下降，提示 CSF 是检查早期老年黄斑变性视功能改变的较有效的方法，可能成为该病的亚临床诊断方法。各种黄斑病变均有 CS 的下降。中浆病的 CS 受损主要在高频区，峰值左移，且低于正常值，在其视力正常或接近正常时，CS 就低于正常，严重时低空间频率也下降。

6. 视网膜病变　糖尿病视网膜病变是糖尿病的严重并发症之一。糖尿病患者早期的血管损害引起的相关的视觉丧失可以通过对比敏感度检查而被发现，即使患者的视力是 1.0 或以上。在糖尿病出现眼底改变前，已有部分 CS 下降。糖尿病视网膜病变早期只表现为低、中空间频率 CS 的下降，当黄斑受累时，才普遍都下降。网脱术后中高空间频率的 CS 下降，病变严重时，低空间频率上也下降。眼球钝挫伤时即使视力正常，其他检查也无异常，仍有部分患者的 CS 持续异常。在视网膜震荡时整个 CS 均下降，尤以高空间频率为明显。

7. 高眼压症和青光眼　高眼压是代表正常人眼压分布曲线的高限，应该无视盘和视野的损害，但经大量的 CS 检查发现，即使视盘和视野常规检查正常，其 CS 也会明显改变，CSF 曲线尤其是高频区明显低于正常。

各种类型的青光眼，即使中心视力≥1.0，CSF 曲线也有明显下降，尤其是高频区最先受累。对比敏感度下降先于视盘和视野损害。比视力表检查更加敏感地反映了青光眼的病程变化。

8. 角膜屈光手术　对比敏感度检查是评估准分子激光手术效果的重要检查之一，对激光手术后的被检者进行对比敏感度测试可以有效评估手术后的视觉质量。如果屈光手术未能完全矫正屈光不正，其术后的 CS 曲线与屈光不正相似。准分子激光角膜屈光手术后短期内因为角膜组织反应和水肿等原因，CS 呈下降趋势，主要是中、高频区，被检者的视觉质量低于正常。但多数在术后 1 个月至 1 年对比敏感度恢复正常水平。

CS 的下降除了与术后早期发生的角膜水肿有关之外，准分子激光的切削直径和瞳孔大小也对对比敏感度有很大影响。由于在夜间瞳孔会放大，放大的瞳孔超过切削区，光线通过角膜切削区域的边缘进入眼内，视觉质量会受到很大影响，造成对比敏感度下降，产生眩光等症状。对比敏感度的下降与治疗前的近视度数和光学切削区有关，原来的度数越高，光学切削区越小，治疗后中央和周边角膜弯曲度相差就越大，对比敏感度下降越明显。

通过 CS 检查可以全面、客观、敏感地反映被检者的视功能状态，对于部分被检者术后虽裸眼视力≥1.0 却主诉视物模糊的现象进行及时、有效的诊断。

因此检查对比敏感度有助于早期发现与视觉有关的眼病和障碍，也可用于视觉疾病的

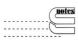

鉴别和病情的监视、准分子激光手术前后效果评估，以及白内障复明手术的预后判断。

CSF 具有的高度敏感性是许多其他检查所无法比拟的，但它的低特异性决定了其在眼科临床上尚需与其他检查相结合，而且对于其临床应用尚有待于进一步深入研究。因此，我们不能期望 CSF 测量可以诊断特定的眼病，CSF 不是诊断某些眼病的特殊方法。

实训 4　对比敏感度检查

1. F.A.C.T™ 对比敏感度测量

（1）准备：对比敏感度视力表被充分照明（85～120cd/m²）。被检者屈光不正状态被完全矫正。先测右眼，后测左眼。

（2）步骤

1）远距离测量：①取站位，检查距离为 3m。②让被检者阅读检测表下方的视标模式，理解视标的形态和辨认的方式。③单眼测试，遮盖非受检眼，嘱被检者从低频率 A 行开始，从 1 至 8 逐个辨认视标条纹的方向是向左、向右还是向下，直至无法辨认出视标条纹的方向为止，在记录纸上的 A 纵行上标示视标的号码。④以同样方法从 B 行进行，然后 C 行，直至 E 行，并记录。然后测另一眼。

2）近距离测量：①坐位，被检者将下颌固定在颌托上，距离视标 40cm。②其他同远距离测量。

（3）记录和估计：在记录表格中相应位置记录下每排最后回答正确的一个光斑。对每一个对比敏感度水平所标记的光斑都要用线连接起来，可得到对比敏感度曲线。

2. 对比度视力测量（见图 2-2-27）

（1）准备：视力表；室内照明明亮；被检者屈光不正状态被完全矫正。

（2）步骤

1）先测右眼，再测左眼。被检者坐于距视力表 3m 距离。

2）测量次序为由图 2-2-27 中的顺序进行，视标由大至小，直至被检者不能正确读出最小行的两视标为止，尽量鼓励被检者读出下一行小视标。

（3）记录

任务5　眼球运动检查

学习目标

知识目标

1. 掌握：眼球运动中注视稳定性、扫视运动、追随运动和视动性眼球震颤的概念。

2. 掌握：注视维持、扫视运动、追随运动和视动性眼球震颤的检查方法与应用范围。

3. 了解：眼球运动异常的视觉症状。

技能目标

1. 掌握：注视稳定性检查的观察法。

2. 掌握：用 OKN 鼓进行视动性眼震的检查。

3. 掌握：扫视运动的大体观察法和 NSUCO 评分法。

4. 掌握：追随运动的大体观察法和 NSUCO 评分法。

5. 了解：DEM 方法和 VisagraphII 进行扫视运动的检查。

眼是知觉运动单位，知觉是输入部分，而运动是输出部分。运动系统的重要功能是：①通过将视野转入到注视的区域从而扩大观察范围；②将注视的目标投射在黄斑上使成像清晰并能维持；③双眼协调使得能形成双眼单视。在视觉系统的检查中，知觉（sensory）检查和运动（motor）检查是重要的两个部分。广义的眼球运动包括眼球转动、聚散、调节，眼睑运动、注视，扫视运动，追随运动，前庭眼反射和视动性眼球震颤，本节所描述的眼球运动主要包括注视、扫视运动，追随运动，对维持正常的视觉功能具有十分重要的意义，视动性眼球震颤也一并讲述。

人眼单眼的眼球运动异常可以提示严重的中枢神经系统疾病，也可以是功能性或发育性的问题。检查时发现有眼球运动异常，经常需要请神经科医生进行会诊以排除神经系统疾病。

眼球运动异常多数在近距离工作如阅读、写作、缝纫等出现视疲劳时发生，这种视疲劳往往随着用眼而加剧，随着休息缓解。研究表明：①眼球运动障碍可导致阅读能力低下；②有阅读障碍者，会出现随机的不熟练的眼球运动。尽管两者之间的因果关系有待进一步研究证明，但阅读不良者表现出来眼动异常确是不争事实，在临床无明显的屈光或眼病问题时，眼球运动的评估对包括阅读在内的近距离工作十分重要。

一、注视稳定性概述

注视稳定性（fixation stability）是指人眼维持注视方向稳定的能力，对于维持双眼视是至关重要的。良好稳定的注视依赖于良好的视功能和正常的眼球运动能力。任何影响视功能的疾病，包括黄斑区病变、弱视儿童、生理心理因素（注意力不集中、疲劳等）导致的视力下降，以及影响眼球运动的疾病，包括先天性眼球震颤、隐性眼球震颤、上斜肌功能亢进等，都会出现注视不稳定或注视异常。

注视功能包括扫视、追踪、前庭功能和聚散功能的综合评价，所有的被检者，除了年龄非常小、过度紧张、多动症和不能集中注意力的被检者都应能维持准确的注视。注视稳定性的检查方法主要是通过观察法进行，在视光入门检查或在遮盖检查时可同时进行注视稳定性的检查。

二、视动性眼震概述

视动性眼球震颤（optokinetic nystagmus，OKN）是一种非自主性的急动性眼球震颤，由视野范围内连续经过的注视目标诱发，包括最初平稳的眼球追随注视运动（慢相）和不能追随转动而产生的急骤的逆向性运动（快相）。传统上 OKN 反应被应用于粗略评估婴儿的视力。阳性的 OKN 反应表示视力等于或好于 OKN 鼓上条纹的频率。但需要注意的是，在视觉皮层受损的情况下 OKN 的阳性反应也还是能被引出的，并且阴性的 OKN 反应不能作为婴儿视力下降的决定性证据。

正常情况下被检者会发生和转动方向一致的平稳的眼球运动然后是一个反向的急骤的逆向运动。出现和上述情况相反的情况提示有先天性眼球震颤。在出生时，鼻侧到颞侧方向的运动会慢一些，在6月龄时会正常。

三、扫视运动的检查概述

当从一个目标转换注视到另一个目标时发生的快速注视性眼球运动称为扫视运动（saccades assessment）。扫视运动可在阅读时主动性产生，也可以是非自主性产生。一般扫视运动的幅度不会超过 15°，开始扫视运动前，每眼有一个 120～180ms 的潜伏期，在扫视运动过程中，视觉是被遮蔽的，直到运动结束，这有助于保持视觉的清晰。存在异常的扫视运动可以观察到运动的不准确，如果扫视运动超过相对应的注视目标称之为运动过度，反之则成为运动不足。正常的个体也会表现出一些运动不足，一般在扫视幅度的 10% 以内，可以通过矫正性的扫视运动来补偿。年龄（婴幼儿或老人），疲劳、药物或者是中枢神经系统的疾病等因素也会使快速扫视运动表现为不正常。临床上出现扫视运动异常时，如伴发自主同向运动受限，应注意神经系统疾病，如重症肌无力、血管疾病或肿瘤；许多被检者仅有功能性扫视问题，如注意力不集中、屈光不正未矫正等，与阅读障碍具有相关性。

扫视运动分为粗略和精细两种。临床上使用的大多数扫视运动检查是测量粗略扫视运动的。阅读涉及的是精细的扫视运动。有设备如 Visagraph 仪或眼追随运动器对于精细的扫视运动非常敏感，一般用于做扫视运动相关的研究。

四、发育性眼动检查概述

发育性眼动检查（developmental eye movement，DEM）由预检查卡和检查 A、B 和 C 卡组成，并有 DEM 评分表。A 卡和 B 卡是竖列排列的随机数字，而 C 卡是横向排列的随机数字。预检查确定被检者认识数字并能阅读后，要求被检者尽可能快和准确地读出 A、B 卡，并记录时间。然后尽可能快和准确地读出 C 卡，并记录时间和读错、漏读、错位读等。在读横行的 C 卡时要做扫视运动。记录结果是阅读竖列的时间，横行的时间，横行和竖列时间比和错误。将被检者的结果和正常值比较来判断被检者的表现，也可得到其表现在其相应年龄群中的百分比。该检查用于直接判断被检者眼动控制的级别，可评估精细扫视运动的准确性和速度。被检者的短时视觉记忆、注意力、空间感知等对于该检查的完成都有影响。

校正公式：校正时间=测试时间×80/（80−O+A），O 为遗漏错误数，A 为重复或添加错误数。

DEM 检查的四种临床表现：

Ⅰ型表现：水平行时间，垂直列时间和水平／垂直比都正常。

Ⅱ型表现：其特征为水平行时间延长，垂直列时间正常，水平／垂直比不正常，变大（百分比是低的）。该反应为典型的眼动障碍的表现。

Ⅲ型表现：垂直列和水平行时间均延长，超过正常值。如水平／垂直比正常表示时间延长是因为基线关系，表示对于被检者阅读数字有困难而非眼动功能障碍。

Ⅳ型表现：垂直列和水平行时间均延长，超过正常值，高水平／垂直比。该类型是Ⅱ和Ⅲ型的混合。表示被检者同时有自动性问题和眼动障碍。

五、追随运动的检查概述

追随运动（pursuit assessment）是眼注视一个移动物体的运动过程，能保持连续用黄斑注视物体。评估平稳追随运动可在单眼和双眼下进行。单眼的追随运动又称转动，双眼的称为协同转动。学龄儿童的追随运动缺陷大多由于发育不良、注意力不集中、缺乏训练等，成年人多为神经功能障碍，另外，药物、疲劳、焦虑等都会对追随运动有负面影响。

实训 5 眼球运动检查

一、实训目的

通过完成本节的实训，掌握眼球运动检查中注视稳定性、扫视运动、追随运动、视动性眼球震颤的检查方法，包括常用检查方法的环境、检查步骤和记录。

二、实训步骤

1. 实训准备

（1）注视目标（0.25 对数视力表视标、对应大小的图形视标或相应的小玩具均可）、遮盖器或眼罩、OKN 鼓。

（2）正常室内照明。

2．实训步骤

（1）临床常用眼球运动检查流程

1）注视稳定性检查：遮盖一眼，将注视目标呈现在被检者正前方40cm处，至少10s，记录注视维持时间。检查过程中，观察是否存在任何的眼球漂移和震颤，和其他运动行为的表现（如身体的其他运动、头动等）。如果发现注视不良，请被检者用手碰触注视目标并观察注视运动有无改善。检查单眼及双眼。

2）大体扫视运动检查：遮盖一眼，将两个相似注视目标（如字母视标、不同色彩球类玩具、笔灯等）放于被检者前方40cm，两视标分开25cm，指导被检者交替注视两个视标（可通过语言指导被检者，如"我说金色时，看金色小球，我说银色时，看银色小球"），分别将两视标于水平、垂直、对角线放置，重复让被检者交替注视两个视标。检查时不限制被检者头位及身体的运动（如"不要移动头部，看着视标"），记录注视过程中是否有注视转换、注视转换时间、注视准确性、是否存在头位及身体运动。检查单眼及双眼。

3）精细扫视运动检查（SCCO）：遮盖一眼，将两个注视目标水平放于被检者前方40cm，两视标分开20cm（距离中线各10cm），指导被检者交替注视两视标各10次。检查单眼及双眼。

4）追随运动检查：遮盖一眼，将注视目标水平放于被检者前方40cm，指导被检者将其看清楚。将视标以每秒30°的速度水平、垂直在身体中线移动，对角移动，顺时针和逆时针转动。每眼重复三次，然后进行双眼检查。如果存在功能不良，让被检者用手指接触视标或在双眼屈光矫正给予部分近附加，看是否能够改善表现。

（2）NSUCO扫视运动评估

1）遮盖一眼，将两个相似注视目标水平放于被检者前方40cm，两视标分开20cm（距离中线各10cm），检查者位于被检者面前。

2）指导被检者交替注视两个视标，检查时不限制被检者头位及身体的运动。至少进行5轮检查，按右眼、左眼、双眼的顺序进行上述步骤。

3）计分项目

能力：完成的轮数。

准确性：运动过度或不足。

头部运动的幅度：没有头部运动或者有明显的运动。

身体运动的幅度：没有身体运动或者有明显的运动。

（3）NSUCO追随运动评估

1）遮盖一眼，将注视目标水平放于被检者前方40cm，检查者位于被检者面前。

2）以20cm直径旋转注视目标，指导患者看着视标，并随着视标的移动而移动（"看着视标，跟着视标转圈。不要让你的眼睛离开视标"），顺时针和逆时针，至少两圈。按右眼、左眼、双眼的顺序进行上述步骤检查。

3）计分项目：①能力：追随运动的能力和维持追随运动的能力，完成的转动圈数。②准确性：重新注视的次数。③头部运动的幅度：没有头部运动或者有明显的运动。④身体运动的幅度：没有身体运动或者有明显的运动。

（4）视动性眼球震颤

1）遮盖一眼，OKN鼓置于被检者眼前40cm。

2）将OKN条纹转向垂直方向，指导被检者注视条纹，缓慢转动OKN鼓，先从鼻侧到颞侧方向，然后是颞侧到鼻侧方向。观察患者是否发生和转动方向一致的平稳的眼球运动然后是一个反向的急骤的逆向运动。是否有注视的丧失和不同条纹运动方向的非对称性（鼻侧到颞侧，颞侧到鼻侧的非对称性）。

3）在垂直方向重复上述检查步骤（此时条纹的方向为水平）。

4）按上述步骤分别检查单眼。

5）去除遮盖，在双眼同时视的情况下，重复水平和垂直方向的检查。

三、记录

常用结果：

1. 注视稳定性评分

（1）4+：10s以上。

（2）3+：5s以上。

（3）2+：5s以下或需要辅助（如身体补偿运动，需要本体感觉参与等）。

（4）1+：注视一直不稳定。

2+及以下提示存在异常。

2. 大体扫视运动　评估是否存在：

（1）扫视不准确（过度或不足）。

（2）转换慢。

（3）运动过量出现面部运动。

（4）伴有头及身体运动。

3. 精细扫视运动

（1）4+：平稳且准确。

（2）3+：轻度不准确。

（3）2+：明显的运动不足，明显的运动过度或潜伏期延长。

（4）1+：潜伏期延长或不能完成任务。

2+及以下提示存在异常。

4. 追随运动

（1）4+：追随运动充分完全。

（2）3+：一次注视丢失。

（3）2+：两次注视丢失。

（4）1+：两次以上注视丢失。

2+及以下提示存在异常。

5. NSUCO扫视运动评估（表2-2-2，表2-2-3）

表2-2-2　NSUCO扫视运动评估

能力	
评分	观察
1	能完成1轮任务（交替看两个视标为1轮）
2	完成2轮任务
3	完成3轮任务
4	在一个方向完成追随运动2个完整圈，但在另一个方向没有完成2完整圈
5	在每个方向上都完成2完整圈
准确性	
评分	观察
1	明显的运动不足或过度
2	大到中度的运动不足或过度
3	持续的轻度的运动不足或过度
4	间歇的轻度的运动不足或过度
5	没有运动不足或过度

头部和身体的运动	
评分观察	
1	明显的头部（身体）运动
2	大到中的头部（身体）运动
3	持续的小的头部（身体）运动
4	间歇性的小的明显的头部（身体）运动
5	没有明显的头部（身体）运动

表 2-2-3　扫视运动通过标准

年龄/岁	能力		准确性		头部运动		身体运动	
	男	女	男	女	男	女	男	女
5	5	5	3	3	2	2	3	4
6	5	5	3	3	2	3	3	4
7	5	5	3	3	3	3	3	4
8	5	5	3	3	3	3	4	4
9	5	5	3	3	3	3	4	4
10	5	5	3	3	3	4	4	5
11	5	5	3	3	3	4	4	5
12	5	5	3	3	3	4	4	5
13	5	5	3	3	3	4	5	5
>14	5	5	4	3	3	4	5	5

6. NSUCO 追随运动评估（表 2-2-4，表 2-2-5）

表 2-2-4　NSUCO 追随运动评估

能力	
评分观察	
1	追随运动目标小于 1/2 圈
2	完成追随运动大于 1/2 但小于 1 完整圈
3	完成追随运动大于 1 但小于 2 完整圈
4	在一个方向完成追随运动 2 个完整圈，但在另一个方向没有完成 2 完整圈
5	在每个方向上都完成 2 完整圈
准确性	
评分观察	
1	不能追随运动目标，重新注视的次数大于 10 次
2	重新注视的次数 4～10 次
3	重新注视的次数 2～4 次
4	重新注视的次数 2 次或以下
5	没有重新注视
头部和身体的运动	
评分观察	
1	明显的头部（身体）运动
2	大到中的头部（身体）运动
3	小的持续性的头部（身体）运动
4	间歇性的小的明显的头部（身体）运动
5	没有明显的头部（身体）运动

表 2-2-5 追随运动的通过标准

年龄/岁	能力		准确性		头部运动		身体运动	
	M	F	M	F	M	F	M	F
5	4	5	2	3	2	3	3	4
6	4	5	2	3	2	3	3	4
7	5	5	3	3	3	3	3	4
8	5	5	3	3	3	3	4	4
9	5	5	3	4	3	3	4	4
10	5	5	4	4	4	4	4	5
11	5	5	4	4	4	4	4	5
12	5	5	4	4	4	4	5	5
13	5	5	4	4	4	4	5	5
>14	5	5	5	4	4	4	5	5

7. 视动性眼球震颤 OKN 反应阳性：被检查者发生和转动方向一致的平稳的眼球运动然后是一个反向的急骤的逆向运动；代表视力等于或好于此时 OKN 鼓上条纹的频率。

任务6 眼 位 检 查

学习目标

知识目标
1. 掌握：眼位控制的融合机制。
2. 掌握：正位视、斜视、隐斜的鉴别要点。
3. 掌握：遮盖法、马氏杆斜视检查、棱镜分离法斜视检查。
4. 掌握：内外斜视、上下斜视的网膜像空间投射特征。

技能目标
1. 能通过交替遮盖判断被检者是否为斜视眼。
2. 能通过遮盖与去遮盖法判断斜视的性质。
3. 能通过马氏杆检查法和棱镜分离法判断斜视的性质和偏斜方向。

一、眼位检查概述

眼位检查是指对眼球位置进行的检查，人眼的眼位具有自我矫正的反射机制，当外界物体成像在两眼视网膜非对应点时，视中枢引起反射性眼球定位运动，将物像调整到两眼中心凹或对应点上的能力，称为运动性融合，这一矫正机制发生在双眼异向运动（集合或散开）或单眼有偏斜时，有效保证双眼在注视时的协调一致。据此，眼位可分为正位视、隐斜和斜视三种。眼位检查对验光配镜的影响很大，某种意义上讲，决定着验光配镜的最终处方。

1. 正位视 是指无论融合反射是否存在，眼位始终保持正位（图 2-2-27）。

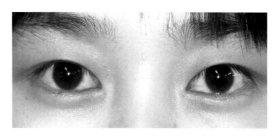

图 2-2-27 正位视

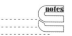

2. **隐斜**　是指眼球有潜在的偏斜趋势，但在融合反射的作用下使眼位保持正常。也就是说融合反射存在时，眼球正位，融合反射被打破时，眼位偏斜。

3. **斜视**　是指无论融合反射存在与否，眼位都呈现明显偏斜（图2-2-28）。

隐斜即被检者有潜在的眼位偏斜倾向，但由于有融合功能的存在而不表现出倾斜的状态；而融合功能失去控制，使双眼处于间歇性或恒定性偏斜的状态则被称为斜视；所以隐斜和斜视的区别：一是从外观上看，隐斜被检者无眼位的偏斜，斜视被检者存在着眼位的偏斜；二是从机制上看，隐斜被检者融合功能健全有足够的融合力，而斜视被检者融合功能相对不足，不足以把斜眼矫至

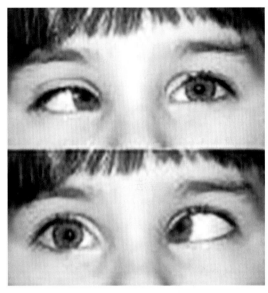

图2-2-28　内斜视

正位。大多数人具有隐斜，隐斜被检者要维持正位视，必须依靠融合性集合或融合性散开来代偿，所以隐斜量也等于融合性集合或散开的必需量。隐斜引起的眼肌性视疲劳的主要原因也是为了保证正常行使双眼视觉，融合力持续紧张所引起。因此，隐斜测量就是测量在某检查距离保持双眼单视所需的融像性集合或散开的量。

二、隐斜检查的原理

由于隐斜是由融合功能控制的眼位潜在偏斜，因此要检测隐斜的存在，必须人为消除被检者的融合反射，测量在这种情况下其眼位是否出现偏斜以及偏斜的程度。

一般用来消除融合反射的方法有三种类型：

第一类的共同点是将两眼的视野分开互不重叠，用以消除融合。最简单的就是遮盖法，其又分为交替遮盖和遮盖与去遮盖法两种，前者仅可确定眼位的偏斜方向和程度；后者则可区分斜视和隐斜，同时可以确定斜视类型是交替性斜视还是恒定性斜视。由于此法不需特殊的器械，不限制被检者活动，适用于远近以及向各方向注视时的检查。还有同视机用两镜筒分离两视野及偏振极化滤光片的应用也属此类，近距隐斜的检查器马氏翼同属此类，为目前较好的近距隐斜检查法。

第二类的共同特点是以改变一眼的物像来消除融合。最简单的即双眼分别戴用红绿镜片，由于两眼物像颜色不同以消除融合，例如 Worth 4 点试验法。另一种常用的方法即用马氏杆将一眼物像改变成线状，从而使双眼物像不同，达到消除融合的目的。

第三类方法用三棱镜分离两眼视野的方法。例如 von Graefe 法。在测定水平隐斜时，以三棱镜垂直放置使产生复视，然后用基底向内或外的棱镜中和其水平移位。在测定垂直隐斜时，以底向内的三棱镜分离产生水平复视，然后测定中和其垂直移位的三棱镜度。

在上述三类方法的检查中，无论采取哪一种方法被检者都必须在矫正屈光不正并充分适应了眼镜之后方可检查。但各种测定方法所测定的结果不尽相同，因为每一种检查方法所消除的融合反射程度不同，有一部分隐斜量被未完全消除的融合反射所隐蔽，所以检查时所暴露的并非被检者的全部隐斜度。

进行眼位检查要注意视远、视近的眼位，并要对隐斜进行定性和定量的检查分析。眼位检查的方法很多，下面介绍几种在视光领域常用的方法。

三、遮盖检查法

遮盖检查法（cover test）是一种操作简单、方便易行的斜视定性检查方法，为 Stilling（1885）首创，并被 Duane（1889）推广使用。通过遮盖检查法可以很快地确定眼位偏斜的性质及方向，测定不同注视眼位时眼球偏斜的特征，判断斜视眼的固视状态，发现眼球运动有无异常，此方法是斜视临床检查中最常用的一种检查方法。

遮盖检查法通常分为交替遮盖法（alternating cover test）和遮盖 - 去遮盖法（cover-uncover test）两种。

（一）交替遮盖法

交替遮盖检查法（图 2-2-29），检查者用遮挡板遮盖被检者一眼，嘱被检者另眼注视视标，遮盖超过 5s 时间后，很快将遮挡板移向另眼，观察刚刚被遮挡眼在去掉遮盖时的运动状况，是否出现移动，并观察移动方向和移动幅度，用以检查被检者是否有斜视，然后交替遮盖双眼重复检查数次。在交替遮盖的整个过程中，由于被检者始终有一眼被遮盖，单眼视物，没有双眼同时看的机会，也就没有建立融合的可能性，因此不能区分斜视和隐斜，但可以根据眼球的运动来鉴别正位视和斜视。

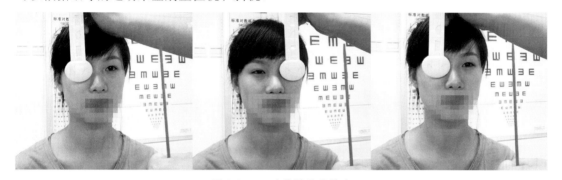

图 2-2-29　交替遮盖法检查

结果判断：只要被遮挡眼在去掉遮盖时发生运动则说明被检者有斜视。

1. 如果去掉遮盖的左眼发生从外向内的运动，说明被遮的左眼在遮盖时处于颞侧位，为外斜视（图 2-2-30）。

2. 在交替遮盖过程中，若去掉遮盖的眼发生从内向外的运动，说明被遮眼在遮盖时处于鼻侧位，为内斜视（图 2-2-31）。

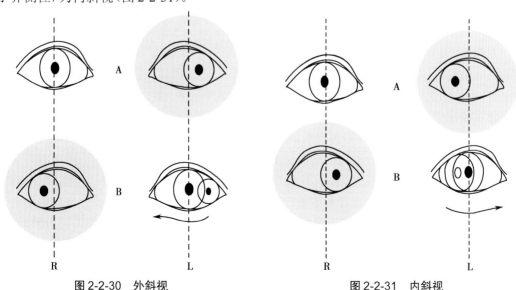

图 2-2-30　外斜视　　　　　　　图 2-2-31　内斜视

3. 如果去掉遮盖的眼发生由上至正位移动说明有垂直斜度倾向，为该眼上斜视（图2-2-32）。

4. 如果去掉遮盖的眼发生由下至正位移动，为该眼下斜视（图2-2-33）。

反复多次交替遮盖两眼，更能清楚辨别眼球位置的情况。

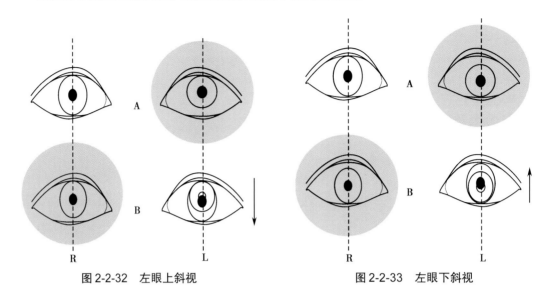

图2-2-32　左眼上斜视　　　　　　　　图2-2-33　左眼下斜视

（二）遮盖-去遮盖法

在遮盖-去遮盖检查（图2-2-34）过程中，嘱被检者注视视标，检查者用遮挡板遮盖被检者一眼，观察未遮眼的运动变化；遮盖超过5s时间后，将遮挡板快速撤离，观察被遮眼在去掉遮盖时的运动情况。同样方法查另一眼，观察两眼的运动情况。

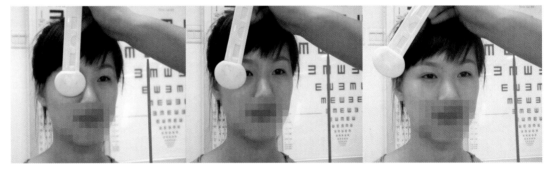

图2-2-34　遮盖-去遮盖法检验

在遮盖-去遮盖的过程中，由于被检者被遮盖眼有去掉遮盖的机会，能双眼视物，具有双眼同时看的机会，就有建立融合的可能，所以可以用来鉴别斜视与隐斜。同时根据分别遮盖两眼时，眼位的变化和幅度大小，能判断注视眼别并能判断第一斜角与第二斜角是否相等。

通常情况下，交替遮盖与遮盖-去遮盖法连续进行检查，首先通过交替遮盖法，发现被检者被遮眼发生运动，即可判断为斜视，在此基础上，再进行遮盖-去遮盖检查。

结果分析判断：首先通过交替遮盖试验，观察被检者被遮眼在撤掉遮盖时的眼球运动情况。若发现被检者被遮眼出现运动，说明有斜视，至于是隐斜还是斜视，则需通过遮盖-去遮盖进行判断。例如：检查者在遮盖左眼的同时，观察被检者右眼有没有发生运动。若右眼没有发生运动，则有两种情况出现：①被检者可能为隐斜；②被检者也可能为斜视，遮盖的左眼可能为斜视眼。由于有交替遮盖的斜视诊断基础，此时被遮盖的左眼位置必定处于斜视上，通过被遮眼去遮盖时，被遮眼的运动变化再做鉴别：

1. 若挡板撤离遮盖的左眼后，左眼发生运动，则说明被检者有隐斜，在打破融合的状态下（遮盖一眼），左眼外斜，双眼同时视时，建立了融合将眼位拉回到了正位。

（1）从内向外的运动，很快回到正位，为内隐斜（图2-2-35）。

（2）从外向内的运动，很快回到正位，为外隐斜（图2-2-36）。

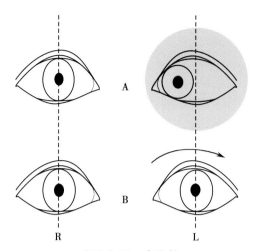
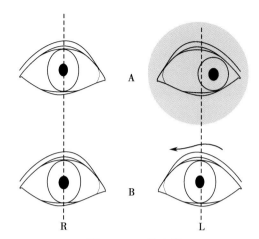

图 2-2-35　内隐斜

遮盖时，眼睛内移，去遮盖恢复注视时，眼睛向外运动恢复到正位

图 2-2-36　外隐斜

遮盖时，眼睛外移，去遮盖恢复注视时，眼睛向内运动恢复到正位

（3）从上向下的运动，很快回到正位，为左眼上隐斜（图2-2-37）。

（4）从下向上的运动，很快回到正位，为左眼下隐斜（图2-2-38）。

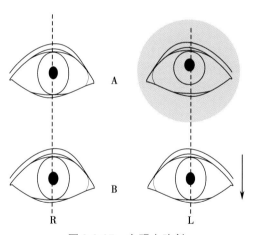
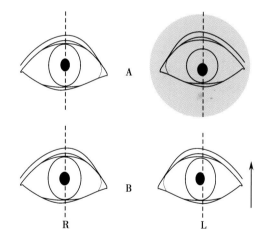

图 2-2-37　左眼上隐斜

遮盖时，左眼向上移动，去遮盖恢复注视时眼睛向下运动恢复到正位

图 2-2-38　左眼下隐斜

遮盖时，左眼向下移动，去遮盖恢复注视时眼睛向上运动恢复到正位

2. 若挡板撤离遮盖的左眼后，左眼不发生运动，说明被检者右眼为注视眼，左眼一直停留在偏斜位置上，为斜视，此时被检者在双眼同时视的状态下（存在融合机制），眼位还不能拉到正位，说明融合功能缺失，图2-2-39为内斜视。图2-2-40为外斜视。此时还需判断是交替性斜视或是恒定性斜视。

（1）交换遮盖眼，遮盖右眼，左眼注视目标，此时右眼应处于偏斜位置，去掉右眼遮盖板，右眼不发生运动，说明右眼仍处于偏斜位置上，左眼作为了注视眼，左右眼可分别作为注视眼，为交替性斜视。图2-2-41为交替性内斜视，图2-2-42为交替性外斜视。

还可以根据两眼暴露出的斜视斜度大致判断第一、二斜角的关系；以健眼注视，麻痹眼的斜视角为第一斜视角；以麻痹眼注视，健眼的斜视角为第二斜视角。若两眼暴露出的斜视斜度大致相同,则说明第一、二斜角相等。若一眼暴露斜度大,另眼斜度小,说明第一、二斜角不一致,说明有眼外肌麻痹因素。

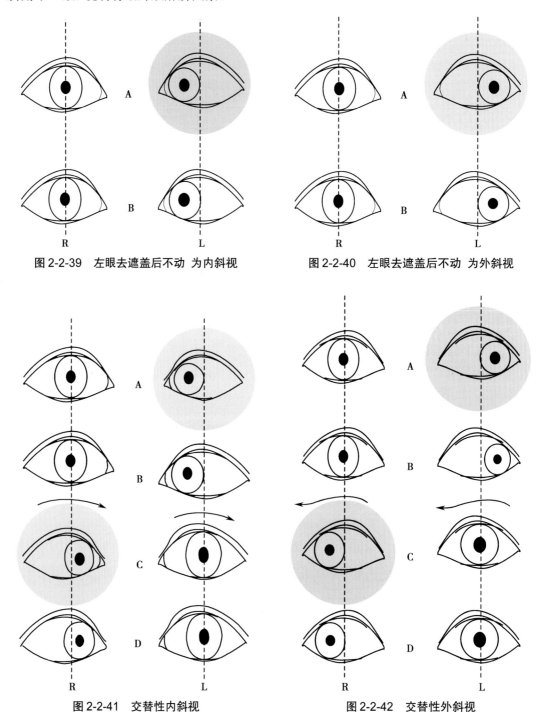

图 2-2-39　左眼去遮盖后不动　为内斜视　　　　图 2-2-40　左眼去遮盖后不动　为外斜视

图 2-2-41　交替性内斜视　　　　　　　　　　图 2-2-42　交替性外斜视

（2）若改遮盖眼别为右眼时,左眼注视目标,此时右眼应处于偏斜位置,去掉右眼遮盖板,右眼发生运动,说明右眼回到了正位,再次作为注视眼,而左眼原注视目标不能维持,滑向偏斜位置,为恒定性斜视。图 2-2-43 示为左眼恒定性的内斜视,图 2-2-44 显示为左眼恒定性的外斜视。

若在交替遮盖后,明确了斜视类型,随后在遮盖 - 去遮盖检查中,发现用遮挡板遮盖左眼时,右眼立刻发生运动,说明在未遮盖左眼前,双眼同时视状态下,右眼偏斜,可判断为斜视,根据上述内容可以进一步进行交替性斜视及恒定性斜视的鉴别,图 2-2-45 示为右眼恒定性内斜视,图 2-2-46 示为右眼恒定性外斜视。

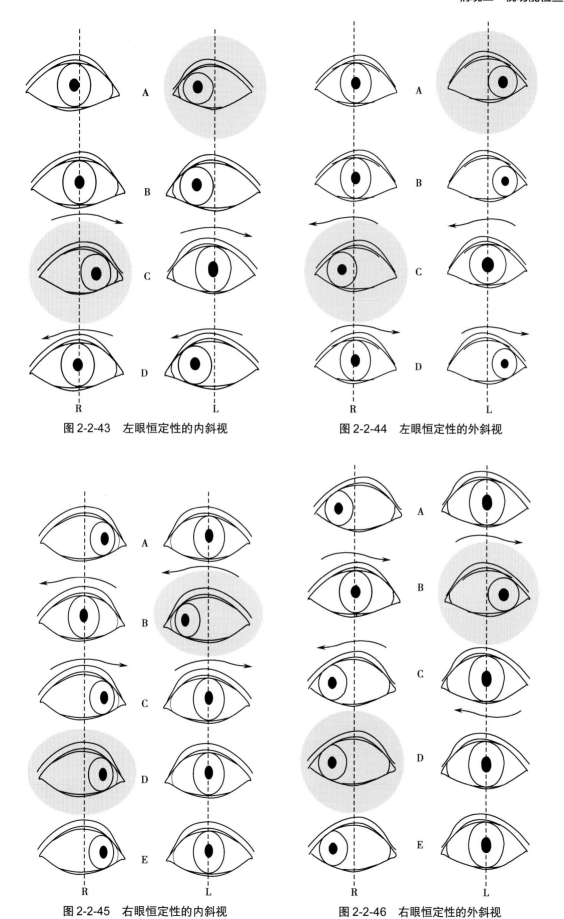

图 2-2-43 左眼恒定性的内斜视

图 2-2-44 左眼恒定性的外斜视

图 2-2-45 右眼恒定性的内斜视

图 2-2-46 右眼恒定性的外斜视

在检查过程中，需要注意的是，应先做交替遮盖，观察被遮眼在去掉遮盖时的运动情况，判断有无斜视及其类型，再进行遮盖与去遮盖检查，在遮盖时，观察未遮眼的运动情况；去遮盖时，观察被遮眼的运动情况，以鉴别隐斜和斜视。这个检查流程如图2-2-47。

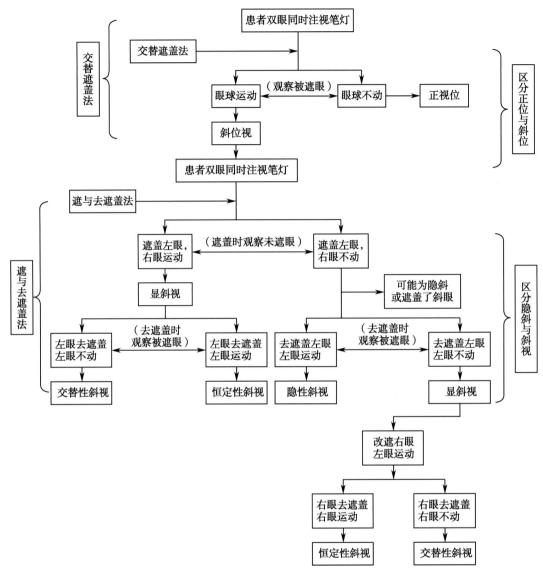

图 2-2-47　遮盖法检查流程图

遮盖检查法是一种斜视的定性检查方法，若结合三棱镜，则能够对斜视进行定量分析，在检查时三棱镜的放置原则是三棱镜的尖端指向眼位偏斜的方向，如内（外、上）斜视，三棱镜的尖端朝向鼻（颞、上）。然后在交替遮盖的同时不断增加三棱镜度数，直至消除眼球运动为止，此时所放置的三棱镜度数即为斜视的偏斜度。

在检查过程中，遮盖的时间可适当长一些，以消除双眼的融合反射，使结果更为准确。必要时，可再加大遮盖时间，可实行单眼45min的包扎遮盖，以期彻底打破融合，准确暴露眼位。

四、马氏杆检查

马氏杆（Maddox rod）由一系列平行的柱镜构成，又称柳条片，通过马氏杆可以把点光源变成一条线，其原理类似于史氏光锥的形成：当马氏杆水平放置时，相当于一个轴位在水

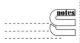

平,屈光力在垂直位的柱镜;垂直方向入射的光线会聚力加大,而水平方向力量不变,使穿过马氏杆的光线垂直方向先聚焦,水平方向后聚焦,从而形成前后两条焦线,横焦线在前,竖焦线在后(图2-2-48)。此时通过马氏杆注视一笔灯时,由于垂直方向先聚焦,使横焦线落在视网膜之前,竖焦线恰好落在视网膜上,可观察到一条竖线(图2-2-49)。

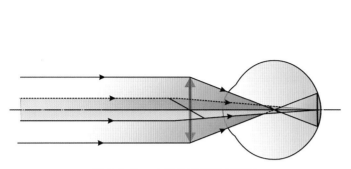

图2-2-48　水平马氏杆检查原理

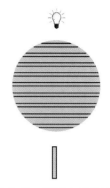

图2-2-49　通过水平马氏杆,观察到竖线

当马氏杆垂直放置时,则相当于一个轴位在垂直位,屈光力在水平位的柱镜;水平方向入射的光线会聚力加大,而垂直方向力量不变,使穿过马氏杆的光线水平方向先聚焦,垂直方向后聚焦,形成的史氏光锥(图2-2-50),竖焦线在前,横焦线在后,此时通过马氏杆注视一笔灯时,由于水平方向先聚焦,使竖焦线落在视网膜之前,横焦线恰好落在视网膜上,可观察到一条横线(图2-2-51)。

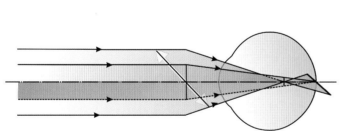

图2-2-50　垂直马氏杆检查原理

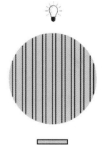

图2-2-51　通过垂直马氏杆,观察到横线

由于检查时,一眼加马氏杆,另一眼不加,观察到的物像不同,可以消除两眼的融合功能,从而暴露包括隐斜和斜视,通过两眼所见物像点线的关系,判断斜视类型,并用三棱镜定量测定眼位偏斜量,是自觉斜视角度的定量检查常用方法。

(一)水平马氏杆检查

1. 水平斜视类型判断　水平斜视检查时,将红色马氏杆水平置于右眼前试镜架上(水平斜视检查,水平放置马氏杆,简称水平斜视水平放),左眼前不加马氏杆。此时被检者右眼看到一条垂直的红色光线,左眼仍然看到一点光源;根据被检者双眼所观察到的点线位置关系;判断斜视类型:

(1)若光线恰好经过光点(图2-2-52),则为正位视。

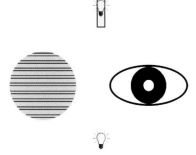

图2-2-52　水平正位视

（2）若两者分开，则有斜视。

1）若左眼所见的点光源，在竖线的左侧（图2-2-53），为同侧复视，根据"像不交叉眼交叉"，判断被检者为内斜视。

2）若左眼所见的点光源，在右眼所见竖线的右侧（图2-2-54），为交叉复视，根据"眼不交叉像交叉"，判断被检者为外斜视。

（3）根据斜视类型，选择相应基底方向的三棱镜中和至两者融合为止。中和的三棱镜度数即为自觉斜角的度数。

1）内斜视，于左眼前加基底向外的棱镜，不断加大棱镜量，直至点线重合。

2）外斜视，于左眼前加基底向内的棱镜，不断加大棱镜量，直至点线重合。

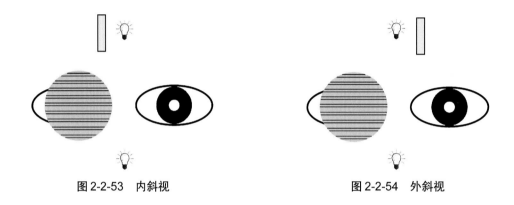

图2-2-53　内斜视　　　　　　　　　　图2-2-54　外斜视

2. 水平斜视类型判断原理

（1）内斜视——像不交叉眼交叉：如图2-2-55所示，当右眼发生内斜时，黄斑中心空间投射为 FC，外界注视物体沿直线传播，投射到右眼的眼底 B 处成像，B 点位于黄斑中心凹 F 点的鼻侧，根据视网膜向对侧空间投射的特性，鼻侧物像向颞侧空间投射至 D 处，右眼所见的 D 像相对于 A 像仍处于右侧，为同侧复视——像不发生交叉，被检者两眼视线与 E 点处相交——眼交叉，为内斜视。

（2）外斜视——眼不交叉像交叉：如图2-2-56所示，当右眼发生外斜时，黄斑中心空间投射为 FC，外界注视物体 A 沿直线传播，投射到右眼的眼底 B 处成像，B 点位于黄斑中心凹 F 点的颞侧，同样根据视网膜向对侧空间投射的特性，颞侧物像向鼻侧空间投射至 D 处，右眼所看见的 D 像相对于 A 像仍处于左侧发生交叉，为交叉复视——像发生交叉，被检者两眼视线与眼前没有视线的相交——眼不交叉，为外斜视。

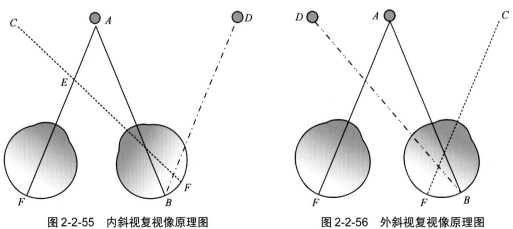

图2-2-55　内斜视复视像原理图　　　　　图2-2-56　外斜视复视像原理图

通过马氏杆检查和矫治水平斜视的判断方法可总结见表 2-2-6。

表 2-2-6　马氏杆水平斜视检查结果判断和棱镜矫治方法一览表

方法	检查结果	结论	三棱镜的基底方向	说明
右眼放置水平马氏杆	点线重合	正位视		
	点在左,线在右	内隐斜	基底向外	像不交叉眼交叉
	点在右,线在左	外隐斜	基底向内	像交叉眼不交叉

注:判断水平斜视的性质,方法是根据"像交叉眼不交叉;像不交叉眼交叉"来判断,一般不分眼别,尤其对于隐斜

(二)垂直马氏杆检查

1. 垂直斜视类型判断　垂直斜视检查时,将红色马氏杆垂直置于右眼前试镜架上(垂直斜视检查,垂直放置马氏杆,简称垂直斜视垂直放),左眼前不加马氏杆。此时被检者右眼看到一条水平的红色光线,左眼仍然看到一点光源;根据被检者双眼所观察到的点线位置关系,判断斜视类型:

(1)若光线恰好经过光点,则为正位视(图 2-2-57)。

(2)若两者分开,则有斜视。

1)若左眼所见的点光源,在右眼所见横线的上方,根据"像高眼低",判断被检者为左眼下斜视(图 2-2-58)。

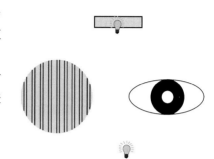

图 2-2-57　垂直正位视

2)若左眼所见的点光源,在右眼所见横线的下方,根据"像低眼高",判断被检者为左眼上斜视(图 2-2-59)。

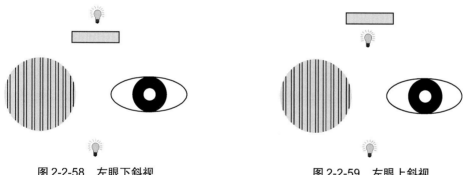

图 2-2-58　左眼下斜视　　　　　　图 2-2-59　左眼上斜视

(3)根据斜视类型,用相应基底方向的三棱镜中和至两者融合为止。中和的三棱镜度数即为自觉斜角的度数。

1)左眼下斜视,于左眼前加基底向上的棱镜,不断加大棱镜量,直至点线重合。

2)左眼上斜视,于左眼前加基底向下的棱镜,不断加大棱镜量,直至点线重合。

2. 垂直斜视类型判断原理

(1)左眼上斜视:如图 2-2-60 所示,左眼黄斑中心凹空间投射为 FC,外界注视物体 A 沿直线传播,投射到左眼的眼底 B 处成像,B 点位于黄斑中心凹 F 点的上方,根据视网膜向对侧空间投射的特性,中心凹上方的视网膜物像向下方空间投射至 D 处,左眼所见的 D 像位于相对于 A 像的下方——像低,而被检者左眼为上斜视——眼高,因此复视像与眼位的关系为"像低眼高"。

(2)左眼下斜视:如图 2-2-61 所示,左眼黄斑中心凹空间投射为 FC,外界注视物体 A 沿直线传播,投射到左眼的眼底 B 处成像,B 点位于黄斑中心凹 F 点的下方,根据视网膜向对

侧空间投射的特性,中心凹下方视网膜物像向上方空间投射至 D 处,左眼所见的 D 像相对于 A 像的上方——像高,而被检者左眼为下斜视——眼低,复视像与眼位的关系为"像高眼低"。通过马氏杆检查和矫治垂直斜视的判断方法可总结如表 2-2-7。

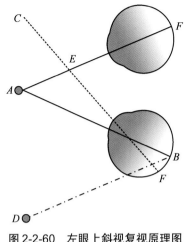

图 2-2-60　左眼上斜视复视原理图

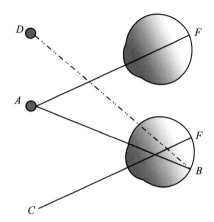

图 2-2-61　左眼下斜视复视原理图

表 2-2-7　马氏杆垂直斜视检查结果判断和棱镜矫治方法一览表

方法	检查结果	结论	三棱镜的基底方向	说明
右眼放置垂直马氏杆	点线重合	正位视		
	点在上线在下	左眼下隐斜	基底向上	像高眼低
	点在下线在上	左眼上隐斜	基底向下	像低眼高

注:判断垂直斜视的性质,方法是根据"像低眼高;像高眼低"来判断,但一定要分眼别

五、棱镜分离法

棱镜分离法主要是利用棱镜来分离视野,打破融合,暴露眼位,从而测定斜视的类型和大小。常用方法为 Von-Graefe 检查法:在综合验光仪右眼前放置基底向内 12$^\triangle$ 的棱镜,左眼前放置基底向上 6$^\triangle$ 的棱镜(图 2-2-62)来分离相同的视标以消除融合进行隐斜定量检查,是常见的隐斜测试方法之一。但由于两眼的物像相同,可促发融合的产生。

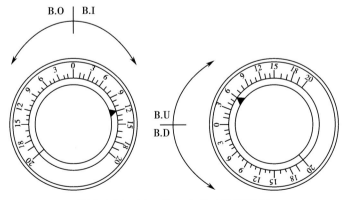

图 2-2-62　Von-Graefe 检查棱镜设置
右眼 12$^\triangle$BI 测量棱镜　左眼 6$^\triangle$BU 分离棱镜

(一)棱镜设置

在测定过程中,棱镜的基底方向要以棱镜的 0 刻度线为参照,当 0 刻度线位于垂直位

右眼所见

左眼所见

图 2-2-63　在棱镜分离作用下所见到的视标位置关系

时,将视野分为鼻侧颞侧两部分,当其中的刻度指示线位于鼻侧时,图 2-2-62 代表右眼基底向内,反之,基底向外;当 0 刻度线位于水平位时,将视野分为上方和下方两部分,当刻度指示线位于上方时,图 2-2-62 代表左眼基底向上,反之,基底向下。通过这样设置的棱镜,被检者可将原来单一的视标,看成两个分离的视标。双眼所见视标的相对位置为:一视标位于右上方(右眼图像),另一视标位于左下方(左眼图像),图 2-2-63 为两者相对位置,令被检者注视并读出下方视标。

在整个检查过程中,确保被检者双眼能同时看到两个物像,且排列为右上左下,若被检者在分离棱镜作用下所观察到的视标,并非右上左下的两个,可能有两种情况:

1. 只看见一个视标,可能的原因为:

(1)检查被检者是否有一眼被遮盖。

(2)若被检者双眼未被遮盖,但仍然只看到一个目标,则需要通过交替遮盖被检者双眼的方法来帮助被检者明确两眼物像的空间位置。

1)通过交替遮盖发现一眼能看到目标,另一眼没有目标,可能所加的棱镜远大于被检者的融合能力,使目标已偏离视野中心,此时需相应调整减小垂直和水平棱镜,使目标回到视野中。

2)通过交替遮盖发现两眼均能看到目标,但双眼观察只发现一个目标,说明被检者融合能力较大,所加分离棱镜没有起到双眼分视的作用,要继续加大分离棱镜的力量。

2. 另外如果被检者看到的视标为左上右下,则可能的原因为:

(1)要明确所加的棱镜基底是否正确,是否把 6$^\triangle$BU 分离棱镜,放置为 6$^\triangle$BD。

(2)若所加棱镜均正确,则被检者存在较大度数的外隐斜,此时应该加大右眼所放置的

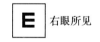
右眼所见

左眼所见

图 2-2-64　外隐斜较大的被检者观察到的视标位置关系

棱镜度数。外隐斜被检者,在加棱镜打破融合后,视网膜的对侧空间定位特性使右眼所见物像偏向左侧,形成交叉复视,所加的 12$^\triangle$BI 棱镜,本可使物像向右侧偏离,但这 12$^\triangle$BI 棱镜所产生的向右偏移量不足以代偿外隐斜物体向左的投射量,致使右眼看到的物体跑到左侧,左眼看到的物体跑到右侧,形成左上右下的状态(图 2-2-64)。

（二）检查方法

1. 测量水平隐斜:让被检者注视下方的视标,并保持视标清晰,用余光感受上方视标的位置,然后以每秒 2$^\triangle$的速度逐渐减少右眼前基底向内的棱镜,被检者感到上方的视标在向左侧移动,直到被检者报告两个视标在垂直位上对成一直线,如衣服上的纽扣上下对齐(图 2-2-65)。

记录此时的棱镜基底方向和度数,然后继续在相同方向改变棱镜的度数,被检者感到上方的视标继续在向左侧移动,直至视标变成左上和右下,然后反方向旋转棱镜,被检者感到上方的视标变成向右侧移动,直至视标重新在垂直方向排列成线,记录此时的棱镜基底方向和度数,两次的结果差值如在 3$^\triangle$以内,则两者求均值,即为隐斜度数,其基底方向表示隐斜类型。基底向内(BI):外隐斜/斜视;基底向外(BO):内隐斜/斜视;0:正位视。例:图 2-2-66 在右眼前测量棱镜为 6$^\triangle$,基底向内,两行视标垂直排列,被检者即为 6$^\triangle$的外隐斜;图 2-2-67 棱镜的度数为零,则被检者无隐斜;图 2-2-68 棱镜的度数为 6$^\triangle$基底向外,则被检者为 6$^\triangle$的内隐斜。

右眼所见

左眼所见

图 2-2-65　测定水平隐斜,视标对齐的位置

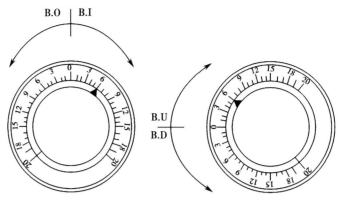

图 2-2-66 6△的外隐斜

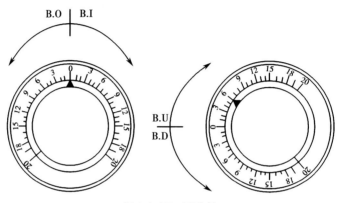

图 2-2-67 无隐斜

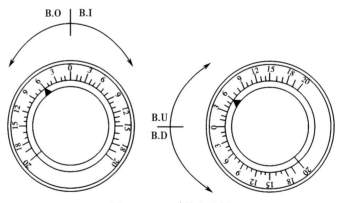

图 2-2-68 6△的内隐斜

　　若两次差值结果超过 3△，说明被检者融合能力没有打破，在检查过程中，一直在起作用。此时应该让被检者休息一下，重新测定。

　　2. 测量垂直隐斜　首先恢复被检者观察到右上左下的两个分离视标，然后让被检者注视上方的视标，并保持视标清晰，用余光感受下方视标的位置，以每秒 2△的速度逐渐减少左眼的基底向上的棱镜，被检者感到下方的视标在向上方移动，直到被检者报告两个视标在水平线上排成一直线（图 2-2-69）。

　　视标对齐的位置记录此时的棱镜基底方向和度数；然后继续在相同方向改变棱镜的度数，被检者感到下方的视标继续在向上方移动，直至分开成左上右下的两个视标，然后反方向旋转棱镜，被检者感到移动的视标在向下方移动，

左眼所见 | E | E | 右眼所见

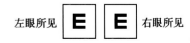

图 2-2-69 测定垂直隐斜

直至视标重新在水平方向排列成线，记录此时的棱镜基底方向和度数，两次结果差值如在3[△]以内，则两者求均值，即为隐斜度数，其基底方向表示隐斜的类型，根据测量棱镜的显示确定隐斜的性质和大小。左眼（基底向上 BU）- 左眼下斜；左眼（基底向下 BD）- 左眼上斜。图 2-2-70 左眼测量棱镜示 3[△]BU 表示左眼 3[△]下隐斜或右眼 3[△]上隐斜；图 2-2-71 左眼测量棱镜示 3[△]BD 表示左眼 3[△]上隐斜或右眼 3[△]下隐斜。

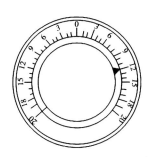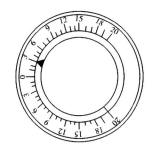

图 2-2-70　左眼 3[△]下隐斜或右眼 3[△]上隐斜

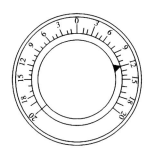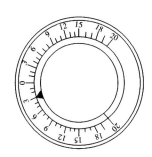

图 2-2-71　左眼 3[△]上隐斜或右眼 3[△]下隐斜

在实际检查中，常发现有的被检者反映对于视标的对齐与否，不好判断；很多检查者也会发现棱镜已改变了很多，而被检者反映视标并没有发生位置的改变，尤其是当视标对齐后，在进行反向分离的时候表现更明显，说明被检者融合能力强。由于相同物像可促发融合，所以在整个检查过程中使用 FLASH 法即短暂遮盖被检者一眼，以打破融合，保证检查结果的正确性。

在进行 FLASH 遮盖法时，要嘱被检者注意观察遮盖去掉一瞬间的视标位置关系，通常有两种表现：

（1）若遮盖去掉一瞬间的视标位置关系为对齐，然后马上变为分离，要记录对齐一瞬间的棱镜值。

（2）若遮盖去掉一瞬间的视标位置并未对齐，然后马上变成对齐状态，甚至合成一个，说明被检者的融合能力在起作用，不记录此时对齐的棱镜值。可适当加大 FLASH 遮盖时间，以打破融合，保证检查过程顺利进行，检查结果的准确性。

另外在检查开始前，一定要与被检者做充分的沟通，确信被检者已了解你的意图，这样方可取得被检者的配合。尤其是检查儿童时，应在使用综合验光仪前，用双手的位置做实验来帮助他们理解视标的位置和移动关系，确保他们能准确完成实验。

实训 6　眼位检查
一、实训目的
通过完成本节的实训，掌握眼位检查中遮盖法、Von-Graefe 法、马氏杆法的检查方法，包括常用检查方法的环境、检查步骤和记录，熟悉三棱镜模拟斜视的方法。

二、实训步骤

1. 实训准备

（1）注视目标（调节视标：一般选择最佳矫正视力上一行单个投影视标；非调节视标：笔灯或小的注视物）、遮挡板、综合验光仪、水平三棱串镜、垂直三棱串镜。

（2）正常室内照明；被检者在最佳矫正视力下检测。

2. 实训步骤

（1）三棱镜模拟斜视

1）检查者与被检者相距0.5m相对而坐。

2）将一注视目标笔灯置于33cm距离，并令被检者注视笔灯。

3）将三棱串镜底向内（内斜视）、底向外（外斜视）、底向上（该眼上斜视）、底向下（该眼下斜视）加在被检者一眼前，并不断增加棱镜度数，随棱镜度的加大，被检查者将会看到笔灯变为水平两个像，直至分离的两个物像能很快融合成一个物像为止，此时模拟被检者为隐斜。

4）继续增加棱镜度数，随棱镜度的加大，直到被检查者将笔灯看成水平两个像，并不能融合成一个即可，模拟被检者为斜视。

（2）遮盖法

1）检查者与被检者相距0.5m相对而坐，头位大致等高。

2）嘱被检者注视远距（5m）或近距（33cm）视标，以调节性视标为佳，笔灯亦可。

3）交替遮盖　检查者用遮挡板遮盖被检者一眼，遮盖5s之后，很快将遮挡板移向另眼，观察刚刚被遮挡眼在去掉遮盖时的运动状况，做交替遮盖，重复检查数次。

4）交替遮盖发现被检者双眼不动，被检者为正位视，检查结束。

5）交替遮盖发现患者去遮盖后，去遮盖眼从外至内（外斜视／外隐斜）；去遮盖眼从内至中（内斜视／内隐斜）；去遮盖眼从上至中（该眼上斜视／上隐斜）；去遮盖眼从下至中（该眼下斜视／下隐斜）；进行下一步检查。

6）遮盖－去遮盖　嘱被检者注视先前视标，遮盖一眼，观察另一眼运动状态；遮盖5s以后，快速撤掉遮挡板，观察被遮眼在去遮盖时的运动，同样方法检查另一眼。

7）以先遮盖左眼为例，遮盖后发现右眼立刻发生运动，可判断为斜视，去遮盖后左眼由于融合相对不足，处于偏斜位置，若左眼转至中位，右眼转至偏斜位置，则说明为左眼恒定性斜视；若左眼处于偏斜位置不动，则为交替性斜视。

8）以先遮盖左眼为例，遮盖后发现右眼不动，可能存在两种情况，被检者可能为隐斜；或被检者也可能为斜视，遮盖的左眼为斜视眼；此时去遮盖，左眼发生运动，说明被检者为隐斜。

9）若左眼处于偏斜位置不运动，则为斜视。交换遮盖眼，遮盖右眼，此时左眼处于注视位置，若去遮盖后右眼不动，则为交替性斜视，右眼转至中位，则为左眼恒定性斜视。

10）做远距及近距检查。

（3）马氏杆法

1）调整综合验光仪至被检者对齐，双眼同时检查。

2）完全矫正被检者屈光不正。

3）令被检查者头位正直，通过视孔，注视暗环境下的点状光源。

4）右眼视孔置红色水平马氏杆，左眼前不加马氏杆，此时被检者右眼看到一条垂直的红色光线，左眼仍然看到一点光源。

5）嘱被检者报告双眼所观察到的光线与灯光的位置关系，判断被检者眼位，确定加入的棱镜基底方向（左眼前），并不断增大棱镜度，直到点线重合，确定水平斜视的大小。

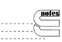

6）将右眼视孔更换为垂直马氏杆，此时被检者右眼看到一条水平的红色光线，左眼仍然看到一点光源。

7）嘱被检者报告双眼所观察到的光线与灯光的位置关系，判断被检者眼位，确定加入的棱镜基底方向（左眼前），并不断增大棱镜度，直到点线重合，确定垂直斜视的大小。

（4）Von-Graefe 法

1）调整综合验光仪至被检者对齐，双眼对齐视孔。

2）完全矫正被检者屈光不正。

3）右眼前放置 12△基底向内的棱镜，在左眼前放置 6△基底向上的棱镜。

4）嘱被检者注视远距（5m）或近距（40cm）调节性视标，确保被检者双眼能同时看到右上左下两个物像，否则要做必要的调整。

5）先测量水平隐斜　让被检者注视下方的视标，并保持视标清晰，用余光感受上方视标的位置，然后以每秒 2△的速度逐渐减少右眼的基底向内的棱镜，同时用遮盖板在左眼前做短暂的遮盖，直到被检者报告在撤掉遮盖板一瞬间，两个视标在垂直位上对成一直线，记录此时的棱镜基底方向和度数，然后继续在相同方向改变棱镜的度数，并不断在左眼前做短暂遮盖，直至视标变成左上和右下，然后反方向旋转棱镜直至视标重新在垂直方向排列成线，记录此时的棱镜基底方向和度数，两者求均值，此即为隐斜度数，其基底方向表示隐斜的类型。

6）再测量垂直隐斜　让被检者观察右上左下的两个分离视标，然后让被检者注视上方的视标，并保持视标清晰，用余光感受下方视标的位置，以每秒 2△的速度逐渐减少左眼的基底向上的棱镜，同时用遮盖板在右眼前做短暂的遮盖，直到被检者报告在撤掉遮盖板一瞬间，两个视标在水平线上排成一直线，记录此时的棱镜基底方向和度数；然后继续在相同方向改变棱镜的度数，然后反方向旋转棱镜直至视标重新在垂直方向排列成线，记录此时的棱镜基底方向和度数，两者求均值，此即为隐斜度数，其基底方向表示隐斜的类型，根据测量棱镜的显示确定隐斜的性质和大小。

三、记录

记录偏斜类型及其棱镜度，不同斜视类型对应的矫正棱镜如下：

内斜视——基底向外。

外斜视——基底向内。

上斜视——上斜眼置基底向下。

下斜视——下斜眼置基底向上。

四、举例

近距：正位。

远距：4△外斜视，OS 2△上隐斜。

第三部分　双眼视觉检查技术

概述

　　双眼视觉是指一个外界物体的形象，分别落在两眼视网膜对应点上（主要指黄斑部），图形信息转变为电信息沿视觉知觉系统传入大脑，在大脑高级中枢把来自两眼的视觉信号进行分析、综合成一个完整的，具有立体感知觉印象的过程，又称为双眼单视，是动物由低级到高级的进化发展过程中逐步形成。由于有了双眼视觉，人类能学习、工作，进行创造性劳动，更正确地获得有关位置、方向、距离和物体大小的概念，同时产生了立体视觉，能正确地判断自身与客观环境之间的位置关系。这一切变化在人类进化过程中起到了重要作用。由于双眼视觉是一种在动物种属发展晚期获得的本领，同时也是一种非常复杂的生理机制，所以在内、外环境因素的影响下容易遭到破坏而产生紊乱。我们在这部分将重点学习调节功能，集合功能，注视视差的检查方法，学习双眼视功能异常的分析及处理。

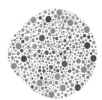

情境一　特殊视觉功能检查

任务1　调节功能的检查

　　对调节（accommodation）功能的检查一般包括四个方面：调节幅度的检查、调节灵敏度的检查、调节反应的检查以及正负相对调节的检查。临床视光师应该意识到即使调节幅度是正常的，但是被检者也可能会存在视疲劳的症状，表现为调节功能异常。Hennessey 和 Levine 在研究中发现，在有症状的被检者中，单眼和双眼的调节灵敏度的值会明显降低。Wick 和 Hall 在研究中发现，在存在异常的被检者中仅仅有 4% 会表现为调节幅度、调节灵敏度及调节反应三项功能均异常。因此，在临床中为了全面了解调节的状态，每项检查内容都非常重要。调节功能检查的内容详见表 3-1-1。

表 3-1-1　调节功能的检查内容

调节功能检查定的内容	
调节幅度	移近法
	移远法
	镜片法
调节灵敏度	+/-2.00 的翻转拍，40cm
调节反应	单眼估计的视网膜检影法（MEM 检影）
	FCC 实验
正负相对调节	负相对调节（正镜至模糊）
	正相对调节（负镜至模糊）

任务 1.1　调节幅度的检查

学习目标

知识目标

1. 掌握：调节的定义、机制及调节的相关概念。
2. 掌握：调节幅度检查的原理。

技能目标

1. 掌握：移近法，移远法测量调节幅度所用的视标和方法。
2. 掌握：镜片法测量调节幅度所用的视标和方法。
3. 能够运用 Donder 表和 Hofstetter 公式评估调节幅度是否正常。

一、调节的概述

正视眼是当调节静止时，从无限远处物体发出的平行光线经眼的屈光系统屈折后形成焦点在视网膜上，因此看远清楚；而近处物体（A）所发出的光线为散开光线，如果人眼的屈光系统的屈光力不改变的话，势必结像于视网膜后（A'），即看近不清，但对于正视眼的人来说，看近清楚，也就是意味着我们视远和视近时的屈光力不同。通过研究我们发现人眼在看近处物体时，屈光力增加，这种人眼自动改变晶状体曲率以增加眼的屈光力使近距离物体仍能成像在视网膜上以达到明视的作用称为眼的调节（图 3-1-1）。

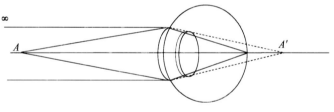

图 3-1-1　眼的调节

二、调节的机制

关于调节机制的细微环节，至今仍存在着争论，但是 Helmholtz 学说被认为是最经典的调节机制。

Helmholtz 在 1885 年描述了这一经典的调节机制，休息时，眼睛处于非调节状态并聚焦于远距离目标，赤道部悬韧带纤维休息时张力跨越了晶状体周围的空间，通过晶状体囊膜对晶状体的赤道部产生直接向外的力量，使得晶状体处于相对平的非调节状态。

处于调节状态时，睫状肌收缩，睫状肌顶端向前并向内移动，使得睫状肌环直径减少。睫状肌顶端的向前移动降低了悬韧带纤维的张力，因此对晶状体囊膜向外牵拉力减少，晶状体囊膜原有的弹性牵拉弹性的晶状体实质形成球形。随着晶状体厚度增加，晶状体前后表面曲率半径变陡，晶状体屈光力因此增大。

当调节停止时，脉络膜后部附着区牵拉睫状肌向后移动恢复非调节状态时较扁平的形状，因此悬韧带纤维张力被拉紧，牵拉晶状体恢复非调节状态时扁平的形状，从而降低晶状体的屈光力。

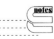

三、相关概念

调节远点：当人眼在调节静止时，和视网膜黄斑部共轭的那一点称为调节远点，即所能看清的最远一点；正视眼的远点在无限远，近视眼的远点在眼前有限的距离处，远视眼的远点在眼后，实际并不存在。知道远点的位置也就确定了屈光不正的性质和程度。

调节近点：当眼在动用最大的调节力时，和视网膜黄斑部共轭的那一点称为调节近点，即所能看清楚的最近一点。

调节范围：调节远点与近点间的任何距离均能运用调节达到明视，这范围即称调节范围（图 3-1-2）。

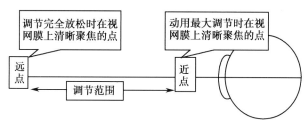

图 3-1-2　调节范围

调节力：调节作用时，因晶状体变化而产生的屈光力，以屈光度（D）为单位来表示。

$$调节力 = \frac{1}{调节距离（m）}$$

调节力也细分为眼睛调节和眼镜调节，前者的调节距离指的是眼睛平面到注视目标的距离，而后者的调节距离为眼镜平面到注视目标的距离。

调节幅度：注视远点时与注视近点的屈光力之差称作调节幅度（绝对调节力，最大调节力）。每个人的调节幅度并不相同，大体的趋势是随着年龄的增加，可动用调节力逐渐下降，这意味着调节范围的减小、调节近点远移，因此使视近困难，严重影响被检者的阅读需求。所以调节功能的状态，直接影响着被检者的视觉质量，因此调节功能的检查是视功能检查中一项重要的内容。

四、物理性调节和生理性调节

调节作用系由两个因素所完成，即晶状体的可塑性和睫状肌的收缩力量。假若，晶状体的物质发生硬化，如老年人晶状体失去了可塑性，即使睫状肌的收缩是有力的，也不能使之改变形状，仍然不能产生调节作用。另一方面，即使晶状体是液体样的物质，如果睫状肌的力量变弱了，或者麻痹了，也不能使之形成调节。因此可把调节机制分为物理的和生理的两大类。物理性的调节，纯粹是晶状体的物理性变形，它以屈光度来测量，使眼的集光力量增加 1.0，称之为付出了 10D 的调节。生理性调节的程度，用"肌度"来表示 1 肌度，即晶状体的屈光力量增加 10D 的肌肉收缩力，见图 3-1-3。

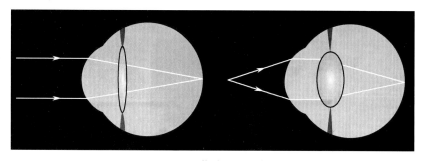

图 3-1-3　调节放松与调节紧张

这两部分,虽在人类的前半生正常地搭配着,但严格地讲,两者之间有所区别,并在某些情况下以使之分开,造成不同的病理结果。

老视眼就是调节和集合分别行使的一个典型的生理状态,随着年龄的增长,晶状体逐渐失去了可塑性而变硬,这时物理性调节减小甚至消失,但是年龄对睫状肌的肌力影响较小,因此虽然存在生理性调节,但由于物理性调节的变化,也导致了视近困难。

当我们在验光时,为了消除调节的影响,对青少年使用睫状肌麻痹剂(散瞳剂)就是生理性调节被抑制,而此时物理性调节不受影响的例子,同样也会出现视近困难的现象。

病理状态也有这样的情况,例如,生理性肌力衰弱可以发生在任何年龄的虚弱状态,虽然晶状体有很好的可塑性,也可使调节力量减弱或者为之完全丧失。为克服这种肌力不足,要使用持续的和过度的睫状肌收缩,所以这类被检者,常常发生肌力紧张性视疲劳的综合症状。

实训 1　调节幅度的检查

调节幅度的检查方法有移近法,移远法和镜片法,另外还可以按照年龄从 Donder 表查出和根据 Hofstetter 公式计算求得。

一、调节(accommodation)幅度的检查——移近法(push up method)

移近法是通过物体的逐渐移近使光线的发散度逐渐增加来刺激人眼调节的产生。是一种主观测量调节幅度的方法。

1. 操作准备　近视力卡,综合验光仪,遮盖板,直尺。

2. 操作步骤

(1)完全矫正被检者的屈光不正。

(2)遮盖左眼,测量右眼的调节幅度。

(3)令被检者注视近视力表上最佳视力(同远视力的最佳矫正视力)的上一行视标,如图 3-1-4 所示,注意视标被照亮,但是要避免直接的反光。缓慢向被检者移近,每秒1~2cm 的速度,直至视标持续模糊,如果被检者报告视标模糊后又变清晰,继续向前移动,直至视标完全模糊,回到最后清晰的位置。在测量的过程中,要通过让被检者不断读出视标以确保视标的清晰度。

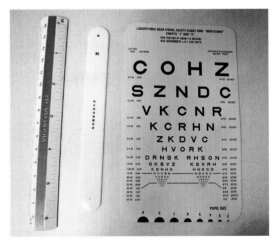

图 3-1-4　调节近点检查视标和直尺

(4)记录距离,距离的倒数即为右眼的调节幅度(例如,在眼前 10cm 处开始模糊,调节幅度为 0.1m 的倒数即 10D)。准确测量距离极为关键,因为距离的微小变化会导致结果较大的不同。例如,7cm 意味着被检者具有 14.3D 的调节幅度,而如果测量的距离记录为 8cm 则意味着被检者具有 12.5D 的调节幅度。为了减少误差,可以通过前置 -4.00D 的透镜使中止点远离被检者,以便更精确的测量距离。测量情况见图 3-1-5。

(5)遮盖右眼,检查左眼,重复(3)~(4)步,检查左眼的调节幅度。

(6)打开双眼,重复(3)~(4)步,检查双眼的调节幅度。

(7)分别记录右眼、左眼的调节幅度,格式如下:

记录:OD:(　D)OS:(　D)OU:(　D)。

注意：用移近法测量调节幅度时，由于在移近过程中会由于距离的减少使视标放大，因此使结果偏大，解决的方法之一，可以在视标移近至 20cm 时减小视标，至 10cm 时再次减小视标。

3．预期值

（1）标准值：根据 Hofstetter 的年龄与调节幅度关系的经验公式：

最小调节幅度 = 15 − 0.25 × 年龄

平均调节幅度 = 18.5 − 0.30 × 年龄

最大调节幅度 = 25 − 0.40 × 年龄

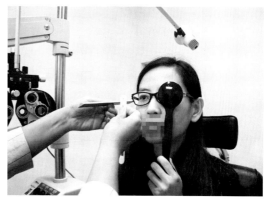

图 3-1-5　调节近点（NPA）检查

（2）双眼调节幅度的差别小于 1D。

二、调节（accommodation）幅度的检查——移远法（pull away）

1．操作准备　近视力卡，综合验光仪，遮盖板，直尺。

2．操作步骤

（1）完全矫正被检者的屈光不正。

（2）遮盖左眼，测量右眼的调节幅度。

（3）手持视标于右眼前 5cm，视标处在良好的照明状态下（综合验光仪上的照明灯置于头顶部），手指指在近视力表上最佳视力（同远视力的最佳矫正视力）的上一行视标位置处，缓慢远离被检者，每秒 1～2cm 的速度，指导被检者当刚能看清视标时马上报告位置。移远法更适合于儿童的检查。Woehrle MB 研究发现移远法和移近法测量的调节幅度无明显差别。

（4）记录距离，距离的倒数即为右眼的调节幅度（例如，在眼前 10cm 处开始清楚，调节幅度为 0.1m 的倒数即 10D）。

（5）遮盖右眼，检查左眼，重复（3）～（4）步，检查左眼的调节幅度。

（6）分别记录右眼、左眼的调节幅度，格式如下：

记录：OD：（　　D），OS：（　　D），OU：（　　D）。

三、调节（accommodation）幅度的检查——镜片法（minus to blur and plus to blur）

通过眼前增加正镜或负镜来放松或刺激调节，获得调节幅度的具体值。这也是一种主观测量调节幅度的方法。

1．操作准备　镜片箱，综合验光仪，遮盖板，近视力卡。

2．操作步骤

（1）完全矫正被检者的屈光不正。

（2）将近用视力表固定于 40cm，打开近用灯，保证良好的照度。

（3）遮盖左眼，检查右眼。

（4）嘱被检者注视近视力表中的最佳视力（远视力）的上一行视标，这时，被检者会有两种反应，一为看清，另一种为看不清。

（5）如看清，说明被检者的调节幅度至少为 2.5D，此时在被检者眼前以 −0.25D 为一档缓慢增加负镜片（其间隔时间为 5″～10″ 以保证被检者在每次增加镜片之后有充足的时间恢复视标的清晰）直到被检者所看的视标变为持续模糊，记录最后清晰时增加的负镜度数。调节幅度等于增加的负镜度数绝对值加上 2.5D（40cm 处的视标产生的调节）。例如：在被检者眼前加 −2.50D 持续模糊，最后清晰的负镜度数为 −2.25D，被检者的调节幅度为 2.25D + 2.5D = 4.75D。

（6）如果被检者看不清 40cm 处的视标，说明被检者的调节幅度不足 2.5D，此时在眼前增加正镜片，缓慢增加，直到刚刚能看清视标，记录所加正镜片的度数。调节幅度等于 2.5D（40cm 处的视标产生的调节）减去增加的正镜度数。

（7）遮盖右眼，打开左眼，重复（4）～（6）步，测量左眼的调节幅度。

注意：由于采用移近法时，视标移近产生近感性调节和视标变大的效应，因此镜片法测量的结果比移近法大约低 2D。

记录：OD：（　　D）OS：（　　D）OU：（　　D）。

四、调节（accommodation）广度的检查——查表法及公式法

调节幅度随着年龄的增加而逐渐减少，我们可以用 Donder 表（表 3-1-2）和 Hofstetter 公式来估计一个人的调节幅度，也可以用查表和公式法计算出来的调节光度来判断测量的结果，衡量调节的能力。

1. 查表法

表 3-1-2　Donder 表

年龄/岁	近点/cm	调节幅度/D
10	7	14
20	10	10
30	14	7
40	22	4.5
50	40	2.5
60	100	1

2. 公式　Hofstetter 在 20 世纪 50 年代，经过大量临床试验统计，提出年龄与调节幅度关系的经验公式：

最小调节幅度 = 15 − 0.25 × 年龄

平均调节幅度 = 18.5 − 0.30 × 年龄

最大调节幅度 = 25 − 0.40 × 年龄

3. 记录

调节幅度	移远法	移近法	镜片法	查表法	公式法
右眼（OD）					
左眼（OS）					
双眼（OU）					

任务 1.2　调节反应的检查

学习目标

知识目标

1. 掌握：调节刺激和调节反应的区别。

2. 掌握：调节反应意义。

技能目标

1. 掌握：FCC 试验的视标。

2. 掌握：利用 FCC 试验测量调节反应的方法。

3. 掌握：单眼动态视网膜检影的方法。

眼的调节是指人眼自动改变晶状体曲率以增加眼的屈光力使近距离物体仍能成像在视网膜上以达到明视的作用。通常所说的调节可以具体为调节刺激和调节反应，因为我们通常无法了解某一情况时被检者的调节反应，因此临床我们常用调节刺激代替调节反应。

我们可以通过两种方式刺激调节，物体逐渐移近或者在眼前增加负透镜使光线发散时，都会诱发人眼产生调节，两种方式中我们都适用屈光度 D 来表示调节的刺激。例如，一正视眼或矫正为正视眼注视无限远的物体时，此时的调节刺激为 0，这时我们将物体移近至 40cm，此时调节的刺激为 1/0.4＝2.5D；同样我们不移近物体，在眼前增加－2.5D 的透镜，此时调节刺激也为 2.5D。

调节反应是存在调节刺激时被检者实际的调节值，例如调节刺激为 2.5D 时，被检者实际发生的调节可能为 2.5D，也可能低于或高于此值，即存在调节超前或调节滞后。所谓调节滞后是指调节反应量小于调节刺激量，调节超前指被检者的调节反应量大于调节刺激量。例如观看 40cm 处物体，调节刺激量即为 1/0.4＝2.5D，而如果被检者动用的调节力为 2.0D，此即为调节滞后 0.50D；若被检者动用调节力为 3.0D，则为调节超前 0.50D。

调节反应可以通过 FCC 试验（fused cross cylinder）交叉十字视标试验获得，因为是在双眼状态下进行，也被称为 BCC 试验（binocular cross cylinder）和单眼动态视网膜检影（MEM）。

一、BCC(FCC)试验

交叉十字视标试验是在被检者双眼注视状态下，观察近距离物体时的调节状态，调节超前抑或调节滞后，也经常应用在确定老视被检者的试验性下加光。这种方法要依赖被检者的反应，因此是一种主观测量调节反应的方法。

原理：在两眼前放置力量为＋/－0.50D 交叉圆柱镜，注意负柱轴位为 90°，正轴在 180°，注视十字条栅视标，十字条栅通过这样放置的交叉柱镜在视网膜上形成前后两条焦线，横线在前，竖线在后（图 3-1-6）。让被检者观察视标，会出现以下三种情况：

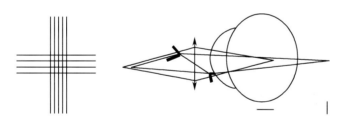

图 3-1-6　十字条栅视标在眼内的成像

1. 横竖线的清晰度相同　调节刺激等于调节反应，最小弥散圆落于视网膜上，使横焦线位于网膜前，竖焦线位于网膜后，距离相同，被检者感觉横线竖线一样清晰。

2. 竖线较横线清楚　最小弥散圆落于视网膜之前，竖线距离视网膜比横线距离视网膜近，调节反应大于调节刺激，调节超前，此时可以增加负透镜，使光线发散，当最小弥散圈在视网膜上时，横竖线分居两侧，被检者感觉同样清晰，增加的负镜为调节超前量。

3. 横线较竖线清楚　最小弥散圆落于视网膜之后，竖线距离视网膜比横线距离视网膜远，调节反应小于调节刺激，调节滞后。此时可以增加正透镜，使光线会聚，当最小弥散圈在视网膜上时，横竖线分居两侧，被检者感觉同样清晰，增加的正镜为调节滞后量。

二、MEM 试验

MEM 试验是在单眼的状态下检查调节反应的一种方法，检查者不依赖被检者的反应，根据视网膜检影来判断调节的反应，结果更为可靠，同时也方便对儿童的检查。但是相对BCC试验，相对费时和增加了检查者的难度。

虽然 MEM 检测调节，但双眼视功能也被评估。如被检眼需用低于正常值的正镜甚或负镜来中和，则可能是调节过度，或者高度外隐斜伴正融像聚散下降，后者运用调节性聚散以补充融像性聚散的不足，以维持两眼单视，尽管可能调节过度而视物模糊。同样，高正镜中和可能是由于调节不足或者高度内隐斜伴负融像性聚散下降。

在进行 MEM 时，必须有正常室内照明，因暗照明会影响调节反应。检测结果为 +0.25D 至 +0.50D，若低于 0 或者高于 +0.75D 则有问题。

实训 2　调节反应的检查

一、FCC 试验交叉十字视标试验

1. 操作准备　综合验光仪，近视力卡（有十字交叉视标）。

2. 操作步骤

（1）完全矫正屈光不正。

（2）拉下近用视力表杆（此时瞳距自动调整为近用瞳距，如果综合验光仪的瞳距不能自动调整，则进行手动调节），固定近用视力表盘于 40cm，旋转近用视力表盘，使十字条栅视标位于眼前，见图 3-1-7（检查室处于暗照明，防止瞳孔减小，增加焦深，使检查难辨认）。

（3）在两眼前放置力量为 +/−0.50D 交叉圆柱镜，注意负柱轴位为 90°，正轴在 180°，这样的视标一般预制在综合验光仪的辅助视窗内，直接调整即可，见图 3-1-8，十字条栅通过这样放置的交叉柱镜在视网膜

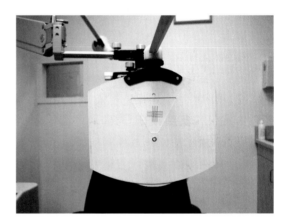

图 3-1-7　BCC 视标

上形成前后两条焦线，横线在前，竖线在后，检查的情况如图 3-1-9 所示。

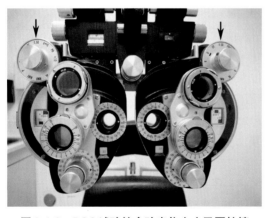

图 3-1-8　BCC 试验综合验光仪上交叉圆柱镜

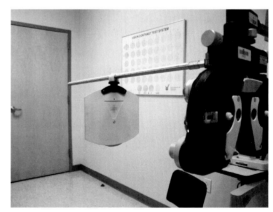

图 3-1-9　BCC 检查

（4）令被检者报告是横线清楚还是竖线清楚。如横线清晰，继续第（5）步，如竖线清晰，继续第（6）步。

（5）在双眼前以 +0.25D 为一档逐渐增加正镜片，直至竖线清晰，然后双眼减少正镜至

横竖线一样清晰,记录此时的正镜量,如果始终不能达到同样清晰,则记录水平线清晰的最高值。

例1:增加+0.75D的正镜片,竖线清晰,减少正镜,当为+0.50D时横竖线一样清晰,记录+0.50D。+说明被检者调节力滞后0.50D,如果是测量老视被检者,则试验性近附加add=0.50D;例2:如果增加至+0.50,横线清晰,当加到+0.75D竖线清晰,减少正镜,当为+0.50D时横线清晰,记录+0.50D,说明调节力滞后0.50D。

(6)如竖线清晰,翻转交叉圆柱镜,如被检者报告横线清晰,说明被检者调节超前,在眼前增加负镜,记录此时的负镜量,说明存在过量的调节,注意功能性视觉异常的存在。如仍报告竖线清晰,则被检者对竖线优先选择,该实验对这类人群不适合。

(7)注意:融合交叉圆柱镜方法可能不适合8~9岁以下的儿童。

(8)预期值:+0.50D(±0.50),调节滞后的量随年龄的增加逐渐上升。

记录:BCC:(　　D)。

二、调节反应的检查——单眼动态视网膜检影(monocular estimation method retinoscopy,MEM)

目的:动态视网膜检影有助于客观的估计调节反应,评估调节的准确度。

1. 操作准备　综合验光仪,串镜或镜片箱,遮盖板,近视力卡,检影镜。

2. 操作步骤

(1)完全矫正被检者的屈光不正。

(2)选择合适的动态视网膜检影卡片(图3-1-10),将其固定于检影镜上(图3-1-11),选择时卡片要和被检者的阅读水平相当。可以选择大的印刷字母可以降低调节的需求,相反也可以选择小的印刷字母增加调节的需求。

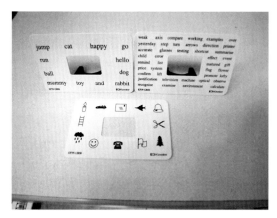

图3-1-10　MEM检影法近视力卡

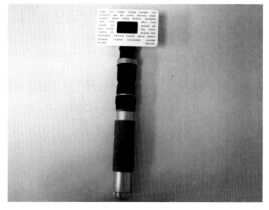

图3-1-11　MEM视网膜检影镜上放置近阅读卡

(3)调整照度为被检者习惯使用的亮度,照度不同,会使调节发生相应的变化,暗照明会改变调节的反应。因此为了准确测量调节的反应,使用习惯的照明亮度。

(4)检影距离成人为40cm,儿童的距离设定在海曼距离(即从被检者的肘关节到中指指关节的距离)手持MEM检影串镜(图3-1-12)。

(5)指导被检者双眼睁开,读出卡片上的字母,沿水平方向进行视网膜检影,可以沿该子午线检影多次,以估计中和影动需要的正负透镜的量,顺动加正镜,逆动加负镜,然后快速地放置镜片,当所加镜片正好等于调节超前或滞后量时,在水平子午线会呈现中和。确认检查的结果。注意:在被测眼前增加镜片时一定要快,因为长时间在眼前放置镜片会改变调节反应。检查情况见图3-1-13。

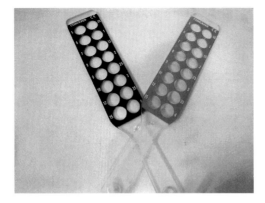

图 3-1-12　MEM 检影串镜

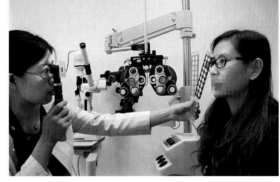

图 3-1-13　MEM 检影法

（6）记录结果：

调节反应	MEM 法	FCC 法
右眼（OD）		
左眼（OS）		

（7）结果分析：MEM 检影测量的是调节反应，建立在被检者远距离的屈光不正完全矫正的基础上，如果被检者的 MEM 结果为 +1.50D，代表调节滞后，但是如果远视的欠矫或低矫也可以表现同样的结果，同样近视的欠矫也会出现正镜度低的情况。

（8）正常值：+0.25～+0.50D，标准差 0.25D。低于 0D 和高于 0.75D 的结果，需要考虑引发的原因。

MEM：OD：（　　D）OS：（　　D）。

任务1.3　调节灵敏度的检查

学习目标

知识目标

1. 掌握：调节灵敏度的含义，以及临床检查的意义。

2. 掌握：调节灵敏度测量时不同翻转拍和检查距离的选择。

技能目标

1. 掌握：调节灵敏度的测量方法。

2. 掌握：单双眼检查的不同点。

调节灵敏度是测量调节反应的灵敏度和持久力，即快速的放松调节和运用调节的能力。

调节灵敏度的检查常见的有两种方法，第一，通过改变注视的距离改变所需要的调节，即 Hart 表法；第二种为通过在眼前加正负透镜来改变调节，即我们通常所说的翻转拍法。

利用翻转拍测量调节灵敏度最初是用在年轻人上，后来也逐渐应用在儿童和 30～40 岁的人群中。

因为该检查是一个主观的方法，所以有研究显示当用在 8 岁以下儿童时，检查的结果可能不可靠，需要视光师在测量的时候要加以注意，确保儿童提供了正确的反应。

近来，Sidero 和 Difuglielmo 研究了在 30～42 岁的成人上进行了调节灵敏度的检查，结果和年轻人的预期值不同，在这个年龄组，调节灵敏度的值有效降低了。因此推断调节灵敏度的检查要考虑被检者的调节幅度。

例如：一位 20 岁左右的年轻人调节幅度为 10D，检查距离为 40cm 时，所要用的调节为 1/0.4＝2.5D，调节需求占调节幅度的 25%（2.5/10），使用 ±2.00D 的翻转拍时，调节的变化量为 4D，占调节幅度的 40%（4/10）。

我们来看如果是 40 岁左右的中年人，拥有 4.5D 调节幅度，该检查对他的影响。调节需求，注视 40cm，仍然是 2.5D，但是调节需求占调节幅度的比率发生变化，是 55.6%（2.5/4.5），相比较年轻人为 25%；如果仍然使用 ±2.00D 的翻转拍时，调节的变化量为 4D，占调节幅度的 88.9%（4/4.5），相比较，年轻人为 40%，所以测量的结果不同的原因就很清楚了。

因此 Yothers 提出了基于调节幅度调节灵敏度的检查方法，详见表 3-1-3。

表 3-1-3　基于调节幅度的调节灵敏度

移近法的距离 /cm （近点 cm）	调节幅度 /D （取最接近的 0.25D）	建议的检查距离 /cm （取最接近的 0.5cm）	建议的翻转拍 /D （取最接近的 0.25D/2）
4.5	22.25	10.0	±3.25
5.0	20.00	11.0	±3.00
5.5	18.25	12.0	±2.75
6.0	16.75	13.5	±2.50
6.5	15.50	14.5	±2.25
7.0	14.25	15.5	±2.25
7.5	13.25	16.5	±2.00
8.0	12.50	18.0	±2.00
8.5	11.75	19.0	±1.75
9.0	11.00	20.0	±1.75
9.5	10.50	21.0	±1.50
10.0	10.00	22.0	±1.50
10.5	9.50	23.5	±1.50
11.0	9.00	24.5	±1.50
11.5	8.75	25.5	±1.25
12.0	8.25	26.5	±1.25
12.5	8.00	28.0	±1.25
13.0	7.75	29.0	±1.25
13.5	7.50	30.0	±1.00
14.0	7.25	31.0	±1.00
14.5	7.00	32.0	±1.00
15.0	6.75	33.5	±1.00
15.5	6.50	34.0	±1.00
16.0	6.25	35.5	±1.00
16.5	6.00	37.0	±1.00
17.5	5.75	38.5	±1.00
18.0	5.50	40.5	±0.75
19.0	5.25	42.5	±0.75
20.0	5.00	44.5	±0.75
21.0	4.75	47.0	±0.75
22.00	4.50	49.5	±0.75

注：检查距离＝45% 调节幅度，翻转拍的调节变化量＝30% 调节幅度

Yothers 研究显示，用基于调节幅度的调节灵敏度测量有效的将有症状的和无症状的区分出来。

双眼翻转拍实验在检查过程中涉及了调节和集合两方面的变化,并不单纯的只反映调节灵敏度的变化,例如在眼前增加负透镜,增加调节的需求,被检者动用调节使视标变清晰的同时势必也刺激了调节性集合,因此被检者需要动用融像性聚散代偿调节性集合,来维持视标的单一,即不出现复视。因此当加负镜时,估计了被检者动用调节和负融像性聚散的能力;加正镜时,则估计了被检者放松调节和正融像性聚散的能力。所以任何一方面的问题都会出现不良的结果。

因此我们建议先常规的检查双眼调节灵敏度,正常的结果往往意味着在这两个领域都是正常的,双眼检测视标必须能控制抑制。视标应由三部分组成:一部分视标仅能被右眼所见,一部分仅能被左眼所见,一部分能被两眼同时所见。这可用偏振片结合偏振眼镜使字标分离,还有红绿眼镜结合红绿片加透明的部分。如图 3-1-14、图 3-1-15 所示。另外也可以使被检者手持铅笔放在检查卡片和被检者鼻梁之间,用生理性复视的存在与否来辨认是否单眼被抑制,当双眼灵敏度失败时,再进行单眼的检查。如果单眼能够通过检查,说明调节的反应是正常的,被检者的情况很可能是双眼视觉的问题。

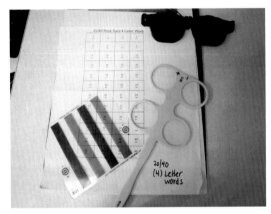

图 3-1-14　双眼调节灵敏度检查红绿片

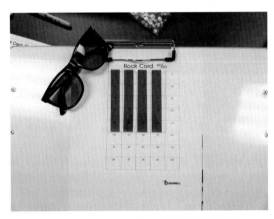

图 3-1-15　双眼调节灵敏度检查偏振片

实训 3　调节灵活度的检查

常用方法有:远近交替注视法(far-near alternate fixation method)和翻转拍法(flipper bar method)。

一、远近交替注视法(far-near alternate fixation method)

远近交替注视法让被检者从远到近和从近到远地交替注视远近视标,通过交替的次数和质量来评估调节灵敏度的。

1. 操作准备　遮盖板,Hart 视力卡,秒表。

2. 操作步骤

(1)充分矫正屈光不正,遮盖左眼,保证室内充足的环境照明,以确保视标的对比敏感度。

(2)分别在远处和近处放置两个视标,将远距离字母表贴在墙上,高度是在眼睛水平,而近处的在 40cm 距离放置一个近视力表,见图 3-1-16。

(3)让被检者看清远视标后马上转去看

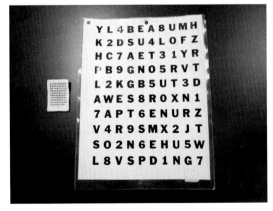

图 3-1-16　Hart 视标

近视标,当近视标变清晰后又马上转去看远视标,一直这样交替注视远近视标,检查 1 分钟内交替注视的次数(从远视标到近视标再回到远视标,记为 1 次)。

(4)分单双眼进行检查。在检查时要注意看远和看近的清晰时间的区别,如果看远容易,而阅读近处时较慢,说明动用调节困难。

记录:OD:(　CPM)OS:(　CPM)OU:(　CPM)。

二、翻转拍法(flipper bar method)

1. 操作准备　偏振眼镜,翻转拍(图 3-1-17),秒表,Bernel#9 Vectogram 视标(图 3-1-18),或视标结合红绿或偏振片。

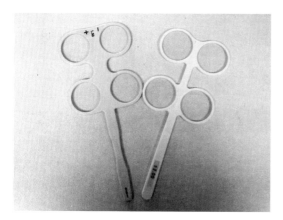

图 3-1-17　调节灵敏度检查翻转拍

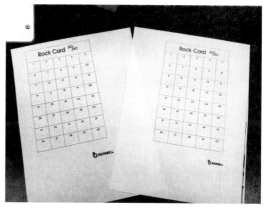

图 3-1-18　调节灵敏度检查视标

2. 操作步骤

(1)完全矫正屈光不正。

(2)被检者配戴偏振眼镜看调节灵敏度检查视标,附加 Bernel#9 Vectogram 偏振片,视标放置在 40cm 处,打开阅读灯,确保良好的照明。

(3)确定双眼未被遮盖,将 +2.00DS 的镜片放置在被检者眼前,开始计时,一清楚时即翻转至 -2.00DS,重复该步骤,记录 60 秒内翻转的环数和有困难的镜片,一环包括 +2.00 和 -2.00,见图 3-1-19。

(4)如果被检者未达到标准值,则移走偏振镜和偏振视标,遮住被检者的左眼,重复第三步,记录结果;然后遮盖右眼,重复第三步,记录(图 3-1-20)。

(5)记录:OD:(　cpm)OS:(　cpm)OU:(　cpm)。

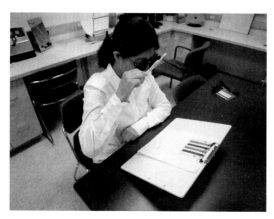

图 3-1-19　双眼调节灵敏度检查

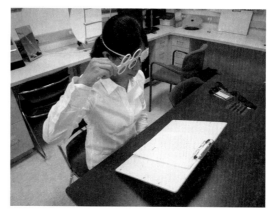

图 3-1-20　单眼调节灵敏度检查

标准值（双眼）：6 岁：3.0cpm

7 岁：3.5cpm

8～12 岁：5.0cpm

13～30 岁：8.0cpm

30～40 岁：9.0cpm

（单眼）：6 岁：5.5cpm

7 岁：6.5cpm

8～12 岁：7.0cpm

13～30 岁：11.0cpm

（6）结果分析：由于检查为双眼状态，因此调节和集合的异常都将对结果产生影响，临床上，如果双眼检查的结果正常，往往意味着在这两方面的功能都正常；如果被检者不能通过双眼检查则应进行单眼检查，如也不通过，可以肯定有调节问题，如果通过了单眼检查，则往往说明被检者是双眼视功能异常。

任务1.4　正相对调节及负相对调节的检查

学习目标

知识目标

掌握：什么是正负相对调节以及测量的意义。

技能目标

1. 掌握：正相对调节的测量方法。

2. 掌握：负相对调节的测量方法。

3. 掌握：正负相对调节的测量顺序。

正负相对调节是指在双眼注视状态下，被检者的集合需求保持不变时调节能增加或减小的能力。负相对调节是集合相对不变时减少的调节量，我们通过让被检者注视 40cm 处视标，增加正镜，使光线汇聚，成像于视网膜前，因此被检者为了看清视标，则需要减少调节来保证视标的清晰，在减少调节时，减少的调节性集合被正融像性集合代偿。并且由于注视 40cm，调节能被放松的最大量只有 2.5D，因此负相对调节最大只有＋2.5D。正相对调节是集合相对不变时增加的调节量，我们通过让被检者注视 40cm 处视标，增加负镜，使光线发散，呈像于视网膜后，因此被检者为了看清视标，则需要增加调节来保证视标的清晰，在增加调节时，出现的调节性集合被负融像性集合代偿。在检查过程中，调节性集合增减的量由融像性聚散代偿，因此 NRA/PRA 的检查除用来分析调节，也有助于双眼视功能的分析，同时也是精确老视被检者下加光的方法之一。

实训4　正负相对调节的检查

一、操作准备

综合验光仪，近视力卡，光源。

二、操作步骤

1. 完全矫正屈光不正，对老视被检者附加试验性近用处方。

2. 拉下近用视力杆并固定近用视力表于 40cm，打开近用阅读灯，保证良好的照度。

3. 调整为近用瞳距旋钮并确保双眼无遮盖。

4. 嘱被检者注意观看最佳视力上一行的视标，确保视标清晰。

5. 先测量 NRA（因为负相对调节为放松实验而正相对调节为刺激实验，因此先测量负相对调节），于双眼前增加正镜片，每次增加 +0.25D，直至被检者报告视标出现持续模糊的初始点，即视标能够读出，但是和开始看到的清晰度不同的第一个值。

6. 记录增加的正镜片总量，即为负相对调节（NRA）的量。

7. 撤掉所加的正镜片，恢复到 NRA 检查前的双眼基础状态。

8. 再一次确保被检者所见视标清晰。

9. 测量 PRA，于双眼前增加负镜片，每次增加 -0.25D，直至被检者报告视标持续模糊。

10. 记录增加的负镜片总量，即为被检者的正相对调节（PRA）的量，一般超过 2.50D 可以不在加，记录 > -2.50D。

对于老视被检者，如果 NRA 与 PRA 的绝对值相等，说明试验性下加光度数准确，如果不相等，则度数应该调整，方法为将正负相对调节相加除 2，加在试验性下加光上。例：被检者试验性下加光为 +1.75D，NRA=+2.00D，PRA=-2.50D，则被检者最后处方为 +1.75+(-0.25)=+1.50D。

记录：NRA：　　PRA：

相关正常值如表 3-1-4。

表 3-1-4　调节检查实验的正常值

检查方法	正常值	标准差
调节幅度		
移近法	18-(1/3)×年龄	±2D
镜片法	比移近法少 2D	
单眼调节灵敏度（±2.00D 翻转拍）		
6 岁	5.5cpm	±2.5cpm
7 岁	6.5cpm	±2.0cpm
8～12 岁	7.0cpm	±2.5cpm
13～30 岁	11.0cpm	±5.0cpm
30～40 岁		
双眼调节灵敏度		
儿童（±2.00D 翻转拍）		
6 岁	3.0cpm	±2.5cpm
7 岁	3.5cpm	±2.5cpm
8～12 岁	5.0cpm	±2.5cpm
13～30 岁	8.0cpm	±5.0cpm
30～40 岁	9.0cpm	±5.0cpm
成人（基于调节幅度的灵敏度检查）	10.0cpm	±5.0cpm
MEM 检影	+0.50D	±0.25D
FCC 实验	+0.50D	±0.50D
NRA	+2.00D	±0.50D
PRA	-2.37D	±1.00

任务 2　聚散功能的检查

聚散（vergence）：当人眼注视远处物体时，双眼的视轴平行、调节静止，而双眼在注视近处物体时，双侧眼球向内旋转，使两眼的视轴正对所看的物体，物体在视网膜上的所成的像正位于双眼黄斑中心凹部位，在一定范围内物体距离越近，眼球内转的程度也愈大，这种现象称为会聚，即集合；当物体逐渐远移，双眼要发散以保证物像的单一。

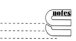

我们过去通常用集合来代表双眼的会聚和发散,本节中,我们用集合来表示会聚。

在视功能的检查和评估中,聚散的检查是其中非常重要的内容,检查内容包括:集合广度的检查,水平和垂直聚散力的检查,聚散灵敏度的检查等。

聚散功能检查的内容	
集合广度	移近法
水平聚散力的检查	平滑法(远距离,近距离)
	梯度法(远距离,近距离)
垂直聚散力的检查	平滑法(远距离,近距离)
	梯度法(远距离,近距离)
聚散灵敏度的检查	12$^\triangle$基底向外和3$^\triangle$基底向内

任务 2.1　集合广度的检查

学习目标

知识目标
1. 掌握:集合的分类。
2. 掌握:聚散的相关概念及聚散功能检查的内容。

技能目标
1. 掌握:集合广度的测量方法。
2. 掌握:集合近点重复测量对验光配镜的影响。

一、概述

当人眼注视远处物体时,双眼的视轴平行、调节静止,而双眼在注视近处物体时,双侧眼球向内旋转,使两眼的视轴正对所看的物体,物体在视网膜上的所成的像正位于双眼黄斑中心凹部位,在一定范围内物体距离越近,眼球内转的程度也愈大,这种现象称为集合作用。

这一功能是动物双眼视觉发展到高级阶段的产物,由于在种属过程晚期中获得的,因而是不稳定的,可塑性大,易受内外环境影响发生变异,也可经训练而改善重建。一般在出生后两个月开始出现,在出生第六个月时虽然很强但不甚巩固,在 2 岁时,集合功能的发育已经很充分,见图 3-1-21。

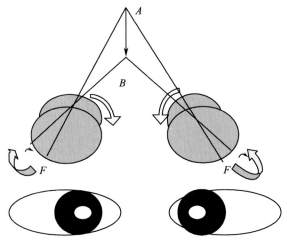

图 3-1-21　眼的集合

集合分自主性和非自主性两种。自主性集合是视觉反射运动中唯一能用人的意志控制的功能，由人的意志使两眼视轴向鼻侧集合，由大脑额叶司理；非自主性集合是一种视觉反射，它是通过大脑枕叶知觉中枢建立的条件反射，是不由人的意愿控制的，产生非自主性集合的条件刺激是物像离开两眼黄斑部向相反方向的运动，其皮下中枢存在于中脑帕黑氏核处，再到双眼内直肌使双眼同时内转发生集合，其包括：张力性集合、融像性集合、调节性集合和近感性集合4种。

张力性集合（tonic convergence）：人在睡眠（全麻）的状态下，两眼视轴偏向外方，当清醒睁眼时，双眼内直肌经常接受一定量的神经冲动，使其保持一定的张力克服视轴的发散，以维持第一眼位，双眼视轴平行，这是无意志性的眼肌紧张作用；融像性集合（fusional convergence）：当双眼注视一目标而物像落在两眼视网膜对应点稍鼻侧或颞侧时，为将两单眼的视标融合为一，使不致发生复视，视觉运动反射回引起融像性集合，使物像落在两眼视网膜对应点上；调节性集合（accommodative convergence）：集合运动向固视目标产生调节时，就引起调节性集合，因此我们会发现在出现复视前往往视标先变模糊，这就是调节性集合的参与所致；近感性集合（proximal convergence）：心理上对目标趋近的反应。

自主性集合和非自主性集合的区别：自主性集合是指有意识的使两眼向鼻侧集合，而非自主性集合是视觉心理反射；再者两者强弱不同，幅度也不相同，前者比后者的范围大，集合范围不受年龄的控制；另外两者大脑中枢的来源也不同。自主性集合由大脑额叶司理，而非自主性集合的中枢在大脑枕叶。

在检查被检者的聚散能力时，关键是寻找被检者的三个反应点：

1. 模糊点　说明被检者的融像性集合使用完毕，开始动用调节性集合维持双眼单视。

2. 破裂点　说明被检者全部的集合（包括调节性集合）使用完毕，遂不能维持双眼单视。

3. 恢复点　说明被检者重新通过动用集合来恢复双眼单视，其大小反应集合反射建立的灵敏度。

二、相关概念

集合远点：当注视远处物体时，不用集合作用，因此当集合作用完全静止时，物体所在的点称为集合远点。

集合近点：当集合作用达到一定程度，物体再近时一眼放弃集合而突然转向外侧，形成复视，此时物体所在的点称为集合近点。集合近点测量的目的是了解被检者的集合广度。集合近点的远离在临床中常被很多视光师作为诊断集合不足的一个重要参数。

三、集合的表示方法

1. 集合角　集合程度的强弱以米角（Ma）表示，当注视眼前1m处物体时，两眼视轴与两眼中心垂线所夹的角如图3-1-22所示，C1RC2形成的角 A 即为1Ma。其中C1、C2为左右眼的旋转中心，R 为眼外一注视点。如 R 位于眼前1m处，集合角就为距离的倒数即1Ma，如 R 位于眼前0.5m处，集合角就为距离的倒数即2Ma。C1、C2米角的真正大小与瞳距相关，瞳距不同的人，米角所代表的尺度不同。

2. 棱镜度　集合的另一个表示方法可以用三棱镜度来表示，三棱镜度的定义为通过三棱镜观察1m处的物体，物像向三棱镜顶端移位1cm，称为一个三棱镜度，以 $1^{\triangle}$ 表示。具体表示集合的大小用公式集合＝（10×PD）/d，这里

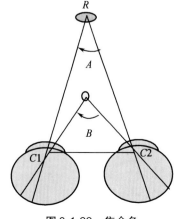

图3-1-22　集合角

PD 代表瞳距,单位为 mm,d 代表注视目标距旋转中心的距离,单位为 cm。例如:一瞳距为 60mm,注视距眼球旋转中心 40cm 物体所用的集合为多少?集合 = (10×60)/40 = 15$^\triangle$。

3. 圆周度 在几何学上普遍应用的表示角度大小的单位。

1 圆周角 = 360°,三棱镜度与圆周度的换算关系和圆周度与三棱镜度的换算分别见表 3-1-5 和表 3-1-6。

表 3-1-5 三棱镜度与圆周度的换算表

三棱镜度/$^\triangle$	圆周度/°	三棱镜度/$^\triangle$	圆周度/°	三棱镜度/$^\triangle$	圆周度/°	三棱镜度/$^\triangle$	圆周度/°
1	0.6	16	9.1	31	17.2	46	24.7
2	1.2	17	9.7	32	17.8	47	25.2
3	1.7	18	10.2	33	18.3	48	25.7
4	2.3	19	10.8	34	18.8	49	26.1
5	2.9	20	11.3	35	19.3	50	26.6
6	3.5	21	11.9	36	19.8	51	27.0
7	4.0	22	12.4	37	20.3	52	27.5
8	4.6	23	13.0	38	20.8	53	27.9
9	5.2	24	13.5	39	21.3	54	28.4
10	5.7	25	14.1	40	21.8	55	28.8
11	6.3	26	14.6	41	22.3	56	29.3
12	6.9	27	15.1	42	22.8	57	29.7
13	7.4	28	15.7	43	23.3	58	30.1
14	8.0	29	16.3	44	23.8	59	30.6
15	8.5	30	16.7	45	24.2	60	31.0

表 3-1-6 圆周度与三棱镜度的换算表

圆周度/°	三棱镜度/$^\triangle$	圆周度/°	三棱镜度/$^\triangle$	圆周度/°	三棱镜度/$^\triangle$
1	1.7	16	28.7	31	54.1
2	3.5	17	30.6	32	56.0
3	5.2	18	32.5	33	57.8
4	7.0	19	34.4	34	59.5
5	8.7	20	36.4	35	61.3
6	10.5	21	38.4	36	63.0
7	12.5	22	40.4	37	64.8
8	14.1	23	42.4	38	66.5
9	15.8	24	44.5	39	68.3
10	17.6	25	46.6	40	70.0
11	19.4	26	48.8	41	71.8
12	21.3	27	51.0	42	73.5
13	23.1	28	53.2	43	75.3
14	24.9	29	55.4	44	77.0
15	26.8	30	57.7	45	78.8

实训5 集合幅度（集合近点检查）

集合近点（near point of convergence，NPC）的检查

1. 操作准备 近视力表，综合验光仪。

2. 操作步骤 集合广度用来初步估计被检者的集合能力大小，可通过移近法来测量。

（1）完全矫正被检者的屈光不正。

（2）视标的选择，我们推荐选择一纵行排列的视标或一个单视标，如图3-1-23，视标应为最佳视力的上一行，并准备一个笔灯，用笔灯测量时被检者戴红绿眼镜。

（3）嘱被检者双眼注视40cm处的视标，此时慢慢将视标向被检者移近，并仔细观察被检者双眼是否在逐渐内转，当被检者报告视标分离即视标变成两个时，或者检查者发现虽然被检者没报告复视，但是一只眼开始向外转时（因为被检者的集合已经用完，开始放弃一眼，用主导眼注视），记录破裂点的距离，此时继续近移1cm，然后逐渐远离，直至视标重新融合为一个，记录恢复点的距离。重复测量5~10次，比较检查值，注意其中的变化，如图3-1-24。

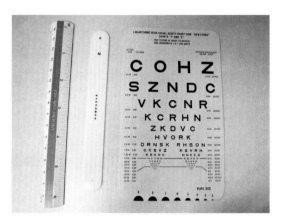

图3-1-23 集合近点检查视标和直尺

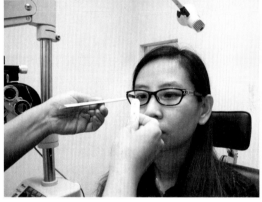

图3-1-24 NPC检查

（4）如果近点的破裂点距离大于5cm，推荐让被检者配戴红绿眼镜，注视笔灯，逐渐移近至笔灯变为2个，记录破裂点，然后逐渐远离，记录恢复点并重复3~5次。观察测量结果的变化。

（5）可以通过公式：集合广度＝（10×PD）/d 计算集合广度，距离使用近点到旋转中心的距离，我们通常用2.7cm代表角膜顶点到旋转中心的距离，所以计算时要在近点的基础上增加2.7cm。例如近点为7cm，瞳距为60mm，集合广度＝（10×60）/9.7＝61.9$^{\triangle}$。

（6）预期值：近视标：破裂点5cm，恢复点：7cm。

笔灯并戴红绿眼镜：破裂点7cm，恢复点10cm。

记录：破裂点（ cm），恢复点（ cm）。

任务2.2 远近距水平聚散力的检查

学习目标

知识目标

1. 掌握：水平聚散力模糊点，破裂点和恢复点的含义。

2. 掌握：使用水平聚散测量结果分析被检者聚散能力的方法。

技能目标

1. 掌握：使用综合验光仪测量远近距水平聚散力的测量方法。

2. 掌握：使用棱镜条测量远近距水平聚散力的测量方法。

水平聚散力的检查可以通过综合验光仪上的 Risley 旋转棱镜和直接在眼前加棱镜条两种方法测得。

综合验光仪加旋转棱镜，因为所加的棱镜逐渐变化，因此我们也把这种方法称作平滑聚散力测量；而外加的棱镜条因为变化是逐阶发生的，因此称作阶梯性测量。两种方法的原理相同，都是通过基底向内和基底向外三棱镜的引入使双眼视网膜物像分离，促使被检者运用水平聚散力来补偿物像分离，维持双眼视，借此我们可以了解被检者的水平聚散功能。但是阶梯性测量能够方便我们看到被测者的眼睛，尤其适用于儿童的测量。

在眼前增加基底向内的棱镜时，被检者为了维持视标的单一需要双眼发散，首先通过放松调节来放松集合，保持视标单一，但是一般由于被检者的远用屈光度已被完全矫正，因此观察 6m 处物体时，调节已放松为零，也就是没有可以放松的调节性集合，所以应该不会出现模糊点．若出现了模糊点则说明被检者的远用屈光矫正存在正镜不足或负镜过大的失误，应重新核查远用处方。然后使用融像性发散维持单一。使用完毕后出现破裂点，在模糊点缺乏的情况下，破裂点代表着负融像集合的极限，恢复点意味着在复试产生后，即双眼视状态被破坏情况下，被检者恢复双眼视的能力。然后在双眼前增加基底向外的棱镜，测量模糊点，破裂点和恢复点，记录方法是模糊点/破裂点/恢复点。

举例，一被检者 6m 时测得的结果为 BI x/7/4；BO 9/19/10，被检者无隐斜，请问正负调节性集合，正负融像性集合各为多少？

分析：从需求点到 BI 模糊点（如无模糊点则到破裂点）为负相对集合，到 BO 模糊点为正相对集合；如从隐斜视点到 BI 模糊点（如无模糊点则到破裂点）为负融像性集合，到 BO 模糊点为正融像性聚散；从模糊点到破裂点为调节性聚散。

解答：正融像性聚散为 9$^{\triangle}$，负融像性聚散为 7 棱镜度；负调节性聚散：0，正调节性聚散 $10-9=10^{\triangle}$。

该病例，如果被检者存在隐性，那分析正负融像性聚散时，就要考虑隐斜的影响，比如被检者为内隐斜，由于首先要使用负融像性聚散使眼位正位，因此负融像性聚散要加上隐斜值，正融像性聚散要减去相应的隐斜值；外隐斜则相反。

实训 6　水平聚散力检查
一、远距离平滑水平聚散力的检查

1. 操作准备　综合验光仪。

2. 操作步骤

（1）完全矫正屈光不正。

（2）投射单一独立的视标（图 3-1-25）于 6m 处，此视标为被检者视力较差眼最好矫正视力的上一行。

（3）放置旋转棱镜于双眼前，棱镜度刻度初始设置为 0，并位于垂直位，如图 3-1-26。

（4）嘱被检者注视 6m 处视标，询问被检者是否视标清晰且单一，如果视标初始就为 2 个，则记录复视，不适用该检查。如果视标清晰且单一，则告诉被检者，"我将改变镜片，尽可能地保持视标单一且清楚，当视标变成模糊的时候报告模糊，当视标变成两

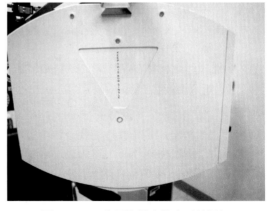
图 3-1-25　水平聚散力检查时的视标

个时和重新变成一个时都立即报告"。

（5）然后以每秒 1$^\triangle$ 的速度匀速增加基底向内的棱镜度数，记录出现模糊点时双眼棱镜总量，例如出现模糊点时右眼 4$^\triangle$，左眼 3$^\triangle$，则模糊点为 7$^\triangle$；继续增加棱镜度数；被检者报告破裂点时，记录此时双眼棱镜总量。

（6）然后继续增加 2$^\triangle$～4$^\triangle$ 使视标分离加大再减小基底向内棱镜度数，当分离的视标重新恢复为单一视标时，记录此时的双眼棱镜总量。

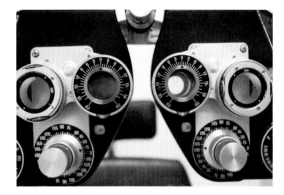

图3-1-26 检查水平聚散力旋转棱镜的初始位置

注意：在眼前增加基底向内的棱镜时，被检者为了维持视标的单一需要双眼发散，首先通过放松调节来放松集合，保持视标单一，但是一般由于被检者的远用屈光度已被完全矫正，因此观察 6m 处物体时，调节已放松为零，也就是没有可以放松的调节性集合，所以应该不会出现模糊点．若出现了模糊点则说明被检者的远用屈光矫正存在正镜不足或负镜过大的失误，应重新核查远用处方。然后使用融像性发散维持单一。使用完毕后出现破裂点，在模糊点缺乏的情况下，破裂点代表着负融像集合的极限。

（7）把双眼旋转棱镜刻度调回 0 点，嘱被检者仍然注视 6m 处视标，同时以每秒 1$^\triangle$ 的速度匀速增加基底向外的棱镜度数，如上所述，令被检者报告模糊点、破裂点和恢复点并记录棱镜总量。

（8）结果记录：远距聚散力：基底向内（BI）：模糊点 / 破裂点 / 恢复点；基底向外（BO）：模糊点 / 破裂点 / 恢复点，无模糊点时的记录标记为×。

6m：BI：＿＿＿/＿＿＿/＿＿＿；BO：＿＿＿/＿＿＿/＿＿＿

二、近距离平滑水平聚散力的检查

1．操作准备 近视力表，综合验光仪。

2．操作步骤

（1）完全矫正屈光不正。

（2）投射单一独立的视标于 40cm 处，此视标为被检者视力较差眼最好矫正视力的上一行，改变瞳距为近用瞳距。

（3）放置旋转棱镜于双眼前，棱镜度刻度初始设置为 0，并位于垂直位。

（4）嘱被检者注视 40cm 处视标，同时以每秒 1$^\triangle$ 的速度匀速增加基底向内的棱镜度数。

（5）令被检者出现模糊点时报告，记录此时双眼棱镜总量；继续增加棱镜度数；被检者报告破裂点时，记录此时双眼棱镜总量。

（6）然后继续增加使视标分离加大再减小基底向内棱镜度数，当分离的视标重新恢复为单一视标时，记录此时的双眼棱镜总量。

（7）把双眼旋转棱镜刻度调回 0 点，嘱被检者仍然注视 40cm 处视标，同时以每秒 1$^\triangle$ 的速度匀速增加基底向外的棱镜度数，如上所述，令被检者报告模糊点、破裂点和恢复点并记录棱镜总量。

（8）结果记录：近距聚散力：基底向内（BI）：模糊点 / 破裂点 / 恢复点；基底向外（BO）：模糊点 / 破裂点 / 恢复点，无模糊点时的记录标记为×。

40cm：BI：＿＿＿/＿＿＿/＿＿＿；BO：＿＿＿/＿＿＿/＿＿＿

注意：在检查聚散力时，应先测棱镜基底向内然后再检查棱镜基底向外时的集合力，因为基底向外的棱镜刺激集合和调节,而基底向内的棱镜则放松调节和集合。

另外,当检查儿童时,最好用棱镜条,这样我们可以透过棱镜条观察儿童眼睛的状态,确保他们配合检查。

三、远近距离阶梯性聚散力的检查

1. 操作准备　棱镜串镜,远视标,近视力注视卡。

2. 操作步骤

(1) 完全矫正屈光不正,或配戴矫正镜。

(2) 让被检者注视远视标或 40cm 近视力卡的视标,此视标为被检者视力较差眼最好矫正视力的上一行,确保被检者看到清晰且单一的视标,指导被检者:"注视这个视标,当我放棱镜检查时,可能会变模糊或变成两个 .努力将视标看清楚,看成一个,当不能看清时请报告"。

(3) 另一手持棱镜条于一眼前,首先加基底向内的棱镜,从最小棱镜度开始,棱镜条如图 3-1-27。

(4) 嘱被检者注视 6m 或 40cm 处视标,同时以每秒 1$^\triangle$ 的速度匀速向下增加基底向内的棱镜度数。

(5) 令被检者出现模糊点时报告,记录此时棱镜量;继续增加棱镜度数;被检者报告破裂点时,记录此时棱镜量。

(6) 然后继续增加使视标的分离加大再减小基底向内棱镜度数,当分离的视标重新恢复为单一视标时,记录此时的棱镜量。

(7) 令被检者仍然注视 6m 或 40cm 处视标,同时以每秒 1$^\triangle$ 的速度匀速向下增加基底向外的棱镜度数,如上所述,令被检者报告模糊点、破裂点和恢复点并记录棱镜量,例如 9/19/10,意味着模糊点为 9$^\triangle$,破裂点为 19$^\triangle$,恢复点位 10$^\triangle$,如图 3-1-28。

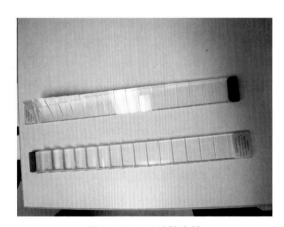

图 3-1-27　三棱镜串镜

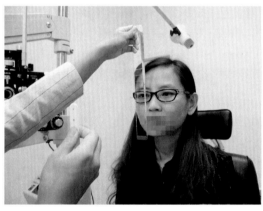

图 3-1-28　阶梯水平聚散力的检查

(8) 结果记录:远近距聚散力:基底向内(BI):模糊点 / 破裂点 / 恢复点;基底向外(BO):模糊点 / 破裂点 / 恢复点,无模糊点时的记录标记为×。

6m: BI ＿＿＿／＿＿＿／＿＿＿ ; BO ＿＿＿／＿＿＿／＿＿＿

40cm: BI ＿＿＿／＿＿＿／＿＿＿ ; BO ＿＿＿／＿＿＿／＿＿＿

注意:在检查聚散力时,应先测棱镜基底向内然后再检查棱镜基底向外时的集合力,因为基底向外的棱镜刺激集合和调节,而基底向内的棱镜则放松调节和集合。

另外,该方法的优点在检查儿童时尤其突出,因为在眼前放置棱镜条,仍然允许我们可以看见他们的眼睛,确保他们在检查中的配合度,确保检查结果的可信性。

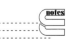

任务 2.3　远近距垂直聚散力的检查

学习目标

知识目标
1. 掌握：垂直聚散力破裂点和恢复点的含义。
2. 掌握：使用垂直聚散力测量结果分析被检者垂直聚散能力的方法。

技能目标
1. 掌握使用综合验光仪测量远近距垂直聚散力的测量方法。
2. 掌握使用棱镜条测量远近距垂直聚散力的测量方法。

远 / 近距垂直聚散力的检查：与水平聚散力的测量原理相同，只不过由于人眼的垂直融像力较弱，因此为了保持光学状态的一致，虽然在双眼前加棱镜（棱镜的初始刻度位于 0，且位于水平位），但检查时只改变一眼前的棱镜来。加基底向上的棱镜测量下转量，加基底向下的棱镜测量上转量，右眼的下转量等于左眼的上转量，因此只测量单眼即可。并且因为在测的过程中调节并不改变，因此只需检查破裂点和恢复点。然后再在同样的眼前加基底向下的棱镜，测量破裂点和恢复点。

实训 7　垂直聚散力检查

一、远近平滑垂直聚散力的检查

1. 操作准备　综合验光仪，投影仪或远距离视标（单个或单行），如图 3-1-29。

2. 操作步骤

（1）充分矫正被检者的屈光不正。

（2）令被检者双眼睁开，注视单个或单行远视标，确认视标单一且清晰。

（3）放置旋转棱镜于双眼前，棱镜度刻度初始设置为 0，并位于水平位，如图 3-1-30。

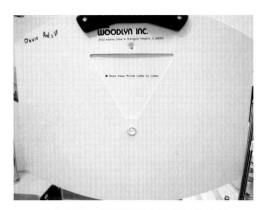

图 3-1-29　垂直聚散力检查时的视标

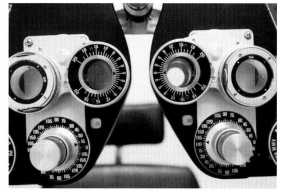

图 3-1-30　检查垂直聚散力旋转棱镜的初始位置

（4）嘱被检者注视视标，同时以每秒 1$^\triangle$的速度匀速增加右眼基底向上的棱镜度数。

（5）令被检者出现破裂点，记录此时右眼的棱镜量。

（6）然后继续增加使视标的分离加大再减小基底向上棱镜度数，当分离的视标重新恢复为单一视标时，记录此时右眼的棱镜量。

（7）把右眼旋转棱镜刻度调回 0 点，嘱被检者仍然注视远视标，同时以每秒 1$^\triangle$的速度匀速增加右眼基底向下的棱镜度数，如上所述，令被检者报告破裂点和恢复点并记录棱镜量。

（8）令被检者注视 40cm 视标，重复步骤（4）～（7）检查近距离垂直聚散力，并记录。

（9）结果记录：远近距垂直聚散力：基底向上（BU）：破裂点 / 恢复点；基底向下（BD）：破裂点 / 恢复点。

二、远近阶梯垂直聚散力的检查

1. 操作准备　棱镜串镜，近距离视标。

2. 操作步骤

（1）完全矫正屈光不正，或配戴矫正镜。

（2）令被检者双眼睁开，注视单个或单行远视标，确认视标单一且清晰此视标为被检者视力较差眼最好矫正视力的上一行，确保被检者看到清晰且单一的视标，指导被检者："注视这个视标，当我放棱镜检查时，可能会变模糊或变成两个 . 努力将视标看清楚，看成一个，当不能时请报告"。

（3）另一手持棱镜条于一眼前，首先在右眼前加基底向上的棱镜，从最小棱镜度开始。

（4）嘱被检者注视视标，同时以每秒 1△ 的速度匀速向下增加基底向上的棱镜度数。

（5）令被检者出现破裂点时报告，记录此时棱镜量。

（6）然后继续增加使视标分离加大再减小基底向上棱镜度数，当分离的视标重新恢复为单一视标时，记录此时的棱镜量。

（7）令被检者仍然注视视标，同时以每秒 1△ 的速度匀速向下增加基底向下的棱镜度数，如上所述，令被检者报告破裂点和恢复点并记录棱镜量，如图 3-1-31 所示。

（8）令被检者注视 40cm 视标，重复步骤（2）～（7）检查近距离垂直聚散力，并记录。

（9）远近距阶梯垂直聚散力：基底向上（BU）：破裂点 / 恢复点；基底向下（BD）：破裂点 / 恢复点。

另外，该方法的优点在检查儿童时尤其突出，因为在眼前放置棱镜条，仍然允许我们可以看见他们的眼睛，确保他们在检查中的配合度，确保检查结果的可信性。

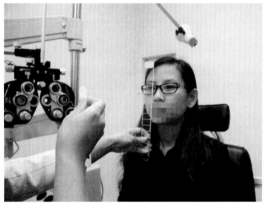

图 3-1-31　阶梯垂直聚散力的检查

任务 2.4　聚散灵敏度的检查

学习目标

知识目标

1. 掌握：集合灵敏度的测量意义。

2. 掌握：集合的相关概念及集合功能检查的内容。

技能目标

1. 掌握：集合灵敏度检查的方法。

2. 正确选择测量棱镜。

聚散灵敏度检查是用基底向内和基底向外棱镜反复置于眼前来评估融像聚散系统在一段时间内的反应的动态方法 . 临床上分为两种检查：一为快速改变棱镜测量反应速度，二

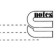

为保持一种棱镜基底方向,测量聚散的持久力。聚散灵活度的检测在评估一些有双眼视异常症状,但是其他的融像功能检查正常的病例非常有帮助。

临床上常用的棱镜组有以下几种,如图3-1-32所示。

1. 16$^{\triangle}$基底向外和4$^{\triangle}$基底向内。

2. 8$^{\triangle}$基底向外和8$^{\triangle}$基底向内。

3. 12$^{\triangle}$基底向外和3$^{\triangle}$基底向内,临床上经常使用该组棱镜鉴别有无症状。

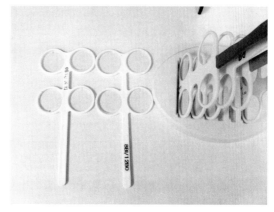

图 3-1-32　聚散灵敏度检查翻转拍

实训 8　集合灵活度检查

一、操作准备

近视力表,棱镜翻转拍,计时表。

二、操作步骤

1. 完全矫正屈光不正或配戴常规的矫正眼镜。

2. 手持近视力表,注视最佳视力上一行的视标,纵行排列或单个视标,在检查过程中除了记录翻转的次数,计时,同时要观察被检者通过基底向内和基底向外棱镜的容易度的区别。

3. 在被检者眼前放置基底向外12$^{\triangle}$的三棱镜,令被检者视标变成单一且清晰的视标时马上报告。

4. 立即翻转三棱镜到3$^{\triangle}$基底向内的位置,令被检者视标变成单一且清晰的视标时马上报告,如图3-1-33所示。

5. 重复步骤(3),(4),记录1min内翻转的环数,一个完整的环包括基底向内和基底向外的棱镜。

6. 在检查的过程中,要询问被检者是否视标出现移动。如果视标移动,说明被检者一眼存在抑制,此时他并不报告复视。也可以使用三棱镜块镜检查聚散灵敏度,如图3-1-34所示。

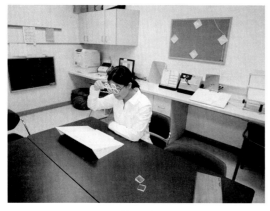

图 3-1-33　翻转拍检查聚散灵敏度

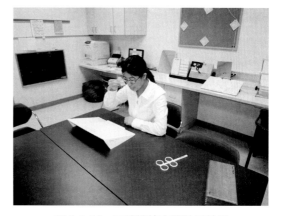

图 3-1-34　三棱镜检查聚散灵敏度

7. 近距的集合灵活度的正常值为13环/min。

聚散功能的正常值见表3-1-7:

表 3-1-7 聚散功能的正常值

检查方法		正常值	标准差
平滑的水平聚散力的检查（综合验光仪的旋转棱镜）			
基底向外（远）	模糊点：	9	±4
	破裂点：	19	±8
	恢复点：	10	±4
基底向内（远）	破裂点：	7	±3
	恢复点：	4	±2
基底向外（近）	模糊点：	17	±5
	破裂点：	21	±6
	恢复点：	11	±7
基底向内（近）	模糊点：	13	±4
	破裂点：	21	±4
	恢复点：	13	±5
阶梯性的水平聚散力的检查（综合验光仪的旋转棱镜）			
	儿童（7-12岁）		
基底向外（近）	破裂点：	23	±8
	恢复点：	16	±6
基底向内（近）	破裂点：	12	±5
	恢复点：	7	±4
	成人：		
基底向外（远）	破裂点：	11	±7
	恢复点：	7	±2
基底向内（远）	破裂点：	7	±3
	恢复点：	4	±2
基底向外（近）	破裂点：	19	±9
	恢复点：	14	±7
基底向内（近）	破裂点：	13	±6
	恢复点：	10	±5
集合近点			
调节视标	破裂点：	5m	±2.5
	恢复点：	7cm	±3.0
笔灯（红绿镜）	破裂点：	7m	±4.0
	恢复点：	10cm	±5.0
聚散灵活度			
棱镜	12△基底向外和3△基底向内	13cpm	±3

任务3 AC/A值的检查

学习目标

知识目标

1. 掌握：调节和集合的相互关系，掌握近反射三联症。

2. 掌握：AC/A的含义和临床意义。

3. 掌握：两种方法的区别。

技能目标

1. 掌握：梯度法测量AC/A的方法。

2. 掌握：隐斜法测量AC/A的方法。

AC/A 比值（accommodative convergence to accommodation ratio）：A 表示调节力，C 表示集合力，是调节性集合与引起该调节集合的调节之比。也就是在一定的调节力下，眼睛所要用的集合度去除于调节力。在临床上作为诊断与处理眼视觉异常的重要依据。一般分为刺激性 AC/A 与反应性 AC/A。我们日常使用的方法是以调节需求和所加上正镜度数之和作为调节刺激，与所检查到调节性集合之比，就是所谓的刺激性 AC/A 比值。而反应性 AC/A 比值是真正的调节反应量，并不是调节刺激量，通常比调节刺激量小 +0.25～+0.50D。由于临床上多用刺激性 AC/A 比值，最常用的是刺激性 AC/A。正常的 AC/A 比为 $4^{\triangle}\pm2$/D。

一、相对调节和相对集合

1. 相对调节　在集合固定不变情况下能单独运用的调节作用称为相对调节。如正视眼在注视 33cm 物体时应用 3D 调节力和 3Ma 集合力，此时在双眼前同时加负镜，并逐渐增加负镜度数，若加到 -3.0D 时注视目标恰将开始模糊，这仍能看清楚的最大负镜片度即 3.0D 是其正相对调节；再在眼前加正镜片，若加到 +2.0D 时，注视目标恰将开始模糊，但仍能看清楚，此最大正镜片度 2.0D 即是其负相对调节。

其意义在于如果正相对调节小于负相对调节，就难以维持较长时间的阅读或近距离工作，只有正相对调节较大，才能持久视近而不致出现视疲劳。

2. 相对集合　在调节固定不变情况下能单独发生的集合作用称为相对集合。其中所能增加的集合作用称正相对集合，所能松弛的集合作用称负相对集合。如令正视眼注视 33cm 物体时，使其调节固定不变，继在眼前加基底向外的三棱镜，逐渐增加三棱镜度，恰不发生复视时的最高棱镜度就是正相对集合值，表示尚能增加的内收力，再改在眼前加基底向内的三棱镜，同样进行检查，其不发生复视时的最高三棱镜度为负相对集合值，表示尚能松弛的外展力。

其意义在于视近时应尽量保持多余的正相对集合也即内收力才能持久、舒适。

二、近反射三联症

视近时眼球发生的反射称为调节三组合或者称为近反射，由三部分组成：瞳孔收缩、集合运动和调节。三部分均由副交感神经支配，包括从中央 E-W 核至眼球的睫状神经结。对应的效应器依次为瞳孔括约肌、内直肌和睫状肌。其主要的作用是为增加神经支配效益和同步协调性，它们之间关系有调节性集合 AC 与集合性调节 CA，分别与它们所需的量之比，就是 AC/A 与 CA/C。CA/C 在临床上使用较少，并未广泛应用。

三、AC/A 的测量方法

常见的有两种方法：一种为隐斜法，主要是根据注视远近距离时调节发生变化后，根据隐斜的变化来求得 AC/A，用公式 AC/A = PD + (近隐斜 - 远隐斜)/D 求得，D 代表看近时所需的调节量（40cm 时为 1/0.4 = 2.5D），内斜用 + 表示，外斜用 - 表示，PD 代表瞳距，单位为 cm。

例：一被检者 PD = 6cm，远隐斜 = $1^{\triangle}$ 内隐斜，近隐斜 = $4^{\triangle}$ 外隐斜，求 AC/A 值？

AC/A = 6 + (-4-1)/2.5 = $4^{\triangle}$，代表被检者每动用 1D 的调节将引起 $4^{\triangle}$ 的调节性集合。

而另一种为梯度法，主要是注视相同距离时，通过在眼前改变镜片来改变调节，根据不同镜片产生的隐斜变化来求得 AC/A。

例：被检者注视 40cm 处视标时为外隐斜 $8^{\triangle}$，双眼前加凹镜片 -2.0D 时为内隐斜 $2^{\triangle}$，在眼前加凸透镜 +1.0D 时，隐斜度为外隐斜 $13^{\triangle}$，AC/A 值？

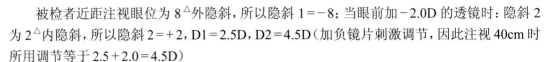

被检者近距注视眼位为 $8^\triangle$ 外隐斜,所以隐斜 $1=-8$;当眼前加 $-2.0D$ 的透镜时:隐斜 2 为 $2^\triangle$ 内隐斜,所以隐斜 $2=+2$,$D1=2.5D$,$D2=4.5D$(加负镜片刺激调节,因此注视 40cm 时所用调节等于 $2.5+2.0=4.5D$)

则 $AC/A=+2-(-8)/4.5-2.5=5^\triangle/D$

被检者近距注视眼位为 $8^\triangle$ 外隐斜,当眼前加 $+1.0D$ 的透镜时:隐斜量为 $13^\triangle$ 外隐斜即 -13,用相对刺激调节时的眼位(-8)减去相对放松调节时的斜位(-13)即为眼位变化量;调节力的变化:$D1=2.5D$,$D2=1.5D$(加正透镜时放松调节,因此注视 40cm 时所用调节等于 $2.5-1.0=1.5D$),调节变化量为 1.0D 则 $AC/A=-8-(-13)/1.0D=5^\triangle/D$

四、两种方法的优缺点

1. 隐斜法 AC/A 比值优缺点

(1)优点

1)公式假定眼睛以作适当的远矫正视力的最高度数的正镜片(MPMVA),AC/A 比值为线性的。也就是说,隐斜法 AC/A 比值与眼睛调节所引发的集合改变值是线性。可以方便理解在不同调节值下所需要的集合值比例为固定值。

2)非人为性对眼睛的调节进行干涉。没有附加其他度数来改变集合。

3)检查方法方便、可靠、真实。

(2)缺点:看近检查眼位时,由于感知性集合的存在,所以检查出来的 AC/A 比值偏大点。

2. 梯度法 AC/A 比值的优缺点

(1)优点

1)在检查梯度法 AC/A 比值时,没有感知性集合干涉。因为是近距离检查,所以不存在感知性集合干涉。

2)梯度法 AC/A 比值更具有实用性。已知附加镜作用程度。

3)在检查视近眼位后,人为性调节后可以马上知道 AC/A 比值,不必经过计算。

(2)缺点

1)焦深问题,会对检查结果有影响。由于是视近,亮度、瞳孔与距离影响梯度法 AC/A 比值十分明显。

2)当被检者有调节问题时,所检查出的数据不可靠。

3)增加了一个检查过程,增加视觉检查时间。

五、两种 AC/A 比值的比较

1. "隐斜法 AC/A 比值"要比"梯度法 AC/A 比值"高　这是因为用隐斜法测量时,涉及距离的变化,而如我们所知集合共包括四种成为张力性集合(视远处的隐斜值);融像性集合(当双眼注视一目标而物象落在双眼视网膜对应点稍偏颞侧或鼻侧,为将两单眼的视标融合,使不致发生复视而引起的集合);调节性集合(因为动用调节而引起的集合);近感性集合(心理上对目标趋近的反应),在隐斜法测量中,也正是由于物体移近,近感性集合的卷入,使得结果偏大;而梯度法在测量过程中,通过在眼前增减镜片而距离保持固定,两次的近感性集合相同,克服了他的影响,使结果更为准确。临床上,我们通常使用梯度法,并且我们往往通过几次改变透镜的度数来测得多个值最后求得其均值来提高准确度。

2. 隐斜法 AC/A 值比阶梯度 AC/A 值更可靠　虽然隐斜法 AC/A 比值大些,但没有太多其他因素来影响,同一个人在不同地点多次检查下,隐斜法 AC/A 比值还比较一致,但阶梯性影响因素多,精神、亮度、调节问题等都可以影响到梯度法 AC/A 比值。同一个人不同地点多次检查下,梯度法 AC/A 比值还是有点差别。

3.梯度法 AC/A 比值直接显示附加镜片对斜视角的影响,对以后更有实用性。附加镜片在视觉训练中常常用于改变斜视角的值,不管隐斜还是显斜。

4.在双眼视功能异常的人群中,受近感性集合和调节滞后的影响,两种方法的差别可能加大。例如,在散开过度和集合过度,被检者可能隐斜法获得的 AC/A 比值较高,但是梯度法获得的值是正常的。在集合不足的被检者中,隐斜法获得的 AC/A 比值较低,但是梯度法获得的值也是正常的。

六、AC/A 比值与屈光矫正的关系

AC/A 比值在视觉系统中是很重要的参考依据,与视觉问题中的集合问题有着十分密切的关系,也在我们日常屈光不正矫正中起着很重要的地位。在考虑屈光不正处方时,一定要参考 AC/A 比值。

实训 9　AC/A 值的检查

AC/A 测量方法有两种:①隐斜法;②梯度法。

一、隐斜法

此方法以远距离隐斜和近距离隐斜的关系为基础。

1.操作准备　近视力表,综合验光仪,隐斜计,手电筒。

2.操作步骤

(1)完全矫正屈光不正。

(2)测量的看远(6m)的隐斜记作远隐斜。

(3)测量看近距离(40cm)的隐/斜记作近隐斜。

(4)用公式 AC/A＝PD＋(近隐斜－远隐斜)/D,D 代表看近时所需的调节量(40cm 时为 1/0.4＝2.5D),内斜用＋表示,外斜用－表示,PD 代表瞳距,单位为 cm。

正常值:隐斜法 AC/A 比值正常范围:$2^{\triangle}$/D～$6^{\triangle}$/D。

注意:瞳距的大小直接影响隐斜法 AC/A 的大小,瞳距越大,隐斜法 AC/A 比值越大。隐斜法 AC/A 比值不能为零和负值。在测量隐斜过程中,一定要让被检者注视视标以控制调节来保证结果的准确性。

记录:AC/A:　　　(隐斜法)。

二、梯度法

1.操作准备　近视力表,综合验光仪,镜片箱,手电筒。

2.操作步骤

(1)完全矫正屈光不正。

(2)测量,注视一固定距离处目标,检查隐斜度记做隐斜 1。

(3)然后在双眼前加相等度数的镜片,检查隐斜度记做隐斜 2。

(4)用公式 AC/A＝(隐斜 2－隐斜 1)/(D_2－D_1)计算求出 AC/A 值,D_1 为此时动用的调节量,D_2 为附加镜片时所动用的调节量。

注意:由于在测量过程中,存在着调节滞后和焦深的影响,调节反应并不一定等于调节刺激(例如:令被检者注视 40cm 处物体,调节刺激为 2.5D,但是被检者有可能只动用的调节,这 2.0D 为调节反应,可见两者并不相等,但是公式中仍使用 2.5D,使实际的 AC/A 值结果偏小)。因此,我们在隐斜的检查中,一定要让被检者注视最佳视力或最佳视力上一行视标,并且嘱被检者在检查过程中一直大声读出,这样就可以把焦深和调节滞后的影响减少到最低,得到的结果更为准确。

正常值：阶梯法通常测得较低的 AC/A 值，大于 5/1 的梯度法测量的 AC/A 值可认为偏高；焦深（depth of focus）可引起 AC/A 值偏低，尤其是使用低度的附加镜片进行测量时。

记录：AC/A：＿＿＿（梯度法）。

任务 4　注视视差的测定

学习目标

知识目标

1. 掌握：注视视差的概念，形成机制。

2. 熟悉：分离性隐斜和相关性隐斜与注视视差关系。

3. 了解：注视视差曲线的绘制和临床应用。

技能目标

1. 能熟练使用和调整综合验光仪。

2. 能正确对被检者进行相连性隐斜的测定。

一、注视视差的定义

理论上讲，落在视网膜对应点上的物像将形成单一物像，而落在视网膜非对应点上的物像，由于有产生复视的可能，为避免复视现象的出现，将促发被检者的融合反射，因此可以说融合反射是视网膜物像分离的反应。而实际上就像调节反应并不恒等于调节刺激一样，融合反应也常常不等于融合刺激，往往较融合刺激为小，换而言之，由于视网膜上 Panum 区域的存在，在两个分离物像尚未完全落在对应点上之前，就已经感觉两物像融合，这一残留的物像分离就是注视视差，又称注视分离。对应到外间物像空间，注视视差指的是即在双眼单视的情况下，视线的微量集合过度或集合不足，即在有双眼融合参与的前提下，双眼实际视线与注视目标之间的分离现象如图 3-1-35。

此时，外界注视物不能很精确地投射到双眼的视网膜中心凹对应点上，像点相对于中心凹产生了偏移，但由于 Panum 融像区域的存在，形成两眼点对区域的对应关系，注视目标仍可被感知为单一的物像。注视视差的偏离角一般都比较小，通常以弧分的形式表达，其范围为 −5′～+3′，可以认为注视视差是正常双眼视的变异。注视视差的出现改变了被检者注视目标两边的融像极限范围，注视视差越大，这种改变就越大。当注视视差过大时，就会导致双眼视觉问题。

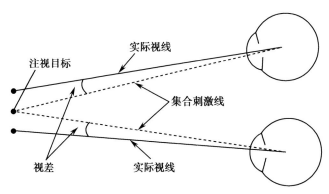

图 3-1-35　注视视差示意图

二、与注视视差相关的几个概念

1. 分离性隐斜　指的是打破被检者的融像能力使双眼视轴分离，两眼视觉处于被分离状态的非融合眼位，偏斜角较大。通过 Maddox 杆、von Grafe 棱镜分离法等所测得的隐斜度数即为分离性隐斜量；通常情况下所说的隐斜指的就是分离性隐斜。

2. 相关性隐斜　又称相联性隐斜，指的是被检者在有融像性集合参与情况下的融合眼位，偏斜角度非常小。消除此斜位所需的棱镜量，称为相关性隐斜量，也就是在有双眼融像的参与下，能将注视视差减少到零的棱镜的量。由于被检者在测量的整个过程中，有融像能力使双眼相互关联，所以称为"相联性"隐斜。

注视视差与分离性隐斜、相联性隐斜三者相互关联：

（1）分离性隐斜量与相联性隐斜量相关，相联性隐斜的量比分离性隐斜量小。

（2）注视视差与分离性隐斜量相关，隐斜被检者常伴有注视视差，而且眼位偏斜的方向一致。

（3）注视视差量主观上减小到零时，眼前所加的棱镜的量是相联性隐斜量。

三、注视视差的测定方法

注视视差与相联性隐斜实质上是同一个问题的不同表达，注视视差测定的是在双眼融像状态下双眼聚散的误差，以弧分表示，而相联性隐斜测量的是消除该双眼聚散误差时的棱镜向量，以棱镜度的大小表示，两者表达的都是静态量。

1. 相联性隐斜的测定　由于注视视差是在两眼同时注视，有融合存在的情况下，残存的网膜物像分离，所以检查时，既要保证被检者有融像的刺激，同时又保证被检者双眼分别仅能看到其中一个物像。在综合验光仪上通常所用视标如图 3-1-36A，通过偏振片进行检查，四条线段中各有两条分别被两眼所见，而其中的圆形视标则为双眼所见，起到融像刺激的作用，所以又被称作"融像锁"；左眼所见如图 3-1-36B，右眼所见如图 3-1-36C。双眼同时注视若四条线段正对如图 3-1-36A，无偏离表示被检者无注视视差，相联性隐斜量为零；若有偏离，则表示存在双眼注视视差，图 3-1-36D 为相联性内隐斜，表明被检者有内注视视差；图 3-1-36E 为相联性外隐斜，表示被检者有外注视视差。在双眼前增加棱镜，使偏离的四条线段正对，此时所加棱镜的量即为相联性隐斜量。

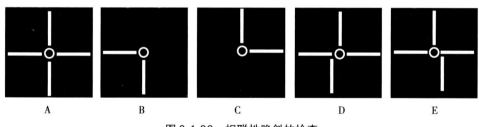

图 3-1-36　相联性隐斜的检查

2. 注视视差的测定以及曲线（fixation disparity curve，FDC）的绘制　FDC 表示的是在不同棱镜向量集合刺激的作用下，被检者的注视视差量与棱镜向量的函数，动态地反映了被检者双眼视觉系统对外界的反应能力。涉及棱镜度（BI 和 BO）和注视视差两个变量。横轴 X 轴代表不同的棱镜量，单位为棱镜度，BI 棱镜在 X 轴 O 刻度的左侧，BO 棱镜在 X 轴 O 刻度的右侧；纵轴 Y 轴代表不同的注视视差量，单位为弧分角，Y 轴 O 刻度上方表示表示内注视视差（ESO fixation disparity），Y 轴 O 刻度下方表示外注视视差（EXO fixation disparity）如图 3-1-37。

常用的设备为综合验光仪和 Sheedy 注视视差测量仪（图 3-1-38），在注视视差测量仪上,有许多代表不同分开量的游标线。戴上相互垂直的偏振片后,图中的环形融像刺激圈仍能为双眼共同观察到,为"融像锁";而各对游标线,在转至环形视窗后在偏振片的作用下,右眼仅见上游标线,左眼仅见下游标线;当眼前加入一定量的棱镜后,逐个在环形视窗中转入不同分开量的游标线,直到被检者主观感觉上下两游标线对齐为止,从仪器背面的视窗记录此时的注视分开量和方向,棱镜以 0,3△BI,3△BO,6△BI,6△BO,9△BI,9△BO,12△BI,12△BO 等交替置入,直至 BI 和 BO 两侧分别出现复视为止。在图 3-1-38 中标示出加入的棱镜量及相应的注视视差量,绘制形成 FDC 曲线。

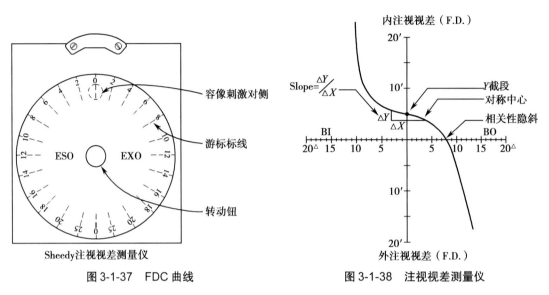

图 3-1-37　FDC 曲线 　　　　　　　图 3-1-38　注视视差测量仪

评估双眼视觉功能的注视视差参数:图 3-1-39 中显示了 FDC 不同参数。

四、注视视差的临床应用

1. FDC 曲线分析

(1)FDC 曲线的形态类型:FDC 曲线的形态因人而异,同时受棱镜适应的影响,大致可分为四种类:

如图 3-1-39:类型Ⅰ为 S 曲线形态,为最常见的一种类型,人群中约占 60% 的;类型Ⅱ约占 25%;类型Ⅲ约占 10%;类型Ⅳ约占 5%。

(2)曲线的斜率:通常为 3△BI 与 3△BO 之间的线段的斜率。

(3)Y 轴的截距:指眼前集合刺激棱镜为零时,测得的注视视差量。

(4)X 轴的截距:指注视视差为零时,眼前所加的集合刺激棱镜量,亦即相联性隐斜量。

(5)对称中心:为曲线平坦的部分中棱镜量最小的一点。

2. FDC 曲线的临床应用

(1)对被检者的双眼视觉功能进行诊断评估:

1)曲线类型是 FDC 最主要的诊断评估参数。S 形曲线表现的被检者往往无双眼视觉症状,而表现为类型Ⅱ、类型Ⅲ、类型Ⅳ的被检者通常有视觉症状,所以通过曲线类型,可以对被检者双眼视功能,进行初步的评估。

2)曲线的斜率也可对视功能进行评估。斜率大即意味着眼前加棱镜时导致较大的注视视差变化率,被检者通常有视疲劳的症状。若斜率大于 1,则注视视差对融像性集合刺激的变化率很大,不适应棱镜矫治;斜率小于 1 时,表明被检者有较好的棱镜适应性。所以曲线的斜率越大,被检者对聚散变化的耐受性越差,视疲劳的症状越明显。表现为类型Ⅰ的被检者若存在视疲劳,可观察到其 FDC 曲线斜率较高。

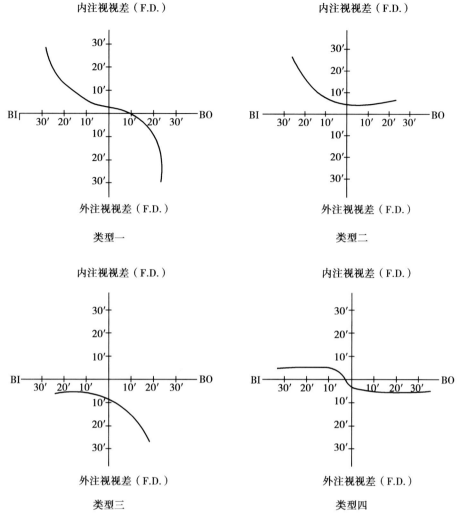

图 3-1-39　不同类型的 FDC 曲线

3）Y 轴截距的高低与眼部运动存在较为密切的关系，Y 轴截距高，表明被检者眼前不加棱镜时的自然状态下，注视视差量较大，说明被检者的运动融像能力较低，不足以代偿隐斜。因此，高的 Y 轴截距是眼部运动存在问题的信号。

4）X 轴的截距的大小，表示相联性隐斜的大小。双眼视疲劳的症状与相联性隐斜绝对值正相关，X 轴的截距的越大，说明被检者的双眼视疲劳的症状越重。

（2）通过视功能曲线，为双眼视觉异常被检者提供可行有效的处理方法。由于曲线的斜率、Y 轴的截距、X 轴的截距的大小与被检者的双眼视觉主观症状密切相关，所以临床上可以通过改变三者的量来改善被检者的症状：

1）改变被检者 FDC 曲线的斜率：对于斜率较高的被检者通常采用视觉训练的方法，使被检者能产生较大的棱镜适应性，增大融像性集合的聚散能力，FDC 曲线的斜率的减小标志着视觉训练的成功。

2）改变 Y 轴的截距：负镜片可促发调节，从而带动调节性集合，能增加 ESO 内注视偏开或减少 EXO 外注视视差，使整个曲线上移，同时增加了一定集合刺激时的负融像性集合需求，可使整个曲线右移，所以负镜片的增加，可使整个曲线向右上方移动；相反正镜片能减少 ESO 内注视偏开或增加 EXO 外注视视差，增加了一定集合刺激时的正融像性集合需求，使整个曲线左下移位；所以表现为类型Ⅱ的内注视视差被检者，可采用正镜片附加的方法［正附加通过 S＝P／（AC/A）确定，P 值为棱镜的量，可以通过对称中心的棱镜度数确定］。

表现为类型Ⅲ的高度的外注视视差被检者,理论上可以通过负镜片使缓减症状,或通过视觉训练或应用棱镜处方来消除不适的症状。棱镜处方同样为对称中心的棱镜度数,由于此类型的被检者在 BI 方向有较大的棱镜适应,所以视觉训练的成功可能性小。对于表现为类型Ⅳ的被检者,可能存在着感觉或运动性融像不良。

3）改变 X 轴截距:BO 的棱镜使注视视差曲线左移,BI 的棱镜可使整个曲线右移,所以我们可以通过 BO 的棱镜治疗 FDC 曲线类型Ⅰ中的内隐斜被检者,通过 BI 棱镜治疗 FDC 曲线类型Ⅰ中的外隐斜被检者,以期减少被检者 FDC 曲线上的 X 轴截距。同样,我们也可以利用棱镜对 FDC 曲线的移位,使 FDC 曲线类型Ⅱ、类型Ⅲ的平坦部分移至 Y 轴,类型Ⅱ的被检者应用 BO 棱镜,类型Ⅲ的被检者应用 BI 的棱镜进行矫治,棱镜的大小根据对称中心的大小确定。

由于注视视差分析有融合力参与,更接近于被检者的生理状况,对被检者双眼视功能异常的分析、诊断以及配镜处方的确定有着重要的意义。对于有视觉疲劳症状的被检者,在通过分离性隐斜以及融像性集合幅度的分析后,明确认为有双眼运动系统的平衡失调时,可从注视视差的分析资料中获得有效的棱镜处方。同时,对于通常的分离性隐斜和聚散幅度检测分析不能解释原因而被检者又有视疲劳症状时,注视视差分析就显得尤为重要。相关的视功能诊断研究也表明双眼视疲劳的症状与注视视差绝对值和相联性隐斜绝对值相关,随着双眼视疲劳症状的加重,注视视差绝对值和相联性隐斜的绝对值有随之上升的趋势,说明注视视差检查和分析是一种有效诊断视功能异常的方法。结合完整的注视视差曲线能极大地提高注视视差的诊断和处理价值。

实训 10 注视视差的测定

目的:能对被检者进行相联性隐斜检查,并能对被检者的检查结果进行正确分析。

1. 操作准备 综合验光仪 1 台,视标投影仪 1 台,测试对象 1 人。

2. 测定方法

（1）矫正被检者的屈光不正。

（2）旋转双眼视窗调整为偏振镜片。

（3）开启并投射注视分离视标如图 3-1-36A 所示。

（4）嘱被检者闭左眼,右眼观察物像如图 3-1-36B 所示。

（5）嘱被检者闭右眼,左眼观察物像如图 3-1-36C 所示。

（6）嘱被检者双眼同时睁开,注视 3-1-36A 中的中心圆形点状视标,以促发融合。

（7）嘱被检者注意各线段的相对位置,判断有无注视视差以及视差的性质。

（8）若有注视视差存在,于眼前设置棱镜,调整棱镜的方向和大小,使发生位移的线段对齐,以测定视差的大小和方向,方法同分离性隐斜大小和方向的测定（马氏杆测定法）。

注意事项:由于注视视差是在两眼同时注视,有融合存在的情况下,残存的视网膜物像分离,所以检查时,既要保证被检者有融像的刺激,同时又保证被检者每眼仅能看到其中一个物像。检查时通过偏振片进行,四条线段中各有两条分别被两眼所见,而其中的圆形视标则为双眼所见,起到融像刺激的作用。双眼同时注视若四条线段正对,无偏斜表示被检者无注视分离,若有偏斜,则表示存在双眼注视视差。

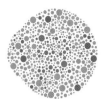

情境二　双眼视觉的检查分析与处理

任务1　正常双眼视觉形成分析

学习目标

知识目标

1. 掌握：双眼视觉的定义、形成条件和生理机制。

2. 掌握：双眼视觉的三级视觉功能分级。

3. 了解：双眼视觉异常的代偿机制。

技能目标

1. 能通过阅读障碍法、"手掌空洞法"试验简单判断患者双眼视觉功能。

2. 能通过生理复视实验，判断双眼视觉的应用。

3. 能通过同视机对患者进行三级视觉功能的定性定量检查。

一、双眼视觉的定义

双眼视觉是指一个外界物体的形象，分别落在两眼视网膜对应点上（主要指黄斑部），图形信息转变为电信息沿视觉知觉系统传入大脑，在大脑高级中枢将来自两眼的视觉信号进行分析、综合成一个完整的、具有立体感知觉印象的过程，又称为双眼单视。

双眼视觉是动物由低级到高级的进化发展过程中逐步形成的，到人类达到最完善的地步。动物由两栖类进化到哺乳类，眼睛的构造越来越完善，但许多食草动物（如兔、长颈鹿等）眼仍居于头部两侧，为了便于逃避袭击，有较宽的单眼视野，但无双眼视野，亦无双眼视觉。双眼视觉一直到高级哺乳动物才逐渐发展起来，如一些猎食动物的两眼向头的前方移动，使双眼视野的比例慢慢增加，逐渐向双眼视觉发展，为准确猎食创造条件，是物种在发展过程中获得的本领，也是一种精细复杂的生理机制。

双眼注视通常有以下优点：

1. 双眼的视野内，当一只眼有视力障碍时，另一眼的正常像可代偿之，即有"备用"眼。

2. 双眼视觉的视野范围内，一眼的视野有缺损时，只要缺损不在另一眼的相同视野内，则可由另一眼的视野代偿该眼的视野。

3. 双眼视野大于单眼视野，若一眼失明，视野则明显缩小。

4. 双眼注视可产生深度觉，特别是立体视觉，使我们能进行更精细的运动，灵巧的操作。

由于有了双眼视觉，人类能学习、工作，进行创造性劳动；能更正确地获得有关位置、方向、距离和物体大小的概念；同时产生了立体视觉，能正确地判断自身与客观环境之间的位置关系。这一切变化在人类进化过程中起到了重要作用。由于双眼视觉是一种在动物种属发展晚期获得的本领,同时也是一种非常复杂的生理机制,所以在内、外环境因素的影响下容易遭到破坏而产生紊乱。

二、生理机制

(一)视觉方向

视网膜成分生来就具有向空间投射的方向性,这种功能由高级视觉中枢的结构所决定,视网膜黄斑中心凹的视觉方向是正前方,在它鼻侧的视网膜成分向颞侧投射,颞侧向鼻侧投射,上方向下方投射,下方向上方投射。

(二)视网膜对应成分或对应点

两眼有相同视觉方向的视网膜成分称为视网膜对应成分或对应点。一个物体的影像只有同时落在两眼视网膜的对应点上,传入大脑才能被感觉为一个印象。两眼同名同部位而又有共同视觉方向的只有两眼黄斑部,其他部位的视网膜成分则各依其与黄斑部的距离结成对应关系。一眼黄斑部鼻侧的一点与另一眼黄斑部颞侧等距离的另一点相对应,即这两点的视觉方向相同,均向本身的对侧投射(图3-2-1)。

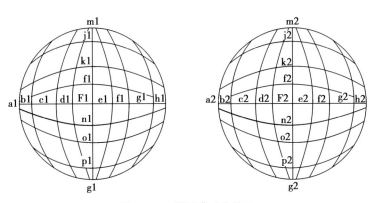

图 3-2-1 视网膜对应关系

(三)视界圆和Panum空间

1. 视界圆　通过注视点及双眼结点所画的圆称为视界圆,视界圆圆周每一点上的物体,将分别落在两眼视网膜的对应点上,所以不会形成复视,由于距离不同,这样的圆弧面将是无限的。

2. Panum空间　在视界圆圆周内外有限距离处的物体非但不呈复视,这种轻微差异反而是形成立体感的生理基础,此距离在正前方最小,越往周边则越宽,这个距离就称为Panum空间。

(四)融合机制

融合机制在眼肌学上有两种不同的含义:一个为知觉融合;另一个为运动融合或矫正性融像反射。

知觉融合指大脑能综合分别来自两眼的相同或近似的物像,并在知觉水平上形成一个完整印象的能力。知觉融合的范围和界限以视网膜对应关系和Panum空间的存在为基础。外界物体只要能落在两眼Panum区,即可传入大脑相同的部位,从而被感知为单一的物像。

运动融合是两眼视网膜物像间的一种定位性眼球运动,使偏离对应点(区域)的物像重新回到对应点(区域)上来,是一种通过大脑高级中枢所引起的反射性眼球运动,条件性刺激是落于视网膜非对应点上的两个物像。视功能检查中所测定的融合力基本上是指运动融合,但两者并非截然分开,因为没有矫正性融像反射的存在,知觉融合只能是一瞬间的活动而不能持续不断的保持双眼视觉。

视网膜物像向双颞侧分离将引起集合反射,向双鼻侧分离将引起散开反射,物像在垂直方向偏离会引起垂直的融合运动,融合范围就是指能引起融像反射物像分离的限度,一般正常的散开范围约为4°,集合范围可以在35°以上,垂直范围较小,只有1.5°。融合的范围在某些异常的情况下,通过训练可以使之增加。

三、产生双眼视觉的条件

机体持久、舒适的双眼视觉的维持需通过知觉的、运动的、中枢的三方面的条件。

(一)知觉的条件

1．两眼视觉知觉正常或近似。即两眼所接受的物体形状、大小、明暗,色彩方面需要一致或近似。

2．单眼黄斑能恒定的注视同一目标,无论眼往何处看,或目标往何方移动均能使目标不脱离黄斑注视范围,即具有单眼注视力。

3．两眼应能同时知觉外界同一物体的形象。双眼同时知觉是建立双眼视觉的起码条件。

4．两眼的黄斑具有共同的视觉方向,即视网膜的正常对应关系。如果对应关系不正常,落在两眼视网膜上的物像不能被大脑感知为一个物像而表现为复视。

5．两眼能把落在视网膜非对应点上的物像矫正至正位,这种能力称为融合力。这种功能是通过大脑枕叶的心理视觉反射活动实现的。

(二)运动的条件

在运动功能上,要保持两眼的位置在各眼位上相互协调一致,这种能力称双眼注视力(同向或异向)。注视远处的物体时,两眼视线能达到平行;注视近处物体时,两眼则要动用调节,并协调地行使集合与散开运动;向侧方运动时,双眼能达到以相同速度或幅度进行运动。当双眼运动不协调时,小的差异则可用融合力加以控制成为隐斜,双眼视觉尚可保持;但大的障碍则无法形成双眼单视。

(三)中枢条件

1．两眼的视野的重叠部分必须足够大,才能保证注视目标随时落在双眼视野范围内。

2．大脑的皮质中枢发育正常,能正确接受从视觉及其他感觉器官来的信号,并加以综合、分析,自主地或反射地通过传出系统发出神经冲动以调整眼球位置。图3-2-2绘出了人类双眼视野。

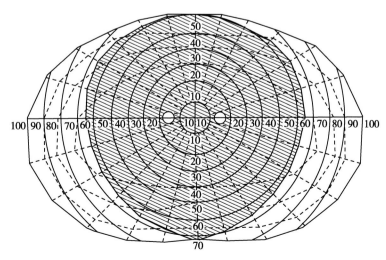

图3-2-2　双眼视野

在双眼视觉形成的三个条件中，任何一个条件出现异常，都会影响双眼视觉的三级功能，产生双眼视觉问题，使患者失去正常的双眼视觉。

四、双眼视觉功能分级

双眼视觉往往根据其简单和复杂程度分为同时知觉、融合、立体视觉三级。

（一）同时知觉

指双眼对物像有同时接受能力，但两者不一定完全重合。同时知觉是形成双眼视觉最起码的条件，即在两眼分别进行单眼注视时，两眼均能分别感受外界的视觉信息。临床上通常用同视机检查同时知觉，如图 3-2-3 为检查同时知觉的画片，在同视机的双眼分视作用下一眼仅能观察到笼子，另一眼能观察到狮子，若患者具有同时知觉，则大脑接受两眼的物像，可同时观察到笼子和狮子。若患者双眼视觉功能正常，不仅两眼可同时看见同一物体，而且每眼所接受的物像都恰好落在视网膜黄斑部，传入大脑后被感觉成一个物像。若患者眼位偏斜，由于物像落在两眼视网膜非对应点上，则看成两个物像，形成复视。大脑抑制斜眼传来的信息，斜眼产生抑制，此时同时知觉消失，即在双眼同时注视的情况下，斜位眼并未参与视觉活动。但是有的患者已建立异常视网膜对应并不主觉复视现象，此时可以通过检查主观斜视角和客观斜视角是否相等来加以区分。

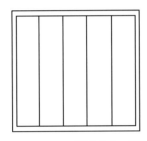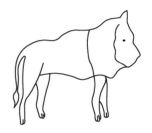

图 3-2-3 检查同时知觉的图片

同时知觉最简单的检查方法就是通过"阅读障碍法"来检查或感知同时知觉的存在。注视阅读材料上的一行字，将一阅读指示棒指置于眼前与阅读材料之间，闭上右眼，你会发现，一行字中某个字被指示棒遮挡；然后睁开右眼，闭上左眼，则发现这行字中的另一个字被遮挡，当睁开双眼同时观察，若发现这行字中没有被遮挡的字能畅通阅读，则说明大脑同时感知了两眼的信息，具有同时知觉，若在那双眼同时睁开后，发现仍有字被遮挡，不能通读，说明大脑仅仅接受了一眼的物像，另一眼的物像被大脑抑制，没有同时知觉。

（二）融合（知觉融合和运动融合）

知觉融合指在双眼同时知觉基础上，能把落于两个视网膜对应点上的物像融合成一个完整印象的功能。大脑能综合分别来自两眼的部分相同部分不同的物像，并在知觉水平上形成一个完整印象。知觉融合要求的是物像的精确点对点的对应，维持的是短暂的双眼单视。两眼的物像传入大脑后，就像是在一块玻璃板的两侧，两个物像必须完全对应，我们看上去才是一个物像。如图 3-2-4，"玻璃板"的这侧为有尾巴的猫，另一侧为有蝴蝶的猫，当两只猫身子完全对应时，我们可能感觉到一只既有尾巴又有蝴蝶的完整的猫。

我们可以通过"手掌空洞法"来体验知觉融合的存在，如图 3-2-5，将一张纸卷成筒状，置于一眼前，将一只手伸展置于纸筒的末端，与纸筒并排，同时睁开双眼，将感觉到在手掌的中心出现空洞，如图中由于右眼通过纸筒看到的是空洞，所以在手掌中出现空洞的部分图像。虽然双眼分视，注视不同物体，但注视物均落在了两眼的黄斑中心凹处，这是一对重要的视网膜对应点，被大脑融合成一个物像"手掌中心出现空洞"。

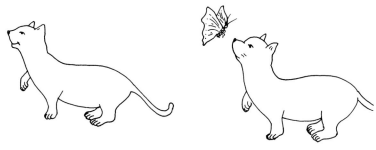

图 3-2-4　检查融合的图片

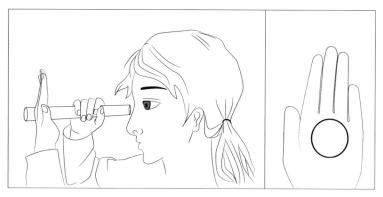

图 3-2-5　感觉融合检查——手掌空洞法

但是当我们注视一个物体时，并不是真正意义上的凝视不动，眼球可产生小幅度的非自主摆动，物体会偏离原来的成像位置，落在两眼的非对应区，形成复视现象，因此单靠感觉融像，不可能维持长久的双眼单视。如何才能维持长久有效的双眼单视？需要一种能把偏离物像再次纠正到原来位置的机制即运动融合。

运动融合又称融像反射为一种通过大脑高级中枢所引起的反射性眼球运动，引起反射的条件性刺激为落于视网膜非对应点上的两个物像。此知觉传入枕叶视中枢引起传出兴奋到达眼外肌以协调两眼球的位置，使落在视网膜非对应点位置的物像再次恢复移位到对应点上，从而恢复维持长久有效的双眼单视。

能引起融像反射的视网膜物像移位幅度，称为融合范围，一般可以作为双眼视觉正常与否的标志。

视功能检查中所测定的融合力基本上是指后者，但两者并非截然分开，因为没有校正性融像反射的存在，知觉融合只能是一瞬间的活动而不能持续不断的保持双眼视觉。融像反射对建立双眼视觉至关重要，消失或减弱即意味着复视或眼位偏斜或是其他视觉症状的发生。

因此融像的含义不仅指能把两个物像联合起来，还必须能在两眼物像偏离正位的情况下有足够的能力反射性地把眼球拉至正位，保证二像合为一个知觉印象。

临床上常通过综合验光仪三棱镜的应用和同视机来实现视网膜物像移位，通过促发融像反射，恢复双眼单视，当视网膜物像移位达到一定程度，融像反射无法再代偿时，将会出现复视，通过实现视网膜物像移位的棱镜度数或同视机筒臂的移动度来衡量运动融合的大小（详见本部分情境一任务 2 水平聚散力测定）。

（三）立体视觉

立体视觉又称深度觉，是三度空间知觉，指双眼的视觉信息能准确融合，并具有良好的层次和深度，属双眼单视的高级功能，是在同时视和融合的基础上较为独立的一种双眼视觉功能，在种属发展过程中发育较晚。主要建立在视网膜点对区域的对应特点上，Panum区的形成是其存在的生理基础。两眼在观察物体时，左右位置的微小差异，导致两眼产生视差，由于Panum区的存在，使这种视差不仅不形成复视，并且形成具有空间立体感的单一物像（详见第二部分眼科与视功能检查中立体视觉的检查）。

五、双眼视觉异常的代偿反应

双眼视觉异常通常是由于患者出现眼位偏斜或弱视，导致三级视功能的丢失，而表现为以下几种不同的视觉和运动代偿反应。

（一）复视与混淆

1. 复视（图3-2-6）　指眼位发生偏斜后，外界同一物体，落在了两眼视网膜的非对应点上。外界物像落在正位眼的视网膜黄斑中心凹，传入大脑后感知到一清晰的物像；而在偏斜眼则成像在视网膜黄斑中心凹周边部，传入大脑后感知到的是一个模糊的物像（黄斑中心凹为视力最敏锐的部位），双眼观察时看到的复像为一个清晰的物像旁边有一个同样形态的虚影。同时由于视网膜成分具有向对侧空间投射的固有特性，所以内斜视患者，物像落在黄斑中心凹的鼻侧，向空间投射定位时，投向颞侧，形成同侧复视，即复视像中右侧的物像为右眼看到，左侧的物像左眼看到。对于外斜视患者，物像落在黄斑中心凹的颞侧，向空间投射定位时，投向鼻侧，形成交叉复视。

2. 混淆（图3-2-7）　指眼位发生偏斜后，外界两个不同物体落在了两眼视网膜的对应点（主要是黄斑中心凹）上导致的结果。由于大脑具有把来自两眼视网膜对应点上的物像综合成一个完整印象的特性，所以，在发生斜视后，原来的对应点虽然接受了两个不同的物像，但仍能被大脑综合为一个重合在一起的图像。如上右图五星落到右眼中心凹，圆点落在左眼中心凹，在大脑经过融像之后，形成五星与圆点叠在一起的感觉。

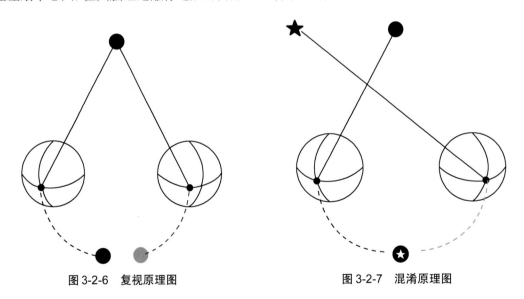

图3-2-6　复视原理图　　　　图3-2-7　混淆原理图

不管是复视还是混淆，都将带来严重的视觉干扰，为适应环境，大脑会主动分析哪个物像来自于偏斜眼，采取不同的代偿机制来避免视觉干扰。

（二）知觉性代偿

1. 视觉抑制　抑制是一种视觉生理功能，分生理性抑制和病理性抑制两大类。

（1）生理性抑制：生理性抑制在我们的生活中发挥着重要作用，在我们的视界范围内，能被双眼单视的物体，仅仅是视空间的一部分，大多数的物体是以复视的形式出现的，但这些物体只有加以注意时才能感觉得到（这是因为周边视网膜像模糊不清，如果不仔细注意则不会感觉到），但当某一事物被固视时，则利用生理性抑制主动抑制了其他物像的知觉。例如修表工人，以及进行检影验光的大夫，虽然两眼都睁着，但仅能用一眼视物，另一眼暂被抑制。

（2）病理性抑制，则是由于双眼视觉功能发生紊乱所造成的一种视觉适应性反应，是大脑视觉高级中枢主动的生理活动过程。包括机动性抑制和固定性抑制两大类。在双眼注视状态下，非注视眼视野中的某一部分不能觉察视觉信息，此视野区所对应的视网膜投射区受到抑制。当注视眼被遮盖或视力模糊以致注视眼的单眼视功能转到原来的非注视眼上，这种抑制会自动消失，这种抑制称机动性抑制。而固定性抑制则指改变注视眼后，抑制亦不消失的情况，此类多发生在单眼内斜视，且斜眼屈光程度较高而选用另一眼做注视眼的情况下。

由于抑制是单眼的，而且在双眼状态下才表现出来，所以在检查抑制性时，必须在双眼视觉状态下，刺激注视眼的时候，才能显示出非注视眼的抑制性。

斜视和屈光参差是引发抑制的常见原因，这类患者双眼视觉往往异常。斜视患者由于正常的视网膜对应状态被破坏，故视物时会出现复视和混淆的视觉现象，双眼处于不断斗争的状态，可引发严重的视疲劳症状，视觉中枢为维持单一清晰舒适的物像，自动关闭病眼的视觉传入信息，使一只眼的视野部分或全部受到抑制从而消除了复视和混淆的视觉现象，从而在斜视眼视网膜的复视点和中心凹区附近两个地方形成抑制区。

同样屈光参差的患者，则因为双眼屈光度差别较大，致使双眼视网膜成像大小不同，清晰度不同，使双眼视觉信息出现融像困难，更甚者出现合像不能，久之对视觉较差的眼形成视觉抑制（通常为看到较大像的眼），即在双眼同时注视的情况下，视觉较差的眼并未参与视觉活动，而被检者却不能意识到这一点，由于遮盖注视眼后，视觉较差的眼仍能感受外界信息，所以患者也不能通过交替遮盖来发现抑制的存在，这种对于视力较差眼的恒定性抑制导致患者形成单眼的弱视。而对于两眼视力相等的交替斜视患者，则表现出强有力的交替抑制，大脑可交替接受来自两眼的物像（图3-2-8）不形成弱视。

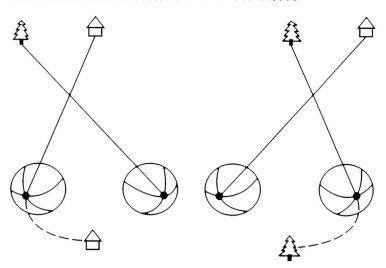

图 3-2-8　双眼交替抑制

但恒定的单眼斜视则可形成单眼抑制导致弱视产生。发生恒定斜视，眼位偏斜后，形成抑制区，外界物像落在抑制区，大脑仅接收来自注视眼的物像（图3-2-9），对另一眼的长久抑制，形成弱视。

2. 偏心注视　当斜视发生后，还有一部分人群，为避免视觉干扰，放弃中心凹的视觉传入，形成中心凹抑制，而接收的物像投射到中心凹旁边，形成偏心注视，由于中心凹旁锥体细胞数目锐减，因此，偏心注视后患者单眼视力较差，可感受不到复视像的存在。甚至与另一眼形成异常视网膜对应，形成异常的同时知觉。

（三）运动性代偿

1. **肌肉紧张力的变化** 视网膜物像分离所形成的复视，可促发运动融合，加强肌肉紧张力，动用融像储备，使显露出的斜位隐藏起来，消除复视。

2. **代偿头位** 尤其是垂直斜位的患者，为避免复视像的产生，可通过代偿头位维持两眼垂直距离的一致性，维持双眼单视。通常头向高位眼的方向偏斜。

在人群中，丢失双眼视觉的三级视觉功能，出现这些代偿反应的相对而言还是比较少的，大多数患者的双眼视觉异常并不是把三级视觉功能丢失，而是维持的不稳定，有些学者将其称为视觉功能的低下抑或非斜视性双眼视觉异常，这部分患者通常可以维持三级视觉功能，但需要付出极大

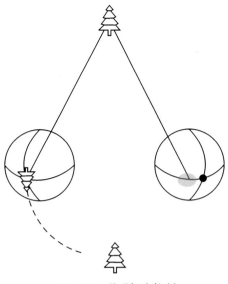

图 3-2-9 单眼恒定抑制

的肌张力，从而引发肌紧张，导致视疲劳的产生；或是在某一时候，无法维持双眼单视，导致三级功能的短暂瞬间丢失。患者通常伴随着较大的隐斜或集合、调节功能的异常。也就是说患者尽管有视功能的缺陷，但在融合功能存在的情况下，仍可维持正位视，维持双眼单视，此时患者必须付出较大的融合性集合或散开来代偿之，亦即必须以付出较大的肌张力为代价。所以隐斜视常引起眼肌性视疲劳，其主要原因也就是为了保证正常行使双眼视觉，融合力持续紧张所引起。

根据患者在异常双眼视觉情况下，是否可维持双眼单视，通常将患者分为两大类：一类患者虽有双眼视功能异常，但仍可维持双眼视觉，大多异常双眼视觉患者属于此类。患者通常表现为：隐斜、融合集合异常、注视分离、异常 AC/A、调节系统与集合系统以及两者相互关系的异常等，被称为非斜视性双眼视觉异常。另一类双眼视觉异常的患者，已不能拥有正常的双眼单视，这在双眼视觉异常的病例中所占比例较少。此类患者通常为解决不适，表现为：斜视、形成抑制、弱视而放弃双眼单视，或建立适应机制，形成偏心注视和异常视网膜对应等异常对应机制。第一类患者在双眼视觉异常的状态下为维持双眼单视功能，要付出较大的调节和集合力量，产生的视疲劳症状远较第二类患者严重，是我们验光师在验配过程中尤为关注的问题。

任务2 双眼视觉分析图表的绘制与分析

学习目标

知识目标

1. 掌握：双眼视觉分析图表的基本框架组成。

2. 掌握：需求线、隐斜线以及模糊线和破裂线的绘制方法；熟悉其代表的意义。

3. 掌握：相对集合和融像集合以及隐斜之间的相互关系。

技能目标

1. 能正确绘制双眼视觉分析图表。

2. 能将双眼视觉检查结果正确绘制到双眼视觉分析图表中。

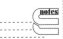

对于非斜视性双眼视觉异常患者的视觉功能的分析评估，有多种临床分析方法，各具独特性，各有优缺点，包括图表分析法、Morgan标准值分析法和综合分析法。在本章，重点介绍双眼视觉功能图表分析法。

图形分析法可以把一大堆的测量资料用形象的图形进行总结，使各参数之间的相互依赖关系简单明了；图中以调节力和聚散力分别作为X、Y轴，很容易评价调节和集合的相互关系；并可以对被检者的双眼视功能进行预测性评价，给被检者提供预防性的建议；同时能够发现错误信息；并且常用分析规则也能比较容易地应用于图形；作视轴矫正时，可以提供确定诊断、治疗和预后的指南。这都是图表分析法的优点，可应用于大部分双眼视功能异常患者。

但图形分析法也有其缺点：图形系统不能标绘出一些重要的数据，如调节灵活性、聚散灵活性、注视视差调节反应等结果，导致部分信息无法显示。图形分析法过于依赖一些准则，如Sheard准则和Percival准则、1∶1准则，对于某些有症状患者，这些准则不能确定合宜的处理方法。

一、双眼视觉分析图表的基本构成

双眼视觉分析图表的基本构成如图3-2-10所示，由X和Y轴横纵两个坐标构成。

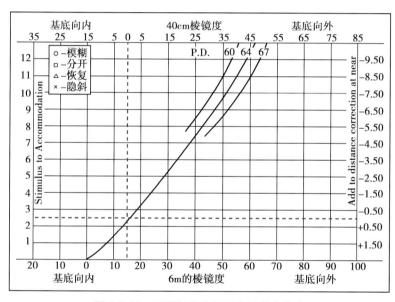

图3-2-10　双眼视觉分析图表的基本构成

（一）X轴，水平轴

代表集合需求，单位为棱镜度（$^\triangle$），表示从视远6m的双眼平行状态到眼前有限近距离的视标所对应的集合需求。分为下X轴和上X轴。

1. 下X轴　刻度表示注视远距离6m处物体时的集合需求和变化：$0^\triangle$位表示双眼视轴平行，视远正位，集合需求量为零；0点左边刻度表示双眼发散外展运动能力，棱镜底朝内（base-in，BI）；0点右边刻度表示双眼集合会聚运动能力，棱镜底朝外（base-out，BO）。

2. 上X轴　刻度表示注视近距离40cm处物体时的集合需求和变化：以从视远平行眼位向内集合到观察的近距离点所动用的必要集合量为零点，即为视近正位，由于必要集合量的计算为：

$$必要集合量 = 10 \times PD(mm)/D$$

其中PD代表瞳距，单位为mm；D为视标至两眼旋转中心连线的距离，单位为cm，代表视标到眼镜平面的测量距离加上两眼旋转中心连线至眼镜平面的距离（2.7cm），如

图 3-2-11 所示。

当一个瞳距为 64mm 的患者，由注视 6m 处物体改为注视眼前 40cm 处物体时，必要集合量＝10×PD（mm）/D＝640/42.7＝15$^{\triangle}$，表示 64mm 瞳距的患者在注视 6m 目标时双眼视轴近似平行，由远改为注视 40cm 的近目标时，必须要作出 15$^{\triangle}$ 的集合量方可将双眼视线准确对准注视物，形成双眼单视。远近距离集合需求差距为 15$^{\triangle}$，表示视近 40cm 的静态，相对比视远多了 15$^{\triangle}$，故将视远的下 X 轴 15$^{\triangle}$ 处对应的上 X 轴刻度设置为近距离集合需求与变化的"0"点，视近的上 X 轴的 0 刻度与下 X 轴的 15$^{\triangle}$ 刻度垂直向对齐并以垂直虚线相连（图 3-2-12）。

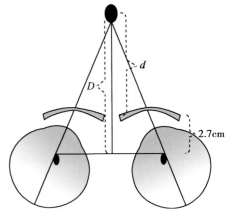

图 3-2-11　注视点与旋转中心距离图示

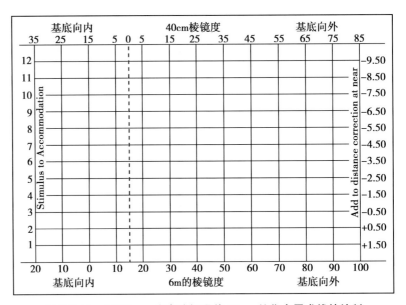

图 3-2-12　PD64mm 患者注视眼前 40cm 处集合需求线的绘制

近距离 40cm 处所对应的集合变化，均在此（15$^{\triangle}$）基础上进行，因此，在 40cm 处的 BO 测量值为 20$^{\triangle}$ 时，实际其集合量是从视轴平行到 35$^{\triangle}$。

上下 X 轴刻度表示总结如下：

上下 X 轴 0 刻度左侧为底向内的棱镜刻度（BI），表示
1. 双眼散开的能力
2. 外斜视的量值

上下 X 轴 0 刻度右侧为底向外的棱镜刻度（BO），表示
1. 双眼集合的能力
2. 内斜视的量值

3. 视标距离的改变、瞳距的不同或棱镜度的添加均可以改变集合需求　视标距离的改变、瞳距的不同可以改变集合需求如表 3-2-1，因此上 X 轴的"0"点并不是恒定的，随瞳距和观察距离的改变，上 X 轴的"0"点也发生变化。上述图 3-2-12 中显示的是 64mm 瞳距和 40cm 观察距离的集合需求；若瞳距为 70mm，注视眼前 25cm 物体时，集合需求为 25.2$^{\triangle}$，则

上 X 轴的"0"刻度线就与下 X 轴的 25.2 对应,用虚线相连,如图 3-2-13 所示。

4. 棱镜度的添加改变集合需求　加 BO 的棱镜增加正性集合需求量,使集合需求右移,加 BI 棱镜增加负性集合需求量,使集合需求左移。

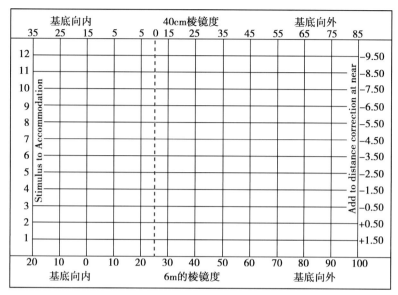

图 3-2-13　瞳距 70mm 患者注视眼前 25cm 物体时集合需求线的绘制

表 3-2-1　瞳距为 60mm、64mm 时不同测量距离的集合需求

测量距离	集合需求 PD=60mm	集合需求 PD=64mm
6m	1.0	1.1
4m	1.5	1.6
100cm	5.8	6.2
50cm	11.4	12.1
40cm	14.1	15.0
33cm	16.7	17.8
25cm	21.7	23.1
20cm	26.4	28.2
15cm	33.8	36.2
12.5cm	39.5	42.1
10cm	47.2	50.4

（二）Y 轴

垂直轴,表示调节需求量,刻度单位为屈光度(D),分为左 Y 轴和右 Y 轴。

1. 左 Y 轴　左 Y 轴代表由远及近观察不同距离时的调节需求或调节刺激。调节刺激为眼镜平面至视标距离的倒数(单位 m),公式为:调节需求量=1/视标至眼镜平面的距离;0 位实线表示视远 6m 调节需求状态,2.5D 位虚线表示视标位于眼镜平面前 40cm 调节需求状态。

2. 右 Y 轴　右 Y 轴代表注视距离 40cm 时近调节刺激变化,把注视近距离 40cm 处时的调节刺激作为近距离调节变化的起点。

若被检者双眼注视 6m 目标时,双眼调节刺激约为 0;则注视 40cm 的近目标时,调节刺激为 2.50D;远近距离调节差距为 2.50D,视近静态调节相对于视远为 2.50D;故将视远左 Y 轴的 2.50D 刻度与视近右 Y 轴的 0 刻度水平向对齐,并以水平虚线相连(图 3-2-14)。视近

右 Y 轴的 0 刻度上方表示调节的促发增加，为正相对调节(可加负透镜的量)；视近右 Y 轴的 0 刻度下方表示调节的放松减小，为负相对调节(可加正透镜的量)。

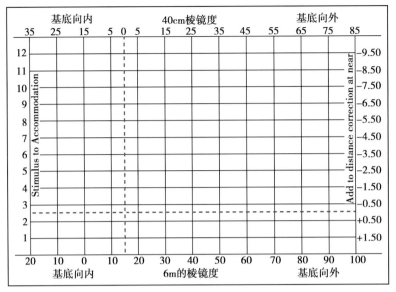

图 3-2-14　64mm 瞳距视近 40cm 处时调节需求线的绘制

左右 Y 轴刻度表示总结如下：

左远右近即：
A. 左 Y 轴刻度为注视从无穷远到眼前不同距离的视标所对应的调节刺激，以视远距离视标的调节为零点。
(如图中 0D 位实线表示视远状态，2.5D 位虚线表示视标位于眼镜平面前 40cm 状态。)
B. 右 Y 轴刻度为以注视近距离(40cm)视标的调节为相对零点，所发生的调节刺激变化，下正上负。

3. 视标距离的改变或球镜度的添加均可以改变调节需求
(1) 右 Y 轴的"0"点也并非恒定不变，因观察距离的不同而改变。若瞳距为 70mm 的患者，观察 25cm 处物体时，则右 Y 轴的"0"点应该与左 Y 轴的 4D 对应，以虚线相连(图 3-2-15)。

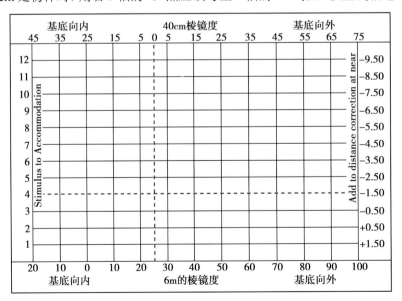

图 3-2-15　PD 70mm 的患者，观察 25cm 处物体时的调节需求和集合需求线

（2）正球镜的添加使调节需求减少使调节需求下移，负球镜的添加使调节需求增加使调节需求上移。

例：当患者在观察 40cm 处物体时，调节需求量为 ＋2.5D，当眼前再添加 ＋1.00D 球镜时，调节需求量变为 ＋1.5DS，需向下移动 1 个单位；若眼前添加 －1.00D 球镜时，调节需求量变为 －3.5DS，需向上移动一个单位。

瞳距和观察距离对 X、Y 轴刻度影响总结如下：

> 下 X 轴和左 Y 轴的刻度是固定不变的；而上 X 轴和右 Y 轴的刻度随瞳距和观察距离的不同而改变。

二、需求线的绘制

（一）需求线（demand line）

又称 Donder 线，是一条斜线（见图 3-2-10），表示标准被检者在观察从远到近沿双眼中线移动视标过程中调节与集合需求的变化（标准被检者指 PD＝64mm 者）。

根据集合需求和相应的调节刺激的公式：

> ＊＊调节需求（D）＝1/d 视标距眼镜平面距离（m）
> ＊＊集合需求（Δ）＝10×PD（mm）/D 视标距眼球中心距离（cm）
> 其中 D＝d＋2.7cm

可知需求线的坐标为：

1. 标出注视 6m 时坐标点为（0，0）。
2. 标出注视近距离时坐标点为 [10×PD（mm）/D；1/d（m）]。
3. 将两点相连，形成一条大致为直线的需求线。

图 3-2-10 中的斜线为 64mm 瞳距的患者，观察 40cm 时的需求线，两点坐标为远距（0，0）；近距（15，2.5）。从集合需求公式和表 3-2-1 可以看出：当注视距离 d>20cm；瞳距 PD 对于集合需求的量值影响不大；当注视距离 d 小到一定程度时，瞳距 PD 的变化就会影响集合需求的量值，故在注视距离<15cm 时，在需求线上方的主线（瞳距 64mm）左右各标出瞳距各为 60mm 和 67mm 的需求线。由于注视某一距离时的集合需求和相应的调节刺激近乎呈线性相关函数关系，故需求线几乎是直的，只是在极近处（需求线的上方）才稍有弯曲。

例：绘制 PD＝70mm 的患者，注视眼前 25cm 时的需求线。

由集合需求和调节需求公式，可知远距离坐标为（0，0）；近距离坐标为（25，4）（图 3-2-16）。

（二）球镜和棱镜的添加可以改变需求线的位置

由于球镜和棱镜的添加改变了调节需求和集合需求，因此改变了需求线的远近坐标点，改变了需求线的位置。

1. 棱镜改变集合需求使需求线左右平移　BO 棱镜使两眼的注视物分别向鼻侧移位，增加了两眼的集合需求所以需求线右移，BI 棱镜使两眼的注视物分别向颞侧移位，增加了两眼的散开需求，因此需求线左移。

2. 球镜改变调节需求使需求线上下平移　负球镜增加调节刺激量使需求线上移，正球镜减少调节刺激量使需求线下移。

（三）需求线的意义

1. 辅助判断 AC/A 值大小。
2. 正负相对集合的计算起点。
3. 辅助判断双眼视觉异常的类型。

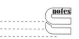

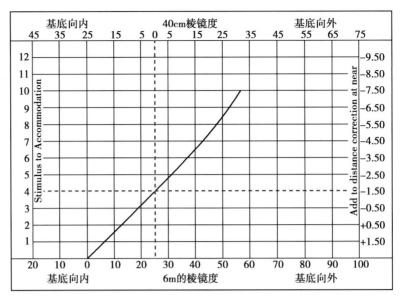

图 3-2-16　PD70mm 的患者，注视眼前 25cm 时的需求线

三、隐斜线的绘制

（一）隐斜线（phoria line）

为连接视远与视近隐斜位的斜线，隐斜这里指的是分离性隐斜，为去除融像刺激时测量的双眼相对眼位，与集合功能关系密切，隐斜单位为：棱镜度。集合由四种成分组成：张力性集合、融像性集合、调节性集合和近感集合。

1. 张力性集合——眼休息时眼外肌肌紧张力平衡后的生理位置，即在屈光完全矫正之后所测量出来的视远隐斜位。

2. 融像性集合——保持双眼视网膜像相互融合的能力。

3. 调节性集合——调节刺激所引起的双眼眼位变化。AC/A 值直接反映出 1D 调节所引起的集合量。

4. 近感集合——由于感觉所注视的目标处于近距离所发生的集合。

隐斜测量时的成分分析：

远见斜位——张力性集合、融像性集合。

近见斜位——张力性集合、调节性集合、近感集合和融像性集合。

（二）绘制方法

1. 在下 X 轴刻度上定位远隐斜测值　在下 X 轴上找 6m 检测距离所对应的需求线上的点，然后内隐斜向右移，外隐斜向左移，定位隐斜测试值，定位点以"×"为标记，每一格代表 10$^\triangle$。

2. 根据上 X 轴刻度，定位近隐斜测值　以右 Y 轴的 0 刻度水平虚线与上 X 轴 0 刻度垂直虚线的交点为近距离 0 位，然后内隐斜向右移，外隐斜向左移，在水平虚线上定位隐斜测试值，以"×"为标记。（如果检测时附加镜片，则应在附加正镜时下移相应的位置，附加负镜时相反。）

3. 将远、近斜视定位点相连，连线为斜视线；延长斜视线至调节幅度线。

无眼位偏斜（正位）时，隐斜线与需求线重合。

例 1：PD＝64mm 的患者，观察 40cm，隐斜：远距离外隐斜 5$^\triangle$；近距离内隐斜 5$^\triangle$，其隐斜线的绘制如图 3-2-17。

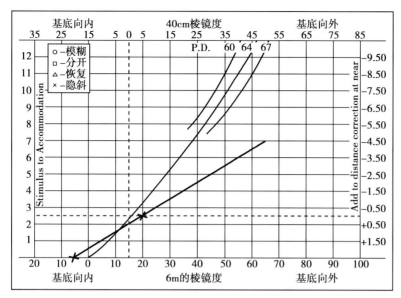

图 3-2-17　隐斜线绘制

但要注意:①不可把近距离隐斜值标在上 X 轴上,应标在水平虚线上,具体位置再与上 X 轴对应;②内外隐斜要标对:"0"刻度左侧为负值,表示外斜;"0"刻度右侧为正值,表示内斜。

（三）隐斜线的意义

1. 隐斜线与远近斜位对应,斜率倒数相当于 AC/A 值,可以根据隐斜线斜率的大小判断 AC/A 值的大小:AC/A 值——针对 1D 调节所引起的调节性集合大小,为调节性集合 / 调节。

AC/A 值分:

反应性 AC/A 值——主观检查结果

刺激性 AC/A 值——客观检查结果

隐斜线的斜率＝角对边 / 角邻边

斜率的倒数＝角邻边 / 角对边,（邻边代表集合,对边代表调节）,隐斜线的斜率的倒数即为 AC/A,所以隐斜线与下 X 轴夹角越小,斜率越小,AC/A 越大,隐斜线与下 X 轴夹角越大,斜率越大,AC/A 越小（AC/A 正常值为 $4^{\triangle}$/D±$2^{\triangle}$/D）。

需求线的斜率倒数等同于标准被检者的 AC/A 值＝6,而隐斜线的斜率倒数等同于所测患者 AC/A 值。AC/A 值<6 时,隐斜线较为陡峭;AC/A 值>6 时,隐斜线较为平坦。

例如上题中 PD＝64mm 的标准被检眼,视远斜位 $5^{\triangle}$exo,视近斜位 $5^{\triangle}$eso 的患者,其图中隐斜线的斜率小于需求线的斜率,可判断此患者的 AC/A 值较大;通过隐斜线的斜率判断 AC/A 的大小,仅仅是一个定性的判断,要获得精确的 AC/A 的大小,在病例分析时通常采用梯度法进行:测定患者在注视近距离（例 40cm）目标时,眼前分别加＋1.00D 的透镜和加－1.00D 的透镜后隐斜量的大小,两次隐斜量的差值除以调节刺激的变化量 2D,即可求得梯度 AC/A 的大小。（梯度法 AC/A 的测定详见学习情境三任务 3 AC/A 的测定）

2. 隐斜线和需求线之间的距离为隐斜值的大小代表融像集合需求量的大小,简称为需求量（数值上等于隐斜量的大小）:通过隐斜线和需求线之间的距离可以预测注视不同距离时,患者可能出现的隐斜位大小和类型,如图 3-2-17,可以预测患者在注视眼前 20cm 时,可出现内斜视;而在注视 1m 处物体时,可能出现外斜视。

3. 正负融像性集合的计算起点。（详见双眼单视清晰区分析）

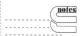

四、双眼单视清晰区的绘制与分析（以 64mm 瞳距、观察 40cm 处物体为例）

（一）双眼单视清晰区的绘制

1. 调节幅度线（图 3-2-18） 测定调节近点，根据 AMP＝1/ 调节近点 d（m）在左 Y 轴刻度上定位调节幅度测定值画一条水平线，为调节幅度线。

例 2：某被检者瞳距为 64mm，调节近点 NPA 为 13cm，则调节幅度线为 7.5D。

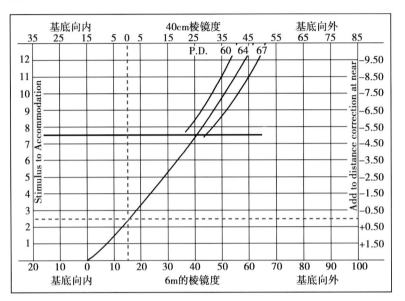

图 3-2-18 调节幅度线的绘制

2. 集合幅度线（图 3-2-19） 测定集合近点，根据上述集合需求公式，计算出集合幅度。然后在下 X 轴刻度上定位集合幅度的测定值划一垂直线，为集合幅度线。使集合幅度线与调节幅度线相交。

例 3：某被检者瞳距为 64mm，集合近点 NPC 为 7cm，则其集合幅度：66$^\triangle$。

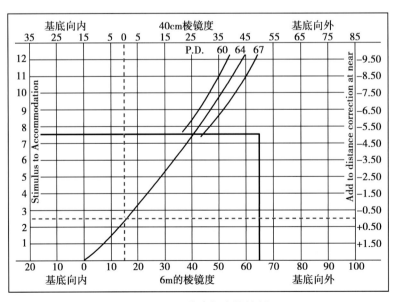

图 3-2-19 集合幅度线绘制

3. 模糊线

（1）在下 X 轴刻度上分别定位远距离 BI 模糊点（破裂点）测值和 BO 模糊点测值。

（2）在水平虚线以上 X 轴刻度分别定位近距离 BI 模糊点测值和 BO 模糊点测值（定位点以○为标记，图表中○代表 Blur，即模糊点）。

（3）连接远、近 BI 模糊点，可得 BI 模糊线。

（4）连接远、近 BO 模糊点，可得 BO 模糊线。

（5）延长两条模糊线至调节幅度线。

4．破裂线

（1）在下 X 轴刻度上分别定位远距离 BI 破裂点值和 BO 破裂点值。

（2）在水平虚线以上 X 轴刻度分别定位近距离 BI 破裂点值和 BO 破裂点值（定位点以□为标记，图表中□代表 break，即破裂点）。

（3）连接远、近 BI 破裂点，可得 BI 破裂线。

（4）连接远、近 BO 破裂点，可得 BO 破裂线。

（5）延长两条破裂线至调节幅度线。

5．恢复线

（1）在下 X 轴刻度上分别定位远距离 BI 恢复点值和 BO 恢复点值。

（2）在水平虚线以上 X 轴刻度分别定位近距离 BI 恢复点测值和 BO 恢复点测值（定位点以△为标记，图表中△代表 recover，即恢复点）。

（3）连接远、近 BI 恢复点，可得 BI 恢复线。

（4）连接远、近 BO 恢复点，可得 BO 恢复线。

将模糊点、破裂点和恢复点全部描记和连线的话，图形将会繁杂，为使图形简洁明了，通常不连线恢复点。

例3：聚散力测试：远距离　　BI：x/9/5　　　BO：15/22/11

近距离　　BI：14/17/7　　BO：9/15/5

模糊点的标记为"○"，分裂点的标记为"□"，恢复点的标记为"△"，模糊线破裂线和恢复线的绘制如图 3-2-20 所示。

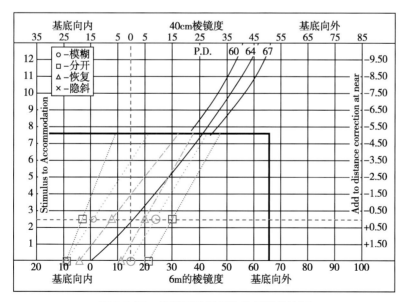

图 3-2-20　模糊线破裂线和恢复线的绘制

6．相对调节　　相对调节分为正相对调节（positive relative accommodation）、负性相对调节（negative relative accommodation）。

（1）负相对性调节（NRA）——双眼注视固定目标（一般为 40cm 处），添加正镜度到模糊的最大调节放松范围。当屈光不正度被完全矫正后，注视 40cm 处物体，负性相对性调节值不应当超过 +2.50D。

（2）正相对性调节（PRA）——双眼注视固定目标（一般为 40cm 处），添加负镜度到模糊的最大调节紧张范围。

在垂直虚线上对应右 Y 轴刻度分别定位正负相对调节（PRA/NRA）见图 3-2-21，正、负相对性调节的绘制（PRA 注意：正相对调节用"负"镜片度数表示；而负相对调节用"正"镜片度数表示）。

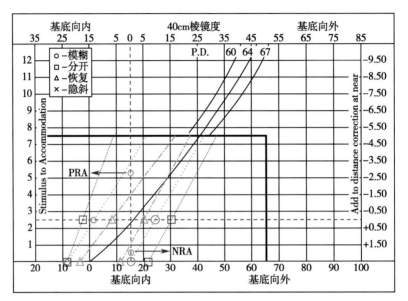

图 3-2-21　正、负相对性调节的绘制

7. 双眼单视清晰区（zone of clear, single binocular vision, ZCSBV）　图 3-2-22 中阴影区是一个平行四边形区域，由 BI/BO 模糊线、调节幅度线和调节为零的水平基底线围成，该区域可以预测被检对不同注视距离、不同球镜度和不同棱镜度的反应。被检者能满足在该区域内的任何调节和集合需求，保持较好的双眼单视。

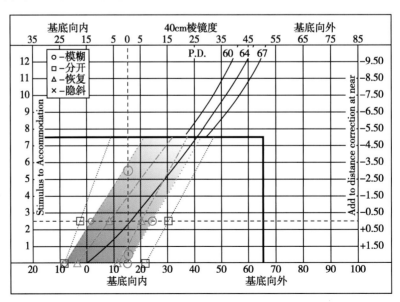

图 3-2-22　双眼单视清晰区

该区域的特点：①调节幅度决定区域的高度；②BI/BO 模糊点值的大小决定区域的宽度；③正常双眼单视清晰区（ZCSBV）接近平行四边形

（二）双眼单视清晰区的分析

1. 正负相对性集合（PRV/NRV）、正负融像性储备集合（PFRV/NFRV）和正负融像性集合（PFV/NFV） 在双眼单视清晰区的分析中,涉及正负相对性集合（PRV/NRV）、正负融像性储备集合（PFRV/NFRV）和正负融像性集合（PFV/NFV）6个概念,相互关系如图3-2-23所示。

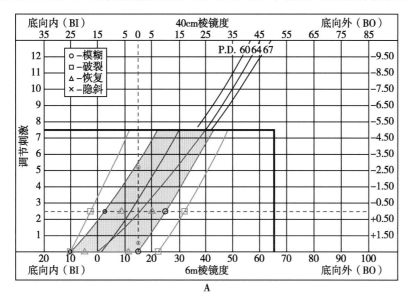

A

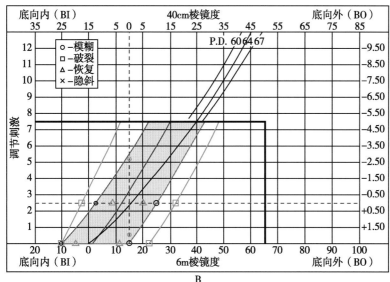

B

图 3-2-23 PRV/NRV、PFRV/NFRV 和 PFV/NFV 在图表中的相互关系

例如患者隐斜: 远距离: 内隐斜 2△, 近距离: 外隐斜 3△, 如图 3-2-23A 和 B 中所示的红色线段为隐斜线。

（1）正融像性集合（positive fusional vergence）——指隐斜线×位置至 BO 模糊线的水平距离。如图 3-2-23 A 中红色区域。

（2）负融像性集合（negative fusional vergence）——指隐斜线×至 BI 模糊线的水平距离。如图 3-2-23 A 中蓝色区域。

（3）正相对性集合（positive relative vergence）——指需求线至 BO 模糊线的水平距离。如图 3-2-23 B 中红色区域。

（4）负相对性集合（negative relative vergence）——指需求线至 BI 模糊线的水平距离。如图 3-2-23 B 中蓝色区域。

（5）正融像性储备集合（positive fusional reserve vergence）——专门针对外隐斜而言，指满足外隐斜的融像需求之后，仍然能被利用的融像性集合的量，图表中即指需求线至 BO 模糊线的水平距离。如图 3-2-23 B 中红色区域。

（6）负融像性储备集合（negative fusional reserve vergence）——专门针对内隐斜而言，指满足内隐斜的融像需求之后，仍然能被利用的融像性集合的量，即指需求线至 BI 模糊线的水平距离（若在测量过程中，不出现模糊点，则正负相对集合、正负融像性集合的边界可用破裂点值来代替）。如图 3-2-23 B 中蓝色区域。

由于隐斜患者在双眼同时视物的情况下能维持双眼的正位，是通过患者的融合功能实现的，说明患者眼位从斜位视到正位视，已经动用了一部分融合功能，而此时的正位视也仅仅是一种相对的正位视，因此从此时的正位，所测得的集合被称为相对集合；从斜位上算得的集合称为融像性集合。

假设患者为外隐斜，以图 3-2-24 为例说明融像性集合、相对集合、融像性储备集合和隐斜的关系。

由图 3-2-23 可知：当患者为外隐斜时，正融像集合 4 = 正相对集合 3 − 隐斜量 1，负融像集合 2 = 负相对集合 5 + 隐斜量 1，正相对集合 3 为正融像储备集合量；（外隐斜取负

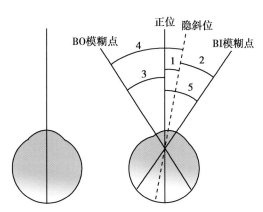

图 3-2-24 外隐斜患者 PRV/NRV、PFRV/NFRV 和 PFV/NFV 在眼位中的相互关系

1 代表外隐斜量；2 代表负融像集合；3 代表正相对集合；4 代表正融像集合；5 代表负相对集合

值）；当隐斜值为 0 时，正负融像集合等于正负相对集合。

从隐斜位到正位已动用部分融合功能，从正位时添加 BO 棱镜：当棱镜刻度还在"0"位置时，40cm 视标清晰、单一，但随 BO 棱镜的增加，两眼视网膜物像开始出现向颞侧的分离，促发正性融合，双眼开始内转，内转产生集合，集合影响调节使调节增加，调节改变导致视网膜上视标有变模糊的倾向，但由于有焦深的影响，大脑仍可认为视标清晰，而且由于正性融像的作用视标单一，当超过焦深范围出现模糊点。因此，从隐斜位到 BO 的模糊线，整个过程中都在动用正性融像；只不过在日常生活与工作中，隐斜患者通过使用部分融合即可维持正位，另一部分融合功能被储备起来，被称为融合储备。

当从正位时添加 BI 棱镜：棱镜刻度还在"0"位置时，40cm 视标清晰、单一，但随 BI 棱镜的增加，两眼视网膜物像开始出现向鼻侧的分离，促发负性融合，双眼开始外转，外转集合减少使调节放松，调节减少导致视网膜上视标落在视网膜之后，有变模糊的倾向，但由于有焦深的影响，大脑仍可认为视标清晰，而且由于负性融合的作用视标仍可单一，当超过焦深范围出现视标模糊，继续增加 BI 棱镜量，当促发的负性融合力达到极限，视标分离即分裂点；（而在视远添加 BI 棱镜时，是由于患者已经在视远，调节已经放松，外转并不能使调节放松，所以无模糊点）。

如图 3-2-25 当患者为内隐斜时：

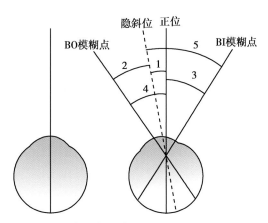

图 3-2-25 内隐斜患者 PRV/NRV、PFRV/NFRV 和 PFV/NFV 在眼位中的相互关系

1 代表内隐斜量；2 代表正融像集合；3 代表负相对集合；4 代表正相对集合；5 代表负融像集合

正融像集合2＝正相对集合4－隐斜量1,负融像集合5＝负相对集合5＋隐斜量1(内隐斜取正值),此时负相对集合3为负融像储备集合量。

例4:PD＝64mm的患者,观察40cm,隐斜,远距离正位;近距离2棱镜度外隐斜。

聚散力测试: 远距离　BI:x/9/5　　BO:15/22/11
　　　　　　近距离　BI:14/17/7　BO:9/15/5

远距离:由于眼位为正位,隐斜量＝0。

$$正融像性集合＝正相对性集合＝15^{\triangle}$$
$$负融像性集合＝负相对性集合＝9^{\triangle}$$

近距离:近距离各参数的相互关系见图3-2-26:

外隐斜2棱镜度,隐斜量＝$-2^{\triangle}$

正相对性集合＝$9^{\triangle}$;负相对性集合＝$14^{\triangle}$

正融像性集合＝正相对性集合－隐斜量＝$9-(-2)=11^{\triangle}$

负融像性集合＝负相对性集合＋隐斜量＝$14+(-2)=12^{\triangle}$

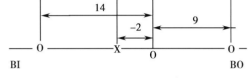

图3-2-26　例5患者的近距离检查结果图示

融像性集合、相对性集合、融像性储备集合和隐斜的关系总结如下:

> 正融像集合＝正相对性集合－隐斜量
>
> 负融像集合＝负相对性集合＋隐斜量(内隐斜取正值,外隐斜取负值)
>
> 融像性储备集合(R)与隐斜量分居在正位0刻度的两侧:内隐斜关注负性储备;外隐斜关注正性储备

任务3　双眼视觉分析准则的应用

学习目标

知识目标

1. 掌握:Sheard准则的内容要求、矫治方案的制订。
2. 掌握:Percival准则的内容要求、矫治方案的制订。
3. 熟悉:1:1准则的内容要求、矫治方案的制订。

技能目标

会通过Sheard、1:1以及Percival准则求得解决患者视觉问题的棱镜处方、球镜变化量和视觉训练目标值。

对于非斜视性双眼视异常患者视觉问题的解决,通常通过以下三个准则进行分析:

一、Sheard准则

(一) Sheard准则的内容

融像性集合储备至少应当为集合需求的2倍,R≥2D.R代表融像性集合储备(reserve);D代表集合需求(demand)。

Sheard准则可以有效地预计视疲劳症状,并能进行视觉训练后疗效的评估。

隐斜患者要维持正位,必须要付出与隐斜量大小相等的融像性集合,为集合需求量,因此集合需求量＝隐斜量。根据Sheard准则的要求,正融像性集合储备至少应为外隐斜量值的两倍(对于外斜患者,正融像性集合储备＝正相对集合);负融像性集合储备相对集合(BI)

197

至少应为内隐斜量值的2倍(对于内斜患者,负融像性集合储备=负相对集合)。

通常若被检者的检查结果能满足Sheard准则,说明被检者的视觉功能良好,若患者检查结果不能满足Sheard准则,可预测患者有视觉疲劳症状存在。需要通过棱镜处方或球镜附加或进行视觉训练来改善症状。

(二)棱镜参考处方

对于有视疲劳症状的患者,可通过棱镜处方来解决问题:

公式:P=2/3D-1/3R

其中:P:代表需要添加的棱镜度;D:代表集合需求数值上等于隐斜值(取绝对值);R:代表储备量(取绝对值)。

计算结果P为0或负值,证实满足准则的要求,不需要缓解棱镜。

P为正值,则需要缓解棱镜,P值为需要添加的棱镜量。添加的棱镜基底方向决定于斜视类型:内隐斜取底向外(BO),外隐斜取底向内(BI)。

例1: 远距离外隐斜12$^\triangle$;聚散力测定结果:远BO:15/27/11;BI:10/12/9;是否满足Sheard准则?不满足时的棱镜参考值是多少?

需求量D=隐斜量12$^\triangle$;由于是外隐斜,应关注其正融像集合储备R,等于正相对集合(BO)R=15$^\triangle$;R(15)<2D(2×12);不满足Sheard准则。

根据公式:P=2/3D-1/3R=2/3×12-1/3×15=9/3=3$^\triangle$,由于外斜,棱镜取底向内(BI)。

(三)附加球镜

对于有棱镜适应或是其他原因无法配戴棱镜的患者,可以改变原处方的球镜度,通过改变调节来影响调节性集合达到改变集合储备的目的,达到满足Sheard准则的要求;通常可通过棱镜参考值P来计算等效的球镜附加量,计算公式如下:

S=P/A(式中S为附加球镜即球镜的改变量,A为AC/A,P为棱镜参考值)

计算出的结果与矫正处方的球镜部分代数和相加即为患者最终处方。

虽然附加球镜公式中,棱镜值来自于棱镜处方,P为正值,但在附加球镜计算中,由于球镜有正有负,因此棱镜需要重新确定正负号:内隐斜棱镜底向外P值取正值,外隐斜棱镜向内底P值取负值。

例2: 设:远距离外隐斜12$^\triangle$;

聚散力测定结果:远BO:15/27/11;BI:10/12/9,AC/A为6$^\triangle$/D。

求附加球镜。

解:根据公式:P=2/3D-1/3R=2/3×12-1/3×15=9/3=3$^\triangle$>0,需要棱镜处方;由于患者为外斜,所以在S=P/A中P值取负值;S=P/A=-3/6=-0.50(D)。

例3: 设:远距离内隐斜10$^\triangle$。

聚散力测定结果:远BI:x/11/7;AC/A为4$^\triangle$/D;求:棱镜参考值和附加球镜。

解:棱镜参考值:P=2/3D-1/3R=2/3×10-1/3×11=9/3=3$^\triangle$>0需要棱镜处方;由于患者为内斜,所以在S=P/A中P值取正值;S=P/A=+3/4=+0.75(D)。

(四)功能训练

通过视觉功能训练,也可扩大融像性集合储备R的范围,使R≥2D也可以满足Sheard准则的要求。

可采用训练棱镜、Brock线或是Vectograms立体图等训练方法进行,主要目标就是使相对集合达到隐斜量值两倍以上:

如:外隐斜量值为10$^\triangle$,正相对集合至少应为20$^\triangle$。

内隐斜量值为14$^\triangle$,负相对集合至少应为28$^\triangle$。

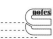

（五）图形分析

1. 对于外隐斜　如图 3-2-27。

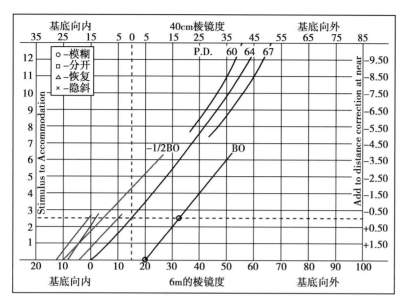

图 3-2-27　Sheard 准则的图形表达——外隐斜

关于外隐斜主要关注 BO 方向的储备量 R，可在需求线的左侧作一线段，量值等于 1/2BO，即 R/2 大小，如图中虚线（−1/2BO）；然后观察该线与斜视线和需求线的位置关系：

若斜视线（图中 1 线）位于该线与需求线之间，D≤R/2 则 R≥2D；不需要棱镜矫正。

若斜视线（图中 3 线）位于该线左侧，D≥R/2；则 R≤2D，需要棱镜矫正。

若斜视线（图中 2 线）与该线相交叉，则部分注视距离满足 Sheard 准则；部分注视距离不满足 Sheard 准则，须根据注视距离分析是否需要棱镜矫正。

2. 对于内隐斜　如图 3-2-28。

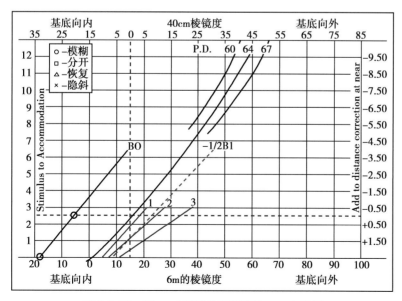

图 3-2-28　Sheard 准则的图形表达——内隐斜

关于内隐斜主要关注 BI 方向的储备量 R，可在需求线的右侧作一线段，量值等于 1/2BI 模糊线，即 R/2 大小，如图中虚线（−1/2BI）；然后观察该线与斜视线和需求线的位置关系：

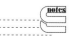

若斜视线（图中 1 线）位于该线与需求线之间，D≤R/2 则 R≥2D；不需要棱镜矫正。

若斜视线（图中 3 线）位于该线左侧，D≥R/2；则 R≤2D，需要棱镜矫正。

若斜视线（图中 2 线）与该线相交叉，则部分注视距离满足 Sheard 准则；部分注视距离不满足 Sheard 准则，须根据注视距离分析是否需要棱镜矫正。

Sheard 准则仅仅是一个有效的诊断协助方法，不能将其视为完全正确的数学推导公式，而视觉测量本身带有很大的患者主观意愿因素，因此算出的结果，并不能直接作为处方，而仅仅是为处方的开具，提供一个试镜的起点，最终结果仍要通过患者的试镜结果进行。

一些学者认为 Sheard 准则虽然可以预测内外隐斜患者的眼部症状，尤其是对于外隐斜有较大的有效性；对于内隐斜的症状预测有效性远比外隐斜小。而 1∶1 准则对于症状性内隐斜更有预测性。

二、1∶1 准则

（一）1∶1 准则内容

要求 BI 恢复值至少应同内隐斜一样大。

1∶1 准则仅用于内隐斜患者的分析，考虑的是恢复点的值的大小。若被检者的 BI 恢复值检查结果能满足 1∶1 准则，说明被检者的视觉功能良好，若患者检查结果不能满足 1∶1 准则，可预测患者有视觉疲劳症状存在。可考虑采用底向外的缓解棱镜加以矫治或是需要通过球镜附加或进行视觉训练来改善症状。

（二）棱镜参考值

由于 1∶1 准则只适用于内斜，内斜患者用 BO 棱镜来矫治，因此棱镜量计算公式为：

棱镜 P＝（内隐斜－BI 恢复值）/2 来计算：

计算结果 P 为 0 或负值，说明不需要缓解棱镜。

P 为正值，则需要底向外的缓解棱镜。

例 4：设：远内隐斜 $10^{\triangle}$

聚散力测定结果：远 BI：x/21/6，BO：22/25/18，请确定附加棱镜的大小与方向。

解：根据公式：棱镜 P＝（内隐斜－BI 恢复值）/2＝（10－6）/2＝$2^{\triangle}$BO

（三）球镜附加

对于 AC/A 较高的内斜视患者，也可以考虑采用球镜附加的方法来达到改变集合储备的目的，达到 1∶1 准则的要求。

用公式 S＝P/A 来计算球镜附加量即球镜的改变度数，（计算出的结果与矫正处方的球镜部分相加）；由于为内隐斜，P 值恒取正值，因此 S 为正值。

例 5：若例 4 的患者原戴镜为 OD：－3.00DS；OS：－3.50DS；测得其 AC/A 为 $4^{\triangle}$/D，则其附加球镜为多少？配镜参考处方为多少？

解：根据公式 S＝P/A，得出球镜附加 S＝＋$2^{\triangle}$/4＝＋0.5DS

配镜参考处方为：OD：－3.00DS/＋0.5DS＝－2.50DS

OS：－3.50DS/＋0.5DS＝－3.00DS

（四）视觉训练

可以通过视觉训练增加负融像集合使得 BI 恢复点等于或大于内隐斜量。

如例 4 中，远内隐斜为 $10^{\triangle}$，聚散力测定结果：远 BI：x/21/6。

则可通过视觉训练，让患者的负相对集合 BI 恢复点的值至少应从原来的 $6^{\triangle}$达到 $10^{\triangle}$。

（五）图形分析

在需求线的右侧作一线，量值等于 BI 恢复线，根据该线与需求线和斜视线之间的位置关系判断棱镜的需要与否（图 3-2-29）。

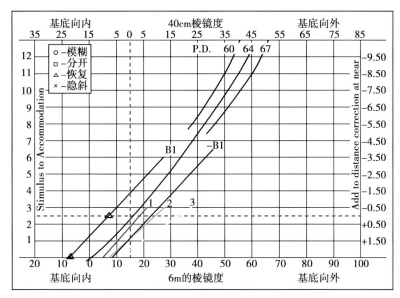

图 3-2-29　1:1 准则的图形表达

若斜视线（图中 1 线）位于该线与需求线之间，则 BI 恢复值大于内隐斜，不需要棱镜矫正。

若斜视线（图中 3 线）位于该线右侧，则 BI 恢复值小于内隐斜，需要棱镜矫正。

若斜视线与该线相交又如图中 2 线，则在部分距离可以满足 1:1 准则，而在其他距离上不满足 1:1 准则，须根据注视距离具体分析是否需要棱镜矫正。

三、Percival 准则

（一）Percival 准则内容

Percival 将双眼清晰单视区中，垂直方向调节在 $0 \sim +3.00D$ 范围内，水平方向正负相对集合范围的中央 1/3 认为是舒适用眼区。若表示调节与集合需求变化的需求线位于舒适区内，表示用眼较为舒适（图 3-2-30）。Percival 准则不考虑隐斜的因素。

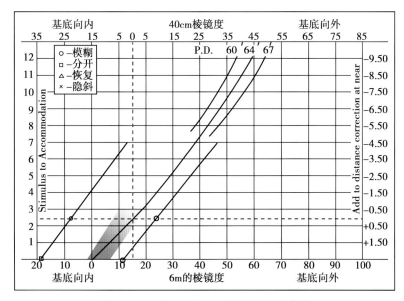

图 3-2-30　满足 Percival 准则的图形表达

在特定的检查距离所要求的集合值应该位于患者正负相对集合线段的中三分之一。

如果患者自述有视疲劳现象，而又不符合该准则，我们一般可以给患者一定量的棱镜，改变原处方的球镜度数(球镜附加)或进行视觉训练以达到符合该准则。

(二)参考棱镜

所需棱镜的量可以用公式 $P=1/3G-2/3L$ 求得。式中，P 代表需要添加棱镜度；G 代表正负相对集合中较大的一侧，L 代表较小的一侧。

如果计算出的 P 值为 0 或负值，说明符合准则不需要缓解棱镜；P 为正值，说明不符合准则，需要缓解棱镜。Percival 准则不考虑隐斜，缓解棱镜的基底方向是根据正负相对集合的大小进行判断：棱镜的基底方向朝向正负相对集合中较大的一侧；正相对集合 BO 一侧较大，棱镜基底向外(BO)，负相对集合 BI 一侧较大棱镜基底向内(BI)。

例6：设：聚散力：远 BI: x/5/2，BO: 13/24/10，求：棱镜参考值。

解：根据：$P=1/3G-2/3L$，$G=13$；$L=5$

$P=1/3\times13-2/3\times5=1^{\triangle}>0$，需要添加棱镜；由于 BO 一侧较大，所以基底朝向为 BO。

如图 3-2-31 所示可以看到远距离的需求点"0"与中 1/3 舒适区差 $1^{\triangle}$，在双眼视功能图表的绘制中我们知道棱镜的添加可以改变需求线的位置，加 BO 棱镜，需求线右移，加 BI 棱镜，需求线左移，$1^{\triangle}$BO 棱镜的添加可使需求线正好位于舒适区的边界，刚刚好满足 Percival 准则。

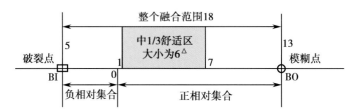

图 3-2-31 例6 Percival 准则的简略图形表达

根据 Percival 准则的要求，只要需求线落在整个融像集合范围的中 1/3 即可，因此可以简单通过 BI 和 BO 模糊点值的大小关系来判断是否满足 Percival 准则：不论是 BI 还是 BO，只要相对集合小的一侧数值，能达到相对集合大的一侧的 1/2，即可满足 Percival 准则。本例中小的负相对集合，不及大的正相对集合的一半，不满足 Percival 总则，通过棱镜 BO 的添加需求向右移，右移 $1^{\triangle}$ 使负相对集合增大 $1^{\triangle}$，扩大为 $6^{\triangle}$，而正相对集合减小为 $12^{\triangle}$，负相对集合(小的一侧)正好等于正相对集合(大的一侧)的 1/2，符合 Percival 准则。

例7：设：聚散力测定结果：近 BI: 21/27/18，BO: 9/16/10，求：棱镜参考值。

解：方法1：$G=21$；$L=9$；小的一侧 $9^{\triangle}$BO，不及大的一侧 $21^{\triangle}$BI 的一半，所以不满足 Percival 准则，需要缓解棱镜，整个融像范围为 $21+9=30$，其 1/3 大小为 10，小的一侧差 $1^{\triangle}$ 即可达到标准；通过 BI 棱镜使需求线向 BI 方向左移。

方法2：根据：$P=1/3G-2/3L$，$P=1/3\times21-2/3\times9=1^{\triangle}>0$，需要添加棱镜；由于 BI 一侧较大，所以基底朝向为 BI。

例8：设：聚散力测定结果：近 BI: 20/25/16，BO: 10/14/9，是否满足 percival 准则？

解：方法1：$L=10^{\triangle}$BO，$G=20^{\triangle}$BI，小的一侧 $10^{\triangle}$BO，恰好等于大的一侧 $20^{\triangle}$BI 的一半，满足 Percival 准则，不需要棱镜。

方法2：$L=10$，$G=20$，$P=1/3\times20-2/3\times10=0$，$P\leqslant0$，说明符合准则不需要缓解棱镜。

(三)球镜附加

除了使用棱镜外，改变原处方的球镜度也可以达到满足 Percival 准则的要求。当只有某一距离不符合准则时，双光镜片可能有效。

所需的球镜量用公式 $S=P/A$，A 代表 AC/A 值。

其中　S：球镜度　A：AC/A 值。

如最后棱镜为 BI，S 为负值；棱镜为 BO，S 值为正值。

例9：设：聚散力测定结果：远 BI：x/5/2，BO：13/25/11；AC/A 为 4$^{\triangle}$/D。

求：棱镜参考值和附加球镜。

解：L=5，G=13，P=1/3×13−2/3×5=1$^{\triangle}$>0，需要添加棱镜；基底为 BO。

根据公式：所需的球镜量 S=P/A；AC/A=4$^{\triangle}$/D，P=1$^{\triangle}$BO，取正值

$$S=P/A=+1/4=+0.25DS。$$

所以棱镜参考值为 1$^{\triangle}$BO；附加球镜为 +0.25DS。

（四）视觉训练

视觉训练需将正负相对集合中较小的一侧增至到较大一侧的二分之一，从而扩大融合性集合范围使需求线位于舒适区，来满足 Percival 准则的要求。

例10：设：聚散力测定结果：近 BI：21/27/18，BO：9/16/10。

由于 BO 正性相对集合的范围较小，小于负性相对集合的 1/2，不符合 Percival 准则，可通过视觉训练方法扩大正相对集合（BO）到负相对集合（BI）的一半即可，使其从原来的 9$^{\triangle}$扩大到 10.5（21/2）$^{\triangle}$。

（五）图形分析

将双眼单视清晰区（即 BI 模糊线至 BO 模糊线之间的区域），平均分为 3 份，作出分界线，若需求线全程通过中间三分之一舒适区域（见图 3-2-30），为符合 Percival 准则。

若需求线位于中 1/3 的左侧（图 3-2-32），说明 BI 负融像集合较小，需要添加 BO 基底的棱镜，使需求线向右移。

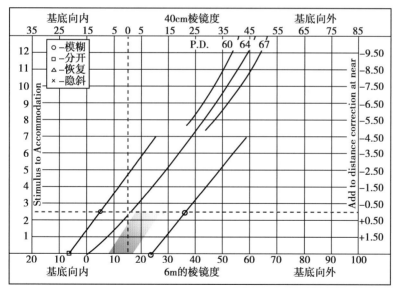

图 3-2-32　需求线位于中 1/3 左侧的 Percival 准则图形表达

若需求线位于中 1/3 的右侧（图 3-2-33），说明 BO 正融像集合较小，需要添加 BI 基底的棱镜；使需求线左移。

若需求线部分位于中 1/3，部分位于其外，说明部分注视距离满足 Percival 准则，部分距离不满足 Percival 准则，在部分注视距离上需要棱镜的帮助。

Percival 准则图形分析中，添加棱镜基底方向总结如下：

需求线在中 1/3 舒适区的左侧，添加基底 BO 方向的棱镜；
需求线在中 1/3 舒适区的右侧，添加基底 BI 方向的棱镜

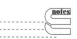

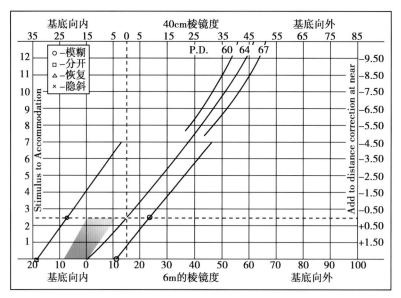

图 3-2-33　需求线位于中 1/3 右侧的 Percival 准则图形表达

四、综合案例分析

试分析表 3-2-2 中患者的聚散功能检查结果是否在远距,近距均符合 Sheard 准则、Percival 准则、1:1 准则,如果不符合,你将如何处理。瞳距为 64mm。

表 3-2-2　患者聚散功能检查结果

	隐斜	BI	BO	NRA	PRA
6m	4△内隐斜	X/8/2	12/22/8		
40cm	6△内隐斜	6/14/3	24/32/14	+2.25	−1.00
40cm+1.00D	1△内隐斜				

答案:

1. Sheard 准则　6m 时集合需求为 4△,储备为 8△,因此 R=2D,符合 Sheard 准则。40cm 集合需求为 6△,储备为 6△,R<2D,不符合准则。

处理:40cm 需处理:

　　a. 加棱镜:P=2/3D−1/3R=2/3×6−1/3×6=2△,因为是内隐斜基底方向为 BO。

　　b. 球镜改变:AC/A=(6−1)/1=5,S=2/5=+0.40DS。

　　c. 视觉训练:训练使融合储备(BI)6△上升至需求值的 2 倍,即 12△。

2. 1:1 准则　6m 内隐斜为 4△,BI 恢复值为 2△,不符合准则。

处理:a. 加棱镜:BO=(内隐斜−BI 恢复值)/2=4−2/2=1△。

　　b. 球镜改变:S=P/A=1/5=0.20DS。

　　c. 视觉训练:上升 BI 恢复值为 4△。

40cm 内隐斜为 6△,BI 恢复值为 3△,不符合准则。

处理:a. 加棱镜:BO=(内隐斜−BI 恢复值)/2=(6−3)/2=1.5△。

　　b. 球镜改变:S=P/A=1.5/5=0.30DS。

　　c. 视觉训练:上升 BI 恢复值为 6△。

3. Percival 准则　6m 正相对集合为 12△,负相对集合为 8△,需求点位于中三分之一,符合准则。40cm 正相对集合为 24△,负相对集合为 6△,需求点位于右三分之一,不符合准则。

处理：40cm 需要处理：

    a. 加棱镜：$P = 1/3G - 2/3L = 1/3 \times 24 - 2/3 \times 6 = 4^{\triangle}BO$。

    b. 球镜改变：$S = P/A = 4/5 = +0.80DS$。

    c. 视觉训练：增加负相对集合至正相对集合的二分之一，即上升 BI 至 $12^{\triangle}$。

任务4　聚散功能异常的分析与处理

学习目标

知识目标

1. 掌握：综合分析法分析要点。

2. 掌握：集合、散开功能和基本内外隐斜、融像功能障碍的临床表现、诊断要点和处理方法。

3. 熟悉：聚散功能异常视觉训练方案和原则。

4. 熟悉：正负透镜附加对聚散量的影响。

技能目标

1. 能对双眼视觉异常患者进行视觉功能检查。

2. 能对检查结果进行正确分析，提出较为合理的处理方案。

3. 能熟练操作常见的视觉训练设备。

一、概述

视觉系统要获得单一、清晰持久的双眼视觉，不仅要有准确的对焦调节能力，还需双眼配合协调一致，将双眼视线准确对准注视物，以满足一定的调节和聚散需求，同时还要有足够大的调节与聚散储备量和灵活性。当调节和聚散功能发生问题时，患者需要付出较大的调节和肌张力来维持视物清晰和双眼单视，患者可产生视疲劳症状，通常表现为眼部的疼痛、酸胀、烧灼感、异物感、流泪、畏光、视物模糊、复视、眼睛干涩、视物串行，不能持久阅读或出现广场恐惧等甚至导致眼部炎症以及头疼、阅读不能。在近距离工作时，远远达不到"舒适、持久"的用眼状态，严重者甚至出现恶心、呕吐等全身症状，严重干扰了患者的视觉和生活质量，造成患者身心损伤。尤其是随着电脑、智能手机等视频终端的大量普及，使视疲劳的发生率呈逐渐上升的趋势。对这部分非斜视性双眼视觉异常的患者本章重点介绍聚散功能异常的诊断分析方法和处理方法。

二、聚散功能异常的分析方法

（一）综合分析法

就是综合考虑患者的用眼状况以及双眼视觉动态参数检查结果，并对检查结果进行分组分析。通过视觉质量问卷调查了解患者的用眼状态，将双眼视觉参数检查结果与正常值进行对比；然后将偏离正常值的各结果进行分组，分析症状与参数的关系，确定诊断结果。

1. 视觉质量问卷调查　用眼状况通常通过问诊或问卷调查的形式来确定患者症状与用眼是否有关。通过问诊，确定视觉症状与用眼有关，则进行病例双眼视觉功能动态参数采集，进行综合分析；如果与用眼关系不大，则需要寻找另外的原因。

聚散异常的症状大致如下：

（1）眨眼频繁。

（2）阅读或近工作时不能持久，有视疲劳感。

（3）眼烧灼感和流泪。

（4）近工作久后头痛。

（5）注意力不集中，不能专注于阅读。

（6）间歇性复视。

（7）印刷字看起来在移动。

（8）对光敏感。

（9）从看近转换看远或从看远转换近看时出现模糊。

（10）过近的阅读和近工作距离。

（11）喜欢遮住或闭上一眼阅读。

（12）阅读时常找不到阅读的位置。

（13）阅读时跳行阅读缓慢。

（14）阅读理解力差或常伴有头痛。

根据 Schirman 的 CITT 临床研究，对于就诊的患者可以通过 CISS（convergence insufficiency symptom survey）（表 3-2-3）的问卷调查可明确患者的症状。

表 3-2-3 集合不足症状调查问卷（CISS）

姓名：			检查日期：_____/_____/_____		
1. 你近距离阅读或工作的时候感觉累吗？	从没有 never	偶尔 infrequency	有时 sometimes	经常 fairly often	总是 always
2. 你近距离阅读或工作的时候感到不舒服吗？					
3. 你近距离阅读或工作的时候头痛吗？					
4. 你近距离阅读或工作的时候犯困吗？					
5. 你近距离阅读或工作的时候会无法集中吗？					
6. 你记忆所读的东西有困难吗？					
7. 你近距离阅读或工作的时候会有双重视觉吗？					
8. 你近距离阅读或工作的时候会看到字移动，跳动，眩晕或浮动吗？					
9. 你觉得你阅读慢吗？					
10. 你近距离阅读或工作的时候眼睛受过伤吗？					
11. 你近距离阅读或工作的时候眼睛会觉得酸痛吗？					
12. 你近距离阅读或工作的时候会被周围的事物吸引，走神吗？					
13. 你近距离阅读或工作的时候会注意到字变模糊或有字进入或脱离视野吗？					
14. 你近距离阅读或工作的时候会忘记自己的位置吗？					
15. 当你阅读的时候会重复阅读同一行吗？					
	X0	X1	X2	X3	X4

根据发生的频率（never 从来没有；infrequently 偶尔；sometimes 有时；fairly often 经常；always 总是）在相应的空格内画√；在每一列的最后，根据项目数对应的分值，计算出最终的结果。儿童：分值≥16；成人：分值≥21 被认为视疲劳，与集合不足有较大的关联性，与用

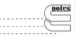

眼状况有密切关系。

2. 双眼视觉功能检查　双眼视觉功能检查,调节与聚散功能参数的获得,需要在综合验光仪上完成,对于新就诊的患者在综合验光仪检查前可进行遮盖法检查,集合近点(NPC)以及调节幅度和调节灵活度检查等入门初始检查(entrance test),以对患者的视觉质量有大体的评估。

双眼视觉功能检查要求患者远用屈光不正度完全矫正,获得 MPMVA(最佳矫正视力最大正镜度)作为双眼视觉检查的起点。然后通过 Worth4 点和立体视觉的检查,明确患者仍保留双眼视觉功能,属于双眼视觉功能低下而非异常完全丢失的患者,否则后续的检查无法进行,如患者若在 Worth 4 点检查时,发现只看到两个红点,说明戴绿片的左眼受抑制,患者丢失双眼视觉,无法进行后面眼位和聚散力的检查。关于眼位,聚散力以及调节功能的检查顺序,大体遵循自由位 - 抑制位 - 刺激位的顺序进行。双眼视觉功能检查流程,参见图 3-2-34。

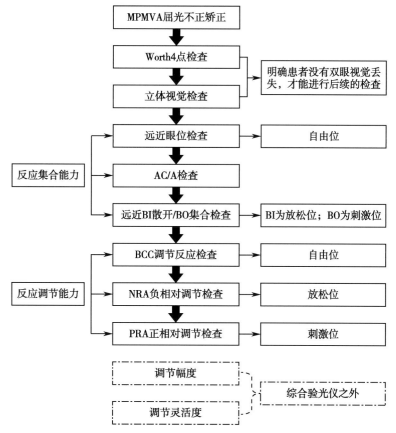

图 3-2-34　双眼视觉功能检查流程图

自由位是指患者日常用眼的状况,最能反映患者的真实用眼状态,不能有外来的任何干扰。所以在聚散能力检查时应先检查患者的眼位,后进行棱镜 BI/BO 的检查。调节能力中先进行 BCC 调节反应的检查,再进行相对调节(NRA/PRA)的检查。

放松位则指比较困难实现的用眼状况,如两眼的散开以及调节的放松活动。

刺激位则是指极容易受到刺激,产生较大作用的活动,如两眼的集合能力和调节的能力。

在整个流程中,尽量避免前一项检查对后一项检查产生较大的影响,由于调节带动集合的能力较大($4^{\triangle}$/D±$2^{\triangle}$/D),而集合改变调节的能力较小($12^{\triangle}$的集合改变才改变 1D 的调节),因此聚散功能的检查应该在调节功能之前,否则,调节对聚散产生较大影响,导致聚散参数不准确。

3. 综合分析法应用

(1)综合分析法分组:综合分析法将采集的数据按照是否评估同一功能进行归类,而不管这些参数是直接反映还是间接反映这一功能,例如 BO 棱镜结果直接反应正融像功能,

NRA 属于调节但间接反映了正融像功能。

综合分析法将调节与聚散双眼视觉异常分为 4 组：

1）反应正融像功能（PFV）组包括：① BO 棱镜测定结果；② NRA 负相对调节；③双眼调节灵活度检查的正片检查结果；④集合近点；⑤调节反应[MEM（动态检影）检测和融像交叉柱镜（BCC）]。

2）反应负融像功能（NFV）组包括：① BI 棱镜测定结果；② PRA 正相对调节；③双眼调节灵活度检查的负片检查结果；④调节反应[MEM（动态检影）检测和融像交叉柱镜（BCC）]。

3）反应调节功能（NFV）组包括：①单双眼调节幅度；②单双眼调节灵活度正负镜片检查结果；③调节反应[MEM（动态检影）检测和融像交叉柱镜（BCC）]；④正负相对调节（PRA/NRA）。

4）垂直融像分合能力（VFV）组考虑在垂直位上维持物像单一时，一眼的上转和下转能力，反应垂直位置上的融像范围。

（2）综合分析流程：根据检查结果，首先明确眼位是否存在远近隐斜及其性质，再根据上述分组对数据进行分析，如图 3-2-35。眼位表现可能有 4 种状态：①外隐斜；②内隐斜；③垂直（上）隐斜；④无隐斜。

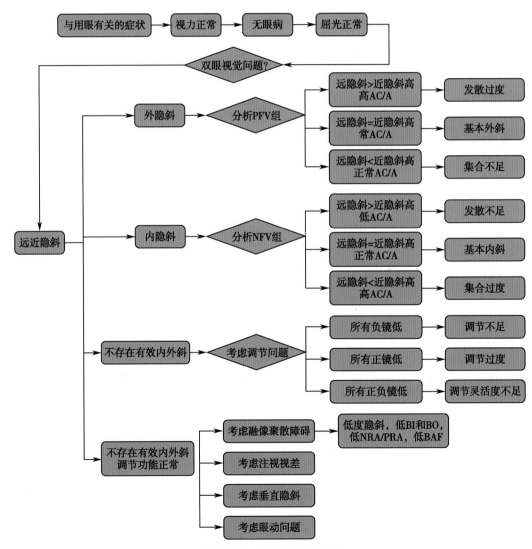

图 3-2-35　综合分析流程图

BAF: Binocular Accommodation Facility 双眼调节灵活度

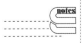

1）外隐斜（EXO）：外隐斜疲劳患者，由于双眼内收出现问题，会聚能力低下（BO测定结果）导致视觉症状出现，因此需要关注外隐斜患者的正融像功能组（PFV）的数据。由于患者有较大的外斜，需要正融像补偿，付出较大的内收肌张力，所以患者表现有视觉症状，因此与正融像（PFV）相关的所有这些数据均低。然后，比较远近隐斜量并评估AC/A。若远隐斜大于近隐斜且AC/C比高，则为散开过度；若远近隐斜相等且AC/C正常，则为基本外隐斜；若近隐斜大于远隐斜且AC/C低，则为集合不足。

外隐斜和间接数据调节之间的关系可以通过下面的例子说明：

例：遮盖法检查（近）：8△外隐斜；base-out（近）：4/6/2。

AC/A值：2.5/1；base-in（近）：X/8/6。

患者近距离视功能检查，有8△外隐斜，BO检查结果低于正常，患者正融像能力不足，在测定NRA时，需要加正镜，放松调节；根据AC/A，调节放松导致外隐斜更大，患者需要用正融像性集合控制外隐斜以获得双眼单视。所以加+1.00DS，EXO上升2.5△；患者（base-out：4/6/2；4>2.5）有足够BO双眼汇聚的正融像能力来代偿；当加-1.50D，EXO上升3.75△，患者仍有足够BO（4>3.75）；当加-2.00D；EXO上升5△，患者最大正融像性集合为4，无法代偿上升的内斜量，出现视物重影，表现为视觉模糊，达到NRA测定的结束点，因此NRA等涉及使用正镜片放松调节量的数据均表现为降低。

2）内隐斜（ESO）：内隐斜疲劳患者，由于双眼外展能力低下（BI测定结果）导致视觉症状出现，因此需要关注内隐斜患者的负融像聚散组（NFV）的数据，结果表现为低于正常值。然后，比较远近隐斜量并评估AC/A比。若AC/C比低而远隐斜大于近隐斜，则为散开不足；若AC/C正常而远近隐斜相等，则为单纯性外隐斜；若AC/C高而近隐斜大于远隐斜，则为集合过度。

内隐斜和间接数据调节之间的关系可以通过下面例子说明：

例：遮盖法检查（近）：8内隐斜；base-out（近）：X/20/12。

AC/A值：6/1；base-in（近）：X/8/6。

患者近距离视功能检查，有8△内隐斜，BI检查结果低于正常，患者负融像能力不足，在测定PRA时，需要加负镜，触发调节；根据AC/A，调节引起更大内隐斜，患者需要用负融像性能力控制内隐斜获双眼单视。加-1.00DS，内隐斜ESO上升6△；患者（base-in：X/8/6；8>6）有足够BI代偿；当加-1.25D，ESO上升7.5△，（8>6）患者仍有足够BI双眼外展的负融像能力来代偿；当加-1.50D；ESO上升9△，患者最大负融像性集合为8（8<9），无法代偿上升的内斜量，因此PRA等涉及使用负镜片触发调节增加量的数据均会低下。

需要注意：隐斜不是预测PRA、NRA或其他检查的关键因素！隐斜仅仅为聚散的需求量；PFV/NFV属于储备量，是预测PRA、NRA的关键。大的内外隐斜患者，如果PFV/NFV足够大，不会影响PRA与NRA的测定结果。但大多前来就诊的患者，通常由于内外隐斜太大，PFV/NFV不够代偿需求量，而出现视觉症状，因此也常会伴随PRA/NRA测定值的降低。

3）垂直（上）隐斜（vertical phoria）：检测分析垂直融像分合能力（vertical fusional vergence）组数据，包括上、下分合能力和垂直视差量，若偏离正常值，则为（右或左）上隐斜。

4）无隐斜：检测分析调节系统组的数据，包括单眼调节幅度、单眼调节灵活度、MEM检影法、融像交叉柱镜、NRA/PRA、双眼调节灵活度（AFB）和幅度。若刺激调节的检测数据低，则为调节不足；若放松调节的检测数据低，则为调节过度；若两者均低，则为调节灵活度低下；若刺激调节的检测再重复3~4次，或在整个检查结束后再重复时，测量值下降较大，则为调节持久不良；若数据均正常，则表明患者无明显隐斜又无明显的调节异常，则可怀疑患者为融像聚散功能障碍,此时患者的正负融像组数据均低下(BI 和 BO、双眼调节灵活度、NRA 和 PRA 均低)。若正负融像组数据正常,需要做进一步的检查和分析。

可进行:①注视视差数据检测分析(见第三部分情景一任务4 注视视差的测定),若异常则为注视视差过大;②若怀疑潜伏性远视、旋转垂直肌隐斜或不等像,则作散瞳睫状肌麻痹验光、旋转隐斜检测或不等像检测以确定之;③检测分析眼运动组数据,包括注视状况、扫视运动、跟随运动、发育眼运动检测(DEM)眼运动记录等,以确定眼运动障碍。若所有检测值均为正常,则患者症状的真实性值得怀疑。(此部分内容不属于本章重点)

(二)各种聚散异常的临床症状与体征

1. 集合不足(convergence insufficiency,CI) 集合不足是最常见的聚散功能障碍类型,也是肌性视疲劳最常见的原因,人群中发生率为 3%~5%,典型症状表现为阅读或近距离工作后,头疼和眼部不适,注意力不能集中等视疲劳症状。集合不足严重的患者甚至会出现间歇的复视。

(1)症状:可参见表 3-2-3CISS 的内容,主要表现为:

1)近距离阅读需求与实际用眼能力之间不协调。

2)视近物时有重影、复视感、模糊、聚焦困难,字体发生流动、跳动。

3)眼部有牵拉、紧张感、眼球酸胀、眼周围痛。

4)无法集中注意力,希望尽量避免近距离阅读。

但需要通过调节功能的测定来鉴别是调节不足导致的假性集合不足,还是聚散功能下降引起的集合功能不足。

(2)视功能检查表现

1)患者眼位表现为:视远正位,视近外隐斜,或视远外隐斜,视近更高度外隐斜。

2)AC/A 值低(AC/A 正常值为 $3^{\triangle}/D \sim 5^{\triangle}/D$)。

3)由于集合能力不足导致集合近点(NPC)远移(大于 10~12cm)。

4)所有 PFV 组检查(BO 棱镜测定)结果都低下,包括正相对性集合(PRC)减弱(不符合 Sheard 准则,或正相对集合模糊点 $\leq 15^{\triangle}$);聚散灵敏度减弱,使用底朝外(BO)的棱镜时更明显。

5)NRA 减弱:测定 NRA 时,需要增加正镜片以降低调节,导致调节性集合放松,集合需求减少,患者双眼视线将不能对准注视物体,产生复视现象,随即促发融像反射,需动用正融像集合代偿放松的调节性集合,再次维持双眼单视。由于此类患者本身正融像集合力不足,不可能代偿较大的调节性集合放松量,因此要维持双眼单视,就不可能放松更多的调节,所以 NRA 的量减弱或是集合不足的患者试图通过动用调节减小近距离的外隐斜量,从而使正融像储备满足 Sheard 的准则达到外隐斜量的 2 倍,导致产生过度调节,使调节不能放松,NRA 值减小。

6)BCC(调节反应)测定结果显示调节滞后减少,小于 +0.250D(由于集合不足将无法维持双眼单视,故患者通过动用过度调节,带动集合,使调节动用加大,调节滞后量减少或可变成调节超前)。

7)双眼调节灵敏度下降:双眼检查时,NRA 降低,调节不能放松致使 +2.00D 镜片完成困难。

8)调节其他测量结果可正常。

集合不足的患者,对调节力的影响为调节过度,任何使调节放松的参数均表现出低下。而对有些患者,检查结果可能显示出异常,但患者主诉并没有视疲劳的症状,仔细询问,发现这些患者通常避免近距离工作,而不表现症状。

(3)数据分析:

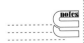

表 3-2-4　集合不足相关测试结果

	Phoria	BI	BO	NRA	PRA
远距离	1exo	x/12/4	12/18/8		
40cm	12exo	24/28/16	6/10/2	+1.75D	−6.00D
40cm+1.00D	13exo				
AMP=9.8D					

根据检查结果（表 3-2-4）我们可以分析：远距隐斜 1exo 在 Morgan 正常值范围内，近距隐斜 12exo 为高度外隐斜，远大于 Morgan 正常值，可以初步将其定为集合不足病例。同时可以注意到近距离 PFV 组的检查值 PRC 低（6△）且 NRA（+1.75DS）小于正常值+2.50DS。AC/A 比率低：梯度性 AC/A=[(−12)−(−13)]/+1.00D=1△/D。由此可确定这是集合不足。

2. 集合过度（convergence excess，CE）　集合过度属于 AC/A 高型的聚散障碍，稍动用调节即可动用较大的集合，故可在近距离注视物体时，出现较注视远距离时较大的内隐斜，患者为维持眼位的正位，需要付出较大的外直肌张力参与融合，所以患者可出现视疲劳。

（1）症状：短时间阅读后出现眼部不适和头疼、视力模糊，眼紧张感、疲劳感、牵拉感；晚上额部疼痛；聚焦过度的感觉，有时甚至出现复视；因此患者希望尽可能避免近距离工作，为避免疲劳和复视的产生，患者常喜欢闭眼或阅读时喜欢将书本放在很近的地方。

（2）视功能检查表现

1）视近时内隐斜远大于视远的眼位：表现为视远正位，视近高度内隐斜或视远内隐斜，视近更高度内隐斜。

2）高 AC/A 值。

3）集合近点（NPC）变近，接近鼻尖。

4）所有 NFV 组检查（BI 棱镜测定）结果都低下，包括负相对性集合（NRC）减弱（不满足 Sheard 总则，达不到内隐斜量的 2 倍）；近处集散灵敏度减弱，使用底朝内（BI）的棱镜时明显。

5）PRA 减弱（测定 PRA 时，需要增加负镜片以增加调节，导致调节性集合增加，集合需求增加，患者双眼视线将不能对准注视物体，将产生复视现象，随即促发融像反射，需动用负融像集合代偿增加的调节性集合，再次维持双眼单视。由于集合过度患者本身负相对集合不足，不可能代偿增加较大的调节性集合，因此要维持双眼单视，就不可能增加更多的调节，所以 PRA 的量减弱或是集合过度的患者试图通过放松调节来减小视近的内隐斜量，从而使负融像集合储备满足 Sheard 准则达到内隐斜量的 2 倍，导致调节放松，使调节刺激不能，PRA 值减小）。

6）双眼调节灵敏度减小：由于双眼检查，PRA 值小，调节松弛，刺激不能，因此−2.00D 镜片完成困难；但单眼调节灵敏度尚可完成。

7）BCC：>+0.75D（由于集合过度患者通过放松调节来放松集合使调节动用减小，调节滞后量增加）。

对集合过度的患者，对调节力的影响为调节滞后加大。任何使调节促发的参数均表现出低下。

（3）数据分析：

表 3-2-5 为集合过度的例子，根据检查结果我们可以分析：远距隐斜正常，近距隐斜为内隐斜，这些内隐斜、高 AC/A 比率和 NRC 减小（6△），PRA 减小（−1.00D）均提示为集合过度。

表 3-2-5　集合过度相关测试结果

	phoria	BI	BO	NRA	PRA
远距离	1exo	x/12/6	22/28/16		
40cm	12eso	6/14/8	32/38/24	+2.50D	−1.00D
40cm+1.00D	1eso				

调节幅度=9.00D；PD=66mm

3. 散开不足（divergence insufficiency，DI）　散开不足的患者由于外展能力低下，通常表现在视远距离物体时出现症状。

（1）症状：远距离复像，头疼和眼部不适，视远重影、模糊、头痛，驾驶障碍等。

（2）视功能检查

1）由于散开能力不足，视远时，视线不

能外展到位准确对准注视物致使远距表现内隐斜，而近距离眼位则在正常范围；视远时内隐斜可大于视近 $8^{\triangle}\sim10^{\triangle}$。

2）调节刺激可以带动集合，调节放松也可以降低集合，散开不足的患者由于从近距观察远距物体时放松的调节正常，但放松的集合量小，方表现为视远内隐斜，说明 AC/A 低。

3）内隐斜患者，考虑 NFV 组的数值：远距负相对性集合（NRC）减弱，不能代偿内隐斜量，导致视远出现症状；远距集散灵敏度减弱：使用 BI 时明显。

4）PRA 减弱或正常：散开不足主要表现在视远出现问题，而 PRA 为近距离调节刺激能力测试，可以不受远距离影响，但由于视觉功能的相关性，导致 PRA 有时表现出低下。

（3）数据分析：表 3-2-6 散开不足病例分析：患者远距隐斜为高度内隐斜（9eso），近距眼位在正常范围。梯度性 AC/A 比率为 $1^{\triangle}$/D，AC/A 值较低；远距离 NFV 组数值较低。

表 3-2-6　散开不足相关测试结果

	Phoria	BI	BO	NRA	PRA
远距离	9eso	x/5/3	26/32/24		
40cm	2exo	15/20/12	16/24/13	+2.50D	−5.00D
40cm+1.00D	3exo				

AMP=7.5D

4. 散开过度（divergence excess，DE）　散开过度的患者同散开不足一样，通常视觉症状表现在观察远距离物体时出现，两者症状有相似之处：

（1）症状：远距复视、视疲劳、广场恐惧症，不喜欢参加群体活动。

（2）视功能检查

1）视远高度外隐斜，视近隐斜在正常范围，视远时外隐斜度数甚至大于视近 $10\sim15^{\triangle}$。

2）调节放松可以降低集合，散开过度的患者由于从近距观察远距物体时放松的调节正常，但放松的集合过大，表现为视远大外隐斜，说明 AC/A 高。

3）远距正相对性集合（PRC）减弱：远距大的外隐斜，说明正融像性集合储备不足，不能代偿大外隐斜，患者视远出现问题；但近正相对性集合（PRC）基本正常。

4）远距集散灵敏度减弱，使用 BO 最明显。

5）近距离 NRA 可不受影响。

（3）数据分析：表 3-2-7 散开过度病例分析：远距隐斜为高度外隐斜，近距隐斜在正常范围；远距离 PFV 组数值较低：PRC（$10^{\triangle}$）相对于隐斜量（9exo）偏小不符合准则；40cm 处

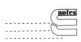

符合准则；梯度性 AC/A 比率为 8$^{\triangle}$/D 比率高，近距 PRC/NRC 不受影响；NRA/PRA 亦在正常范围之内。

表 3-2-7　散开过度相关测试结果

	phoria	BI	BO	NRA	PRA
远距离	9exo	x/20/12	10/16/6		
40cm	2exo	18/24/12	14/22/9	+2.50D	−5.00D
40cm+1.00D	10exo	26/30/18	6/14/2		
AMP=8.25D					

5. 基本外隐斜（basic exophoria）　基本外隐斜以成人、青少年和近视眼患者多见。

（1）症状：有与近距工作有关的眼部紧张或头疼，长期抱怨视疲劳、视远视近模糊、复视、视力模糊。

（2）视功能检查

1）远距离和近距离外隐斜值大致相等，且均大于正常范围的外隐斜。

2）AC/A：在正常范围内。

3）远近距正相对性集合（PRC）均减弱。

4）加正镜至模糊（NRA）的测量结果较低。

5）NPC 变远。

6）远近集散灵敏度均减弱，使用 BO 时明显。

7）双眼调节灵敏度：+2.00D 镜片通过困难。

8）BCC 结果：<+0.25D。

9）NRA 减小，凡是调节放松的测定项均减小。

（3）数据分析：表 3-2-8 基本外隐斜病例分析：其远距和近距外隐斜比正常范围大（Morgan 正常范围值）。梯度性 ACA 比率为 4$^{\triangle}$/D，处于正常值范围。远近距 PFV 组数值均低下：PRC 均不满足隐斜量的 2 倍，未符合 Sheard 准则，NRA 降低，这些测量结果都表明该病例为基本型外隐斜。

表 3-2-8　基本外隐斜相关测试结果

	Phoria	BI	BO	NRA	PRA
远距离	7exo	x/14/9	8/18/4		
40cm	10exo	20/28/14	6/20/2	+1.25D	−5.00D
40cm+1.00D	14exo				

6. 基本型内隐斜（basic esophoria）　近点视疲劳为基本型内隐斜最常见的症状，症状类似单纯外隐斜、集合过度不足。

（1）症状：远距或近距偶尔视力模糊或复像。阅读时间久后，出现头痛、眼胀等症状。

（2）视功能检查

1）远距离和近距离均内隐斜，且远近距内隐斜眼位基本相等。

2）AC/A：大致在正常范围内。

3）远近负相对集合（NRC）范围结果较低。

4）加负镜至模糊（PRA）的测量结果较低。

5）远近集散度减弱，使用 BI 时明显。

6）双眼调节灵敏度：-2.00D 镜片完成困难，调节促发困难。

7）BCC 结果：>+0.75D；提示内隐斜患者为维持正位，通过放松调节来实现，因此调节反应表现为大的滞后。

（3）数据分析：表 3-2-9 基本型内隐斜病例分析：远距和近距分离性内隐斜大致相等。梯度性 ACA 比率为 6△/D，远近距 NFV 组数值较低：BI 结果和 PRA 比正常值稍低，远近距 NRC 均不满足隐斜量的 2 倍，也不符合 Sheard 准则和 1∶1 准则和 Percival 准则，这些测量结果指明该病例为基本型内隐斜。

表 3-2-9 基本型内隐斜相关测试结果

	phoria	BI	BO	NRA	PRA
远距离	7eso	X/5/2	22/34/17		
40cm	8eso	8/14/4	28/38/17	+2.50D	-1.50D
40cm+1.00D	2eso				

调节幅度=9.50D

7. 融像性聚散障碍（fusional vergence dysfunction） 融像性聚散障碍常见于青少年、成年人、屈光不正长期未矫正者，可能继发于感觉融像障碍如屈光不正未矫正、不等像、抑制或继发于未矫正垂直偏斜等。

（1）症状

1）阅读或近距离工作出现视疲劳症状。视疲劳或头痛。

2）间歇性视觉模糊。

3）近距离工作后有不舒适感，症状随时间加重，晚上更明显。

4）眼睛干涩或流泪。

5）长时间近距离工作后，阅读理解力下降，注意力无法集中，希望避免长时间近距离工作。

6）阅读速度减慢，昏昏欲睡。

（2）视功能检查

1）远距离和近距离眼位在正常范围内，无显著的隐斜。

2）AC/A 比值正常。

3）远近距离 PFV 组合 NFV 组数据都低下：BI 和 BO 正负相对性集合（PRC、NRC）均减弱低于正常；NRA/PRA 均减弱；集散灵敏度 BI、BO 均减弱。

4）单眼调节灵敏度可正常；双眼调节灵敏度下降，±2.00D 镜片均感到困难。

5）调节幅度和调节滞后正常。

（3）数据分析：表 3-2-10 融像性聚散降低病例分析：远距和近距分离性隐斜均正常，梯度性 AC/A 比率为 4△/D。PFV 以及 NFV、负相对调节（NRA）和正相对调节（PRA）均低。

表 3-2-10 低相关测试结果

	Phoria	BI	BO	NRA	PRA
远距离	1eso	X/4/2	6/12/4		
40CM	2exo	7/12/4	8/14/3	+1.25D	-1.25D
40CM+1.00D	6exo				

AMP=8.75，NPC=7cm，PD=64mm

各类聚散异常的视功能检查结果参见表 3-2-11

表 3-2-11 聚散异常视功能检查结果对比表

病例类型	遮盖实验	AC/A	集合近点	聚散幅度	聚散灵活度	立体视觉	调节幅度	双眼调节灵活度	单眼调节灵活度	正负相对调节（NRA/PRA）	调节反应MEM
集合不足	近距离大外斜	底	后退	低 BO	低 BO	正常	正常	通不过 + 片	正常	低 NRA	低
集合过度	近距离大内斜	高	正常	低 BI	低 BI	正常	正常	通不过 - 片	正常	低 PRA	高
融像功能障碍	低度内斜或低外斜	正常	正常	低 BO and BI	低 BO and BI	正常	正常	+/- 片均通不过	正常	低 NRA 低 PRA	正常
散开不足	远距离大内斜	低	正常	远距离低 BI	低 BI at D	正常	正常	正常	正常	正常	正常
散开过度	远距离大外斜	高	正常	远距离低 BO	远距离低 BO	正常	正常	正常	正常	正常	正常
基本外斜	远近距外斜基本相等	正常	正常	远近距离低 BO	远近距离低 BO	正常	正常	通不过 + 片	正常	低 NRA	低
基本内斜	远近距内斜基本相等	正常	正常	远近距离低 BI	远近距离低 BI	正常	正常	通不过 - 片	正常	低 PRA	高

BO: Base-Out 底向外; BI: Base-In 底向内;

NRA: Negtive Relative Accommodation 负相对调节

PRA: Positive Relative Accommodation 正相对调节

三、聚散功能异常的处理方法

对于聚散功能异常我们通常采用的方法基本有三种：球镜的改变；棱镜处方；视觉训练。治疗的主要目的是缓解视疲劳症状，增进双眼视觉功能，具体采用的方法要结合患者的年龄，并根据调节和聚散功能检测眼动参数来确定诊疗方案。但在对聚散功能异常进行处理之前，屈光不正的光学矫正是首要考虑的第一步。不仅处理双眼视觉问题需要处方，而且未矫正的屈光不正往往也是导致患者调节疲劳的原因，双眼视觉异常患者即使有比较低度的远视和散光或屈光参差也会导致不适，使视疲劳症状加重。矫正了这些低度的远视、散光和屈光参差，有时能明显改善症状，Dwyer 和 Wick 曾报告 134 名聚散异常或是调节异常或是两者均异常的屈光不正患者，在屈光矫正 1 个月余后，症状有明显减轻，双眼视觉功能得到提高。因此准确的屈光矫正是成功解决双眼视觉异常的前提条件。通常戴镜 4 周后进行复查，有时矫正后问题就解决了；如果问题仍然存在，考虑其他的方法。

（一）球镜的改变

在准确验光的基础上对球镜进行适量的调整，其目的在于改变调节或双眼视觉系统的需求，希望借助于球镜的增减来改变调节，从而改变调节性集合，产生眼位的变化，从而缓解患者的症状，例如，如果患者的外隐斜度数较大，我们可以通过在眼前附加一定的负球

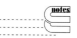

镜,这可以表现为原有负度数的增加或正度数的减少,使患者产生调节,带动调节性集合,矫正一部分外隐斜,相反,增加正度数或减少负度数则适合于内隐斜,因此球镜附加考虑的最主要参数是 AC/A 值,因为只有在 AC/A 值较高时,我们才可以用比较小的度数的球镜附加来改变较大的隐斜度数,即牺牲一点点视力达到双眼舒适协调的作用,但是如果 AC/A 值较小,那么大度数的球镜变化,造成视力的严重下降,而带来的眼位变化却非常小,结果得不偿失。当 AC/A 值处于正常范围之内时,球镜附加是否有价值则需要考虑其他参数。要理解正负球镜的附加对于所有检查结果的影响,临床上提示使用附加球镜的重要参数见表 3-2-12 和表 3-2-13。

表 3-2-12　提示选择附加正球镜的参数

参数	使用附加正球镜	不宜使用附加正球镜
AC/A 值	高	低
屈光不正	远视	近视
近隐斜	内隐斜	外隐斜
NRA/PRA	低 PRA	低 NRA
近距离 BO	正常至高	低
动态检影 MEM	高	低
调节幅度	低	高
调节灵活度	负镜通不过	正镜通不过

正球镜附加对视功能检查结果影响见表 3-2-14:假定:AC/A 值＝8/1,＋1.00DS 附加

表 3-2-13　＋1.00DS 球镜附加对视功能结果的影响

检查项目	＋1.00DS 期待的变化
近隐斜	增加 8pd 外隐斜
NRA	降低 1.00D
PRA	增加 1.00D
BO(近距离)	下降 8pd
BI(近距离)	上升 8pd
MEM 动态检影	正镜下降
调节广度	上升 1.00D
调节灵活度检查	－2.00 表现好

表 3-2-14　提示附加负球镜的参数

参数	使用附加负球镜	不宜使用附加负球镜
AC/A 值	高	低
CA/C	高	低
隐斜	外隐斜	内隐斜
近距离 BI	正常至高	低
调节幅度	正常	低
调节灵活度	正镜通不过	负镜通不过

负球镜附加对视功能检查结果影响见表 3-2-15：假定：AC/A 值＝8/1，－1.00DS 附加

表 3-2-15 －1.00DS 球镜附加对视功能结果的影响

检查项目	－1.00DS 期待的变化
近隐斜	增加 8pd 内隐斜
NRA	增加 1.00D
PRA	降低 1.00D
BO（近距离）	上升 8pd
BI（近距离）	下降 8pd
MEM 视网膜检影	正镜上升
调节广度	下降 1.00D
AF 检查	＋2.00 表现好

使用正球镜效果较好的典型例子就是集合过度，患者视远时无明显的隐斜，但在视近时表现出中到高度的内隐斜，散开即负融像性集合的测量值相对于较大的内隐斜来说较低或不足，AC/A 值通常较高，因此我们可以在患者近距离阅读时附加小度数正球镜，减低大度数的视近内隐斜，极大地缓解患者的症状。例如：患者视近的隐斜为 $12^{\triangle}$ eso，BI：3/6/2，AC/A＝10，此时如果给患者附加＋1.00DS 的阅读附加，近距离的内隐斜将基本消失，BI 范围会增大，当然我们具体的附加度数会按照相关准则确定。临床上经常使用阅读正附加的双眼视觉异常的病例类型有：集合过度，基本内隐斜，调节不足，调节不持久。

与上述相反的例子就是集合不足，患者通常表现为远距离无明显隐斜，在近距离有较高的外隐斜，AC/A 值通常较低，通过负镜调整眼位，将需要较大的负透镜，影响视觉，因此AC/A 较低的 CI，负透镜不是首选的方法。而散开过度的患者通常表现为近距离无明显隐斜，在远距离有较高的外隐斜由于 AC/A 值较高，对于这类患者若采用附加负球镜，效果较好。另外一类可以附加负球镜的双眼视觉异常就是 AC/A 值正常或较高的基本外斜病例。因此，适合加负镜的聚散异常类型为基本外斜和散开过度两类。负镜附加通过刺激调节，产生调节性集合以减少大的外隐斜量眼位偏斜量促进舒适融合。对于间歇性外斜视患者为减少眼位偏斜的频率也可以使用附加负镜。在这些情况下，大多数病例可以使用－1.25DS作为常规默认量。对于一些恒定性外斜视的患者，－6～－7DS 的负球镜附加在临床中有时也可用到。当然在实际操作中，视光师要找到能建立融合的最小负镜附加量，然后随着视觉训练的进程，患者融像能力的提高，负球镜附加度数可逐步减少。正负球镜附加适宜的病例类型见表 3-2-16。

表 3-2-16 正负球镜附加适宜的病例类型

正球镜附加	负球镜附加
集合过度	高度外隐斜
基本内隐斜	散开过度
调节不足	
调节不持久	

（二）棱镜的添加

棱镜的使用有两个作用，第一是缓解症状；第二是进行视觉训练。

1. 缓解棱镜

（1）水平缓解棱镜：由于缓解棱镜不改变眼位的偏斜状态，而是通过改变光线的偏离方向，使要观察的物体偏离到斜眼的自由位上，如图 3-2-36 所示外隐斜患者使用 BI 基底向内

的棱镜,这样无需再通过融像功能实现双眼单视,内直肌无需动用较大的肌张力来维持正位视,患者的视疲劳症状大大减小,因此外斜视患者用 BI 的棱镜缓解症状,内斜视患者用 BO 棱镜缓解症状。但是这样的弊端是:不再动用融像功能维持眼位的正位,使原本还能处于"正位"的隐斜,变成显斜视,形成棱镜适应现象(有使隐斜量进一步加大的报道)可使所配棱镜越来越大。缓解棱镜的作用仅仅是治标不治本。但对于一些无法用其他方法获得较好效果的患者还是要通过棱镜的全时配戴解决问题。

对于水平隐斜比较大或者是间歇性斜视的患者,使用棱镜可以减少融像性集合的需求,缓解症状。常可使用棱镜的患者多为远距离内隐斜伴低或正常 AC/A 值或者是高张力聚散的患者,散开不足的患者最典型。垂直的隐斜,也是使用棱镜较好的适应证。附加棱镜的量可以通过三个准则(Sheard 准则;1:1 准则;Percival 准则)来求得。虽然在准则中,棱镜量的获得放在了第一步,但并不意味着棱镜作为首选。

棱镜量的确定可通过多种方法来求的,如通过:①相联性隐斜或注视视差曲线的对称中心;②前面介绍的三个法则来确定棱镜处方;③测定隐斜量。但要注意:不论是球镜附加,还是棱镜的使用,根据公式算出的结果往往不能直接作为应用处方,只能作为试镜的起点值,最终的结果一定要通过试镜是否舒适来进行调整。

(2)垂直缓解棱镜:调节性集合不影响垂直隐斜,当垂直隐斜量较大时,球性镜片附加对于于原发性垂直平衡失调治疗不起作用。最适合的处理方法为垂直棱镜的应用,棱镜量虽然很小,但是非常有用,棱镜量的大小需要测定垂直位向上的融像幅度和向下的融像幅度;Borish 建议使用以下公式:

$$矫正棱镜 P = (BD 至破裂 - BU 至破裂)/2$$

如果矫正棱镜值为正的,说明需要棱镜基底向下 BD:如果为负,则需要棱镜基底向上 BU 棱镜。

2.训练棱镜 训练棱镜的目的主要是扩大患者的融像范围。外隐斜患者,本身由于正融像集合功能低下,大脑对内直肌支配功能不足,表现为视疲劳,在 BO 训练棱镜的作用下,患者视线要从隐斜位转到注视目标,将需要更大的肌力作用,通过慢慢锻炼,逐渐增强大脑对内直肌的支配能力,扩大正融像集合的范围,达到"治本"的目的。由图 3-2-37 可知,训练棱镜的基底与缓解棱镜的基底刚好相反:内隐斜用 BI 的棱镜训练;外隐斜用 BO 的棱镜加以训练。训练棱镜不能全时配戴,只有在训练时配戴,若全时配戴,等于雪上加霜,视疲劳症状将更加严重,甚至到无法忍受的地步。

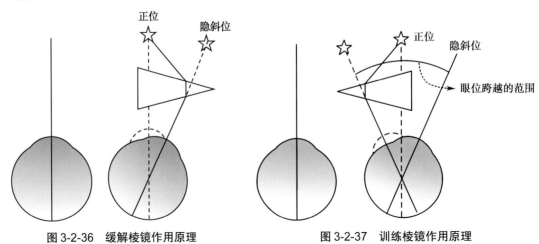

图 3-2-36 缓解棱镜作用原理　　　　图 3-2-37 训练棱镜作用原理

(三)视觉训练

视觉训练(vision therapy)是指一系列被设计用来提高视觉系统功能和效能的活动。

视觉训练的目的主要是增加融像集合的幅度和灵活度以及调节的幅度和灵活度，加强患者的融像功能达到"治本"的目的，从而消除抑制、增加立体视觉，改善患者模糊、视疲劳、复视、视觉不舒适症状。增加调节幅度和灵活度。

　　集合训练对于聚散障碍的患者来说很重要，特别是对于融像性集合范围较低，集合灵敏度和耐受力较差的患者尤为重要。如果患者没有适当的集合范围，会产生双眼视觉异常症状。所有的调节和集合范围，包括灵敏度和耐力，都可以通过视觉训练来扩大。训练目标是希望患者能建立有整个融像范围 2/3 的集合，1/3 的散开能力，有清楚、舒适的双眼单视区域，无视疲劳。在训练过程完成之后 5～6 周要复诊，而且要进行睫状肌放松，因为在训练过程中有可能会造成睫状肌 - 调节失调，复诊时除进行详细双眼协调功能检查外，重要的是要鼓励患者训练，并有效地指导训练。同时要切记当患者症状消失，各项数据达到正常范围后，不要立即停止训练，要遵循循序渐进的原则，逐渐减少训练量和训练频率，逐渐停止。

　　根据 Grisham 的报告，CI 视觉训练的成功率达 90%；Birnbaum 报告 CI 成人成功率达 65%；Gallaway，Scheiman 文献报告 CE 集合过度视觉训练的患者有 84% 成功率。对于不同的双眼视觉异常患者，建议使用的处理方式见表 3-2-17。

表 3-2-17　不同双眼视觉异常病例建议使用的处理方式

病理类型		首选的处理方式	次要的处理方式
低 AC/A	集合不足	视觉训练	BI 棱镜
	散开不足	BO 棱镜	视觉训练
高 AC/A	集合过度	视远附加正球镜	视觉训练
	散开过度	视觉训练	视远附加负球镜
正常 AC/A	基本内隐斜	BO 棱镜	视觉训练 + 正球镜附加
	基本外隐斜	视觉训练	附加负球镜；BI 棱镜
	融像聚散障碍	视觉训练	
	垂直隐斜	棱镜	视觉训练

　　在视觉训练的活动中，通常从较为容易的活动开始，并随技能的进展逐渐增加难度。这是我们学习活动的自然状态。每一项新技能的习得都将会是下一项新技能的基础，而且要让患者的起步活动恰好具有挑战性。患者容易完成的任务活动可以让患者感知到视觉训练中的反馈线索，建立自信，保证患者无论成人还是儿童对活动的兴趣和热情。但也不能太具有难度，否则有极大的挫败感。将每项任务中有 80%～90% 的时机获得成功的训练活动作为任务的开始。要让顾客意识到自己双眼视觉功能不足，清楚进行视觉训练的目的，通过视觉训练任务能感受视觉系统发生的改变，让顾客意识到这是自己的眼睛发生了改变，而不是训练仪器的帮助。视觉训练中，我们所做的改变实际上是大脑所做的改变，训练大脑对眼睛运动控制的正确性和精准度，理解这一点在视觉训练中相当重要。因此，训练前视光师要与患者做好充分良好沟通。最终训练的目的就是：随着每项技能的提高，各项参数指标达到正常范围，且临床症状消失。

　　1. 视觉训练的基本原理　要增加融像聚散的幅度，视觉训练必须要满足下列条件之一：①在注视平面维持调节，改变集合需求；②在注视平面维持集合，改变调节需求。最常用的方法：在注视平面通过维持视标清晰来维持调节需求不变（称调节平面），通过改变集合平面位置来改变聚散融像需求，从而训练患者的融像聚散能力，如图 3-2-38A 所示，集合平面与调节平面的距离代表融像需求的大小，两者之间的距离减小，则融像需求减少；调节平面和集合平面之间的分离越大，融像需求越大。

训练融像集合时,集合平面远离调节调节平面趋向于患者的方向;训练融像散开能力时,集合平面越过调节平面向更远的方向移动。

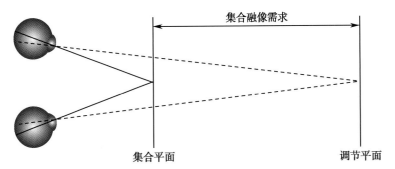

图 3-2-38A 调节平面和集合平面之间的距离,代表融像集合需求的大小

此时患者注视某一距离处视标并维持视标清晰,调节维持不变,当眼前随着 BO 棱镜的增加,为维持物像的单一,患者必须改变集合。由于调节不变,因此调节性集合没有参与,唯一能产生集合的方式就只有去使用正融像集合(PFV)来维持单一物像,否则患者会有复视现象。这种通过控制调节迫使融像性集合动用是许多双眼视觉训练技术的基础原理。

当然也可以维持集合平面不变,单独改变调节平面,同样可以改变融像聚散需求。通常让患者在某一距离处维持视标的单一,通过眼前分别增加正负球镜来改变调节平面的位置。任何能够引起调节平面和集合平面分离的技术均可以增加融像聚散的需求。相反,如果让两个平面相互靠近,则融像聚散需求会减少,训练任务容易完成。这在训练任务中要降低训练难度或是增加任务难度时常用到这一原理。

要改变调节平面和集合平面两者关系的方法有两种:①球镜的使用改变调节平面;②棱镜的使用改变集合平面。以图 3-2-38B 为例说明负球镜对融像需求的影响。训练任务要患者产生 16BO 的聚散需求,患者在这一水平上实现融合可能出现困难,此时要降低融像难度,需要减小两个平面之间的距离,将调节平面向集合平面靠近,由于负镜片刺激调节,使调节平面近移,因此负镜片降低了融像需求,使训练任务较容易完成。若要通过棱镜改变集合平面的位置,使其靠近调节平面,则需要将集合平面远离患者,因此需要使用基底向内 BI 的棱镜,来降低训练任务的难度,如图 3-2-38C。

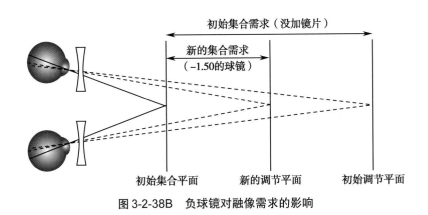

图 3-2-38B 负球镜对融像需求的影响

如果在训练中,感觉 16BO 的融像需求对于患者太容易做到,则需要增加正镜片,放松调节,调节平面远移,增加两平面之间的距离,增加融像需求,提高任务难度,如图 3-2-38D 所示;若要通过棱镜来提高任务难度,则需要将集合平面远离调节平面,需要通过基底向外的棱镜实现,如图 3-2-38E 所示。

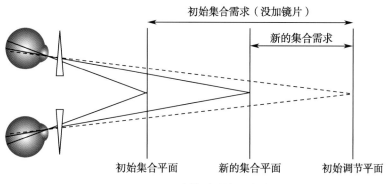

图 3-2-38C　BI 棱镜对融像需求的影响

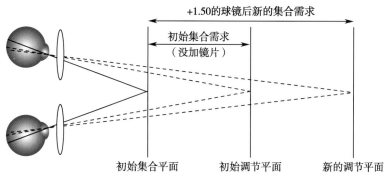

图 3-2-38D　正球镜对融像需求的影响

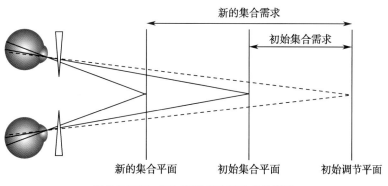

图 3-2-38E　BO 棱镜对融像需求的影响

2. 视觉训练的原则

（1）首先矫正屈光不正。

（2）在进行融像聚散训练之前要考虑是否存在弱视或抑制；需要做脱抑制治疗。

（3）一般首先训练较难的方向（如集合不足者先训练集合再训练散开；对于集合过度的患者，则需要先进行散开的训练）；但有时为了增加训练的成功率，建立患者的信心，尤其在最初的 1～2 次训练中，也可以从容易完成的方向开始。

（4）训练视标从带有立体视觉需求的周边视标开始，逐渐过渡到中心视标。

（5）不管最初的诊断类型是什么，最终训练要包括 PFV 与 NFV 两个方向，调节既要训练触发也要训练放松。例如集合不足不能只训练正融像 PFV 方向，后期也要加入负融像 NFV 的训练，以防止没训练方向上的功能丧失。

（6）训练首先要强调幅度训练，然后再关注灵活性和速度。通过平滑性集合训练和阶梯性集合训练都可以提高集合幅度，但是第一种方式训练张力性集合训练，后一种为快相集合训练,不仅可以提高幅度,也可以改善灵活度,提高速度。但在训练的开始阶段最好选择平滑性集合训练的方法,可以使患者较为容易地完成任务。一旦患者建立了初始的融像聚散技能,则可将训练重点放在阶梯性集合训练程序上。

(7)在训练调节技能时,一定要同时关注两眼的水平,使左右两眼的调节幅度和灵活度相等。

一般训练周期为 12 周,3 个阶段。

3. 视觉训练反馈　为了训练有效,需要让顾客意识到下列反馈线索:

(1)复视(diplopia):复视是最有力的反馈线索。当双眼视线不一致时。可出现复视。

(2)模糊(blur):模糊代表着调节的不准确,可能出现焦点过前或过后。

(3)抑制:几乎所有视觉训练设备都有抑制线索,例如一眼能看到 R。另一眼能看到 L。当双眼一起看,只看到其中一个字母时,表明有抑制存在。

(4)色彩光泽闪辉感(luster):红/绿颜色融像后的感觉,如果仅看到红色或是绿色,存在抑制。

(5)运动知觉(kinesthetic awareness):患者要感受到调节和集合产生时的眼部感觉。感知到调节触发和调节放松的区别;感知到集合和散开的眼部感觉差异。在训练中,要询问患者的眼部感受。能有较好的运动感知的患者,训练进展会很迅速有效。

(6)近小远大(small in large out, SILO):对提高视觉训练的效率非常重要。如图 3-2-39 中 A 所示,两眼内收(in),两眼各自观看不同颜色的视标,起到双眼分视的作用,但是在两眼物像往外界投射的时候,相交于黑环所在的部位,近移了,而且投射光束的口径较小,形成近小的感觉。

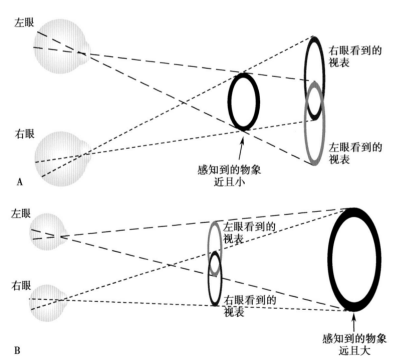

图 3-2-39　近小远大(SILO)示意图
A. 近小 small in(SI)图例;B. 远大 large out(LO)图例

图 3-2-39 中 B 所示,两眼外展(out),两眼各自观看不同颜色的视标,起到双眼分视的作用,但是在两眼物像往外界投射的时候,相交于黑环所在的部位,近远了,而且投射光束的口径较大,形成远大的感觉。

（7）漂浮感（float）：实际上属于 SILO 现象的一部分，聚散训练中，随着集合或是散开需求的改变，双眼感受到的视标出现浮起靠近的感觉或是凹陷远离的感觉。集合时，视标浮起近移，散开时，视标凹陷远离。

（8）定位（localization）：患者能指出视觉空间中的双眼融合的图像的位置；以生理性复视为基础；如果所指不在双眼视轴交叉点处，表现为复视。

（9）视差（parallax）：随着顾客身体来回移动，融像性图形随着移动；当患者在作为集合活动时，身体向右移动，可以感受到融合图像向右移动，因此集合活动时，融合图像产生与身体方向同向移动，散开活动时，融合图像产生以身体方向相反的异向移动。

4．融像聚散功能视觉训练常用方法　融像聚散功能训练的方法众多，但原理基本相同，这里只介绍几种比较常用的方法。

（1）Brock 线自主训练（图 3-2-40）：把绳子缚在门的手柄上或墙上。用手握住绳子的另一端于鼻子前（图 3-2-40）。将绿珠，蓝珠和红珠固定一个距离，例如：两粒珠之间相距30cm，并将 3 粒珠放在距离鼻子 1m 之处。（以中间珠子距离为准），跟着望向绳子的末端，同时间应感应到绳子变成一倒 V 形状。

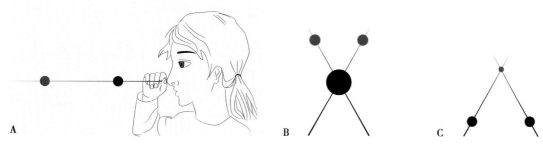

图 3-2-40　Brock 线使用方法及观察现象

跟着望向绳子的开端，同时间应感应到绳子变成一 V 形状。集中精神看着中间蓝色的珠子，这时候应该感觉到那出的绳子成 X 字形，像是由两条绳子所形成如图 3-2-40B 和 C。如果绿珠，红珠各出现两颗，这表示两眼同时运用。

如果不能看到 X 或倒 V 或仅看到一条线，可能有抑制存在，此时可以通过轻弹 Brock 线，唤醒抑制的眼睛；如果看到 X 的交叉点在注视珠子的后方，说明集合不够量，此时可以通过引导棒的帮助，将视线交叉点移到要注视的小球上；增加难度以锻炼自主集合或散开的能力，需要想像一只小瓢虫在 X 交叉点上，想象这只虫子在沿着绳子爬行，逐渐移动到要注视的珠子上，直至能够看见正确的 X 和倒 V 字。以上程序循环 20 次，每日 3 次。

（2）Vectograms 偏振立体图和 Tranaglyphs 红绿立体图（图 3-2-41）：Vectograms 偏振立体为两个偏振化视标，戴偏振片眼镜后左眼和右眼分别只能看到一个偏振化视标（图 3-2-41A）。图 3-2-41B、C 为 Tranaglyphs 为红绿立体视标，两眼分别戴红色和绿色滤片后两眼各自注视其中一个视标，分为可调式红绿立体图片和不可调式红绿立体图片，两者均起到双眼分视的作用。用于训练正融像性集合和负融像性集合。

可调式红绿立体图片是由一对可滑动的图片组成的一张印有红色视标而另一张则印有绿色视标，两张滑片除了颜色差异外，其他完全相同，这一对儿视标在滑动过程中，能够产生出会聚或散开的需求。

不可调式红绿立体图片是红色和绿色视标都印在一张塑料片上，各组红绿视标的分开距离不可改变，各组红绿视标都各有其固定的集合或散开需求，集合或散开需求的改变呈跳跃性。两者都有黄斑注视的中央性视标和非黄斑注视的周边性视标存在。视标中的相似点融合，而非相似点作为出现抑制的线索。将左眼注视的视标移向右眼注视的视标的右侧则会诱发 80△集合刺激,视线在患者和视标之间交叉。如果左眼所注视的视标移向右眼所注视的视标的左侧,就诱发 BI 的刺激,由此,双眼视线在视标平面后交叉,这刺激了负融像性集合。

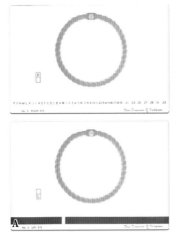
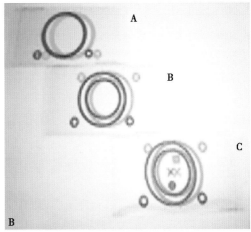

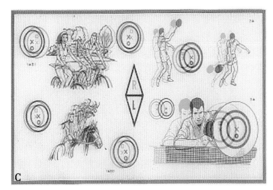
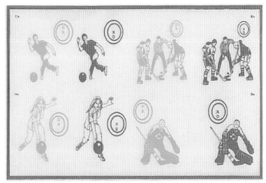

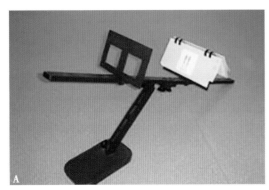
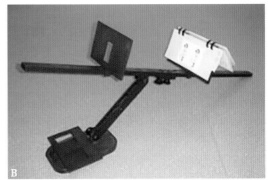

图 3-2-41　Vectograms 偏振立体图和 Tranaglyphs 红绿立体图

A. Vectograms 偏振立体图;B. 可调式 Tranaglyphs 红绿立体图;C. 不可调式 Tranaglyphs 红绿立体图

(3)aperture-ruler 裂隙尺训练(图 3-2-42):aperture-ruler 裂隙尺主要用来进行融像训练,患者通过训练可以掌握融像技巧,增加融像范围,提高融像速度。

图 3-2-42　aperture-rule 裂隙尺

A. 双孔板;B. 单孔板

aperture-rule 裂隙尺由支架、滑尺、滑板、视标卡片册组成。使用单孔滑板时,视轴相交在视标卡片之前,从而产生集合需求;使用双孔滑板时,视轴相交在视标卡片之后,从而产生发散需求。仅仅通过改变单孔和双孔滑板,视觉训练就在集合训练和散开训练间转换。每张视标卡片上都有两个基本相同的视标图案,一个视标图案只有左眼才能看到,另一个

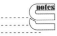

视标图案只有右眼才能看到。另外，视标卡片上还设置了监测视标，每个视标图案旁边都有一个偏心圆作为监测视标，以确定患者是否能建立三维融像。其中一个偏心圆上有一个小十字，而另一个偏心圆下有一个小圆点，这种标志可以监测患者是否存在抑制，也可用于检验患者回答的准确性。

在进行融像训练时，应根据需要来选择使用单孔滑板或双孔滑板，将其安装在滑尺上相应的位置，同时还要将视标卡片册安装在滑尺上相应的位置。翻开视标卡片册，一般从融像需求较低的视标卡片开始进行训练：要求患者的鼻尖对准贴住滑尺，交替遮盖患者的左右眼，确认患者右眼只能看到一个视标图案，而左眼只能看到另一个视标图案。然后要求患者两眼同时注视视标卡片，一旦患者报告获得了融像，医生应该询问患者视标是否清晰，是否看到监测视标（小十字和小圆点是否同时看到；是否可以体会到圆圈的深度感）。要求患者保持融像状态，从 1 数到 10，然后再眺望远处，重新注视视标卡片并尽可能快地做到融像。以上过程重复数次后翻开下一张视标卡片，并将滑板移动到视标卡片上提示的位置，再按以上步骤进行训练：进行集合训练时，应使用单孔滑板，而进行分开训练时，应使用双孔滑板。

（4）斜隔板实体镜训练（图 3-2-43）：斜隔板实体镜是一种常用的正位视训练仪器，实体镜既可以通过描绘和捕捉训练方法来消除抑制，又可以通过融像训练来扩大融像范围；由于斜隔板式实体镜简单，使用方便有趣，常作为家庭视觉训练仪器，适用于各年龄段的患者。

实体镜中的斜隔板起到双眼分视的作用，当患者通过装有球镜的视孔观察时，一眼只能看到平面反射镜，另一眼只能看到底板。

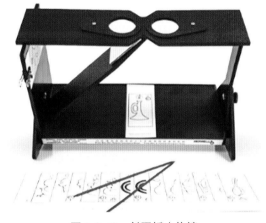

图 3-2-43　斜隔板实体镜

在进行描绘训练时，将随带的图案卡片固定在仪器的侧板上，如圆形、正方形、椭圆形等，然后在底板上铺上一张白纸，要求患者用非抑制眼（或优势眼）注视视标卡，抑制眼注视底板上的白纸，用笔在白纸上描绘出视标卡片上的几何图形。描绘训练要求患者必须做到双眼同时视，从而消除抑制。同样，也可以通过捕捉训练来消除抑制。训练师将捕捉视标置于侧板上固定视标卡片的部位，要求患者用捕捉套圈套投射在底板上的视标影像。捕捉训练同样要求患者做到双眼同时视。

（5）Brewster 立体镜（图 3-2-44）：Brewster 立体镜可以帮助患者建立正常的感觉性融像，扩大融像范围，提高双眼视觉和立体视觉。其目镜为 +5.00D 的透镜，两个透镜的光学中心距为 95mm，在两个透镜的中间，设置了一块隔板将左右眼的视野分隔开来。视标卡片固定在仪器的支架上，可以前后移动。每张视标卡片都有两个基本相同的视标图案。患者在训练时，由于两侧目镜之间存在隔板，所以右眼只能看到右侧的视标图案，而左眼只能看到左侧的视标图案，最常用于进行抗抑制训练和融像训练。

视标卡片册可以在支架上前后移动，当向前或向后移动视标卡片册时，患者的调节需求也会发生变化。当将视标卡片设置于远点（即距目镜 20cm）时，由于

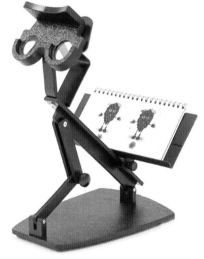

图 3-2-44　Brewster 立体镜

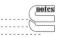

5D 目镜的存在,相当于动用调节为零,看远距离。当视标卡片移近时,患者必须使用调节才能保持看清视标。

在使用 Brewster 立体镜进行融像训练时,可以使用不同融像需求的视标卡片(两个视标图案对应点之间距离不同),也可以通过前后移动视标卡片来改变调节需求,增加或降低融像训练的难度,从而达到扩大融像范围、消除抑制、提高立体视觉、重建双眼融像功能的目的。

(6)偏心圆卡(eccentric card)(图 3-2-45):偏心圆卡是在自由空间进行集合和散开能力训练的工具。在训练过程中,当右眼看左侧画片,左眼看右侧片时,可形成集合。此时右眼注视左侧画片时,右边卡片投射到有眼的鼻侧视网膜,此时右眼可接收到两个图像,同理左眼也接受到两个图像,因此在集合的初期,会感知到 4 个圈的存在。当集合达到适合的平面时,另个中间的圈就会融合,最终能够形成 3 个圈,在中间融合的圈两边各有一个圈。由于内环是偏心的,所以在两眼视网膜上的像存在视差,因此患者会感受到立体视觉和深度感觉。

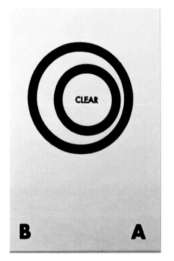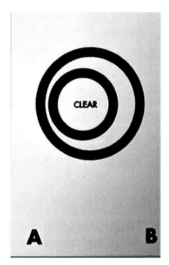

图 3-2-45　偏心圆卡

当两卡片上的 A 相对,患者进行 BO 正融像集合训练时,可能会感知到图中的外圈会浮起来;此时若患者进行 BI 负融像训练时,会感知到内圈浮起来,产生立体感;当两卡片上的 B 相对时,患者的感知恰好与上相反。

偏心圆卡通常在患者能够顺利地使用偏振立体卡或红绿立体卡和裂隙尺之后进行。两卡片之间的距离可以改变,可以增加或减小任务难度。

当每个任务完成或完成有困难时,可以通过表 3-2-18 中列出的方法相应增加或减少任务难度。

表 3-2-18　增加或减少任务难度的方法总结表

减小任务难度的方法	
集合	散开
负球镜	正球镜
base-in 棱镜	base-out 棱镜
增加工作距离	增加工作距离
增加任务难度的方法	
集合	散开
正球镜	负球镜
base-out 棱镜	base-in 棱镜
减小工作距离	减小工作距离

通过增加难度,使任务更富挑战性;或降低难度,使患者不至于为完成任务过于纠结。确保训练任务的顺利进行。

四、聚散功能异常分析与处理临床案例

(一)案例分析1

患者,男,23岁,主诉头晕、头痛,尤其近距离工作时加剧,且近距离工作后眼酸、眼痛、视疲劳,容易困乏,且较难记住读过的东西。患者眼部无明显器质性病变,无明显全身疾病和用药史。

分析该患者症状的出现与阅读有关,在用眼较多情况下症状加重,无眼部器质性病变,无用药史,患者的症状考虑为功能性而非器质性。

为其验光及视功能检查,结果如下:

屈光检查:OD:−2.25DS(1.0);OS:−1.25DS(1.0)。

Worth 4点:4。

远距水平隐斜:3exo。

近距水平隐斜:10exo。

加+1.00D镜片后近距水平隐斜:11exo。

梯度性AC/A:$1^{\triangle}$/D。

垂直隐斜:无垂直偏斜。

集合近点:10cm。

BI聚散力(远用):X/7/3。

BO聚散力(远用):X/6/1。

BI聚散力(近用):X/16/8。

BO聚散力(近用):X/6/2。

负相对调节(NRA):+1.75D。

正相对调节(PRA):−2.50D。

BCC:−0.25D。

调节幅度(移近法):OD:11D　OS:12D。

单眼调节灵活度:OD:10cpm;OS:11cpm。

双眼调节灵活度:5cpm正镜片模糊像消除困难。

其他眼部检查均正常。

1. 分析　视功能检查数据显示远距离为外隐斜,但在正常值范围内;近距离外隐斜$10^{\triangle}$,超过正常值(0~$6^{\triangle}$外隐斜),且近距隐斜大于远距隐斜$4^{\triangle}$,有临床意义;根据隐斜线的斜率以及梯度法检查可知AC/A较小,NPC远移(接近10~12cm临界值)提示集合功能不足;近距离正相对集合量PRC较小不足外隐斜量的两倍,NRA低下,PRA正常;BCC反应调节超前,表示过度动用调节;根据年龄调节幅度应为9.25,测定结果大于年龄期望值,调节幅度正常。单眼调节灵灵活度正常,双眼调节灵活度降低,单双眼调节灵活度不一致提示集合,也可判断为集合不足。

2. 解决方案

(1)首先进行屈光矫正。

(2)棱镜矫治:确定近距离棱镜处方用于阅读或视近活动,据Sheard准则:近距离正相对集合量PRC较小,不足外隐斜量的两倍:$P=(2D-R)/3=(2\times10-6)/3=4.67$ BI $\approx5^{\triangle}$ BI棱镜;由于棱镜矫治的本身缺点和集合不足患者较高的视觉训练成功率,棱镜矫治不是首选。

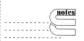

（3）球镜附加 $S=P/(AC/A)$；$AC/A=1$；$S=-4.67/1=-4.67DS$（由于外斜 P 取负值），由于 AC/A 值较低，球镜变化量太大，严重影响视力，不推荐进行球镜附加。

（4）视觉训练：训练的目标是增加患者正融像集合的量；该病例远距离满足准则，无需矫治，但近距离没有达到 PRC 的幅度应该是外隐斜幅度两倍的要求，外隐斜=10exo，而其正相对集合为 $6^{\triangle}$，远未达到外隐斜的两倍，可以通过视觉训练扩大正融像集合，目的是将 BO 范围由 $6^{\triangle}$ 增加至 $20^{\triangle}$，等于外隐斜的两倍，或达到在正常值范围。训练方案中通常设计为三个阶段。

1）第一阶段：此阶段速度不是关注点。

①主要是建立与患者之间的信任关系。②使用 Brock 线做让患者能够意识到训练中的反馈线索，建立自主集合。③使用偏振或是红绿立体图等进行正融像集合平滑训练，使其正常化。④兼顾调节的训练，使调节幅度以及调节放松，刺激的能力正常化。

结束点：用红绿立体图能做到 30base-out 的融合；调节灵活度达到 12cpm；能做到自主集合。

2）第二阶段：此阶段融合的速度和准确性，以阶梯或跳跃训练为主。

①兼顾负融像集合，使用偏振或红绿立体图等训练正负融像能力，使其正常化。②使用 Brock 线或棱镜反转拍，裂隙尺等做跳跃式，正常化正负聚散灵活度。

结束点：用裂隙尺可完成 12 张卡片的集合和 6 张卡片的散开。

3）第三阶段：①继续使用训练从集合到散开的能力。②在集合训练中融入调节需求的改变。

结束点：患者的症状消失，所有检查结果达到正常值。

（二）案例分析2

患者，女，16 岁，主诉写作业久了容易困乏，容易串行，头痛，眼疼。患者眼部无明显器质性病变，无明显全身性疾病和用药史。为其验光及视功能检查，结果如下：

主觉验光：OD：$-5.50DS/-2.00DC\times180(1.0)$　OS：$-5.75DS/-2.25DC\times5(1.0)$。

Worth 4 点：4，立体视觉：正常。

远距水平隐斜：2eso。

近距水平隐斜：6eso。

加 +1.00D 镜片后近距水平隐斜：1exo；AC/A：7。

垂直隐斜：无垂直偏斜。

集合近点（NPC）：4.5cm。

BI 聚散力（远用）：X/10/8。

BO 聚散力（远用）：X/6/5。

BI 聚散力（近用）：8/18/4。

BO 聚散力（近用）：20/23/16。

BCC：+1.25D

负相对调节（NRA）：+2.50D。

正相对调节（PRA）：-0.50D。

调节幅度（移近法）：OD：10D　OS：10D。

单眼调节灵敏度：OD：8cpm　OS：8cpm 负镜片困难。

双眼调节灵敏度：1cpm 负镜片不能通过。

1. 分析　根据患者主诉判断近距离用眼出现症状，说明与集合功能有关；视功能检查发现：近距内隐斜大于远距眼位 4；高 AC/A（$7^{\triangle}/D$）；近距负相对性集合（即 8）低，不符合 Percival 准则及 Sheard 准则（8 不能达到内隐斜 6 的两倍）及 1∶1 规则（近距 BI 恢复点为

4，不等于内隐斜量，NFV 值（BI 值）较小，直接数据校；间接数据正相对调节（PRA）减小，NRA 正常；并伴有大的调节滞后（＋1.25D）；单眼调节幅度正常，双眼调节灵活度降低，单双眼调节灵活度不一致，可判断为集合过度。

2．解决方案

（1）配戴全屈光矫正眼镜。

（2）球镜附加：正球镜附加是集合过度的首选：AC/A＝6－（－1）＝7$^{\triangle}$/D。

1）根据 1∶1 规则要求 BI 恢复值至少应同内隐斜一样大。

$P＝$（内斜－BI 恢复点）$/2＝$（6－4）$/2＝1^{\triangle}$BO。

$S＝P/$（AC/A）$＝1/7＝＋0.14D$；靠向下个 0.25D，正镜附加为＋0.25D。

2）也可用近距隐斜 $6^{\triangle}$，作为 P 值，$S＝P/$（AC/A）$＝6/7＝0.86D$，靠向下个 0.25D，正镜附加为＋1.00D。

最终结果的选取要考虑患者的舒适度和清晰度，根据患者试镜结果选取＋1.00D 球镜做为近附加，效果满意。

3）同时可进行视觉训练：使用 Brock 线、偏振片、裂隙尺来训练近处散开功能，增加患者近距离负相对集合量，扩大负融像性集合。训练方案设计如下：

（1）第一阶段：此阶段速度不是关注点，以平滑训练为主。

1）主要是建立与患者之间的信任关系。

2）使用 Brock 线做让患者能够意识到训练中的反馈线索，建立自主集合和散开。

3）使用偏振或是红绿立体图等进行负融像集合平滑训练，使其正常化。

4）兼顾调节的训练，使调节幅度以及调节放松，刺激的能力正常化。

结束点：使用 Brock 线能达到 3m 处的准确散开；用红绿立体图能做到 15base-in 的融合；调节灵活度达到 12cpm；能做到自主集合。

（2）第二阶段：此阶段融合的速度和准确性，以阶梯或跳跃训练为主。

1）兼顾正融像集合，使用偏振或红绿立体图等训练先后进行负融像能力训练和正融像集合训练，使其值正常化。

2）使用 Brock 线或棱镜反转拍，裂隙尺等做跳跃式，正常化正负聚散灵活度。

结束点：用裂隙尺可完成 12 张卡片的集合和 6 张卡片的散开；偏心环卡分开 12cm 可集合融合；分开 6cm 能够散开融合。

（3）第三阶段

1）继续使用偏振或红绿立体图或偏心卡训练从集合到散开的能力。

2）在集合训练中整合调节需求的改变。

结束点：患者的症状消失，所有检查结果达到正常值，且能将偏心环在慢慢环形移动位置时，仍能维持单一清晰的双眼视觉。

（三）案例分析 3

患者，女性，35 岁，主诉远距离视物模糊，尤其看公交车号，常出现重影现象，不能逛街，时间久了会出现头痛，眼胀。检查结果如下：

裸眼视力（远用）：OD：1.0　OS：1.0。

裸眼视力（近用）：OD：1.0　OS：1.0。

集合近点：5cm。

远距水平隐斜：8eso。

近距水平隐斜：2exo。

近距水平隐斜（加－1.00D 镜片）：1exo。

BI 聚散力（远用）：x/6/3。

BI 聚散力（近用）：14/21/11。

BO 聚散力（近用）：15/25/13。

BO 聚散力（远用）：25/30/22。

垂直隐斜（远用）：无垂直偏斜。

NRA：+2.50。

PRA：−1.50。

调节幅度（移近法）：OD：6D；OS：6D。

单眼调节灵敏度：OD：15cpm OS：15cpm。

双眼调节灵敏度：13cpm。

BCC：OD 和 OS：+0.25D。

1. 分析　患者症状出现在远距，近距没问题，检查结果显示视近斜位正常，视远高度内隐斜，且大于看近 10$^\triangle$；AC/A 为 1$^\triangle$/D 偏低；远距负融像性集合储备（即 6）减弱，不符合 Percival 准则及 Sheard 准则（9 不能达到内隐斜 8 的两倍）及 1:1 规则；近距负融像性集合储备以及正融像结果正常；PRA 偏低，但调节幅度接近年龄期望值；调节反应正常，灵活度正常，所有近距离的检查都显示结果正常，可以诊断为散开不足。

2. 解决方案

（1）全屈光矫正配镜。

（2）棱镜处方：棱镜处方是散开不足的主要方法。根据 1:1 规则：P＝（内斜−BI 恢复点）/2＝（8−3）/2＝2.5$^\triangle$BO 远距离使用。

（3）也可以进行视觉训练：Brock 线、偏振片、裂隙尺来训练散开功能增加患者负相对集合量。训练方案设计如下：

1）第一阶段：此阶段速度不是关注点。

①主要是建立与患者之间的信任关系。②使用 Brock 线做让患者能够意识到训练中的反馈线索，感受到散开运动的眼部感受。③使用偏振或是红绿立体图等在近距离处进行 BI 负融像集合平滑训练，使其正常化。④兼顾调节的训练，使调节幅度以及调节放松，刺激的能力正常化。

结束点：用红绿立体图能做到 15base-in 的融合；调节灵活度达到 12cpm；能做到自主集合。

2）第二阶段：此阶段关注融合速度和准确性，在近距离进行，以阶梯或跳跃训练为主。

①兼顾 BO 正融像集合，使用偏振或红绿立体图等训练 BO-BI 两方向正负融像能力，使其正常化。②使用 Brock 线或棱镜反转拍，裂隙尺等做跳跃式，正常化正负聚散灵活度。③使用偏心环做近距离自由空间 base-in 的散开训练。

结束点：用裂隙尺可完成 12 张卡片的集合和 6 张卡片的散开；偏心环卡分开 12cm 可集合融合；分开 6cm 能够散开融合。

3）第三阶段：将训练距离由近距离 40cm 改到中距离 1m，再到远距离。

①使用投影仪将偏振或红绿立体图等训练在中远距离进行，正常化负融像能力幅度，从集合到散开的能力。②使用偏心卡在中远距离训练负融像能力。

结束点：患者的症状消失，所有检查结果达到正常值。

（四）案例分析 4

患者，男，18 岁，主诉远距离视物常出现重影现象，不能逛街，时间久了会出现头痛，眼胀，尤其害怕到火车站、商场等人多且空间较大的地方。患者眼部无明显器质性病变，无明显全身疾病和用药史。为其验光并检查视功能，结果如下：

主觉验光：OD：−5.50DS（1.0）；OS：−6.00DS（1.0）。

远距水平隐斜：13exo。

看近隐斜在正常范围，且看远大于看近11。

近距水平隐斜：2exo。

加＋1.00D镜片近距水平隐斜：9exo。

AC/A：7稍偏高。

垂直隐斜：无垂直偏斜。

集合近点（NPC）：9cm。

BI聚散力（远用）：X/15/13。

BO聚散力（远用）：X/9/0。

BI聚散力（近用）：18/30/26。

BO聚散力（近用）：16/22/14。

负相对调节（NRA）：＋2.25D。

正相对调节（PRA）：－2.25D。

调节幅度（移近法）：OD：12D；OS：11.5D。

单眼调节灵敏度：OD：8cpm OS：7cpm 正镜片模糊像消除困难。

双眼调节灵敏度：1cpm正镜片不能通过。

BCC：＋0.25D。

1. 分析：患者症状出现在远距，近距没问题；检查结果显示视远时有较大外隐斜，且远距检查结果X/9/0.小于正常值，且不符合Percival准则及Sheard准则（9不能达到外隐斜13的两倍）；但近距离外隐斜在正常值范围，近距PRC/NRC正常，NRA/PRA基本正常；因此推断为视远距离时出现问题，诊断为散开过度。

2. 解决方案

（1）屈光矫正：－5.50DS（1.0）；OS：－6.00DS（1.0）。

（2）视觉训练是散开过度的首选方法：进行调节训练和集合训练：Brock线、偏振片、裂隙尺主要训练远处融像范围，需将储备量增至需求量的2倍或达到正常值范围，症状消失；训练方案如下：

1）第一阶段：此阶段速度不是关注点。

①主要是建立与患者之间的信任关系。②使用Brock线做让患者能够意识到训练中的反馈线索。③使用偏振或是红绿立体图中更多细节的三级功能图标等在近距离处进行BI负融像集合和BO正融像集合的平滑训练，使其正常化。④兼顾调节的训练，使调节幅度以及调节放松，刺激的能力正常化。

结束点：在远近距离处均能感受到Brock线的生理复视现象；在近距离处能融合更多细节的三级功能图标30BO正融像集合能力和15BI负融像集合能力；调节灵活度达到12cpm。

2）第二阶段：此阶段关注融合速度和准确性，在近距离进行，以阶梯或跳跃训练为主。

①在近距离处使用一级和二级图标训练BO-BI两方向正负融像能力，使其正常化。②使用偏心环或棱镜反转拍，裂隙尺等做跳跃式，正常化正负聚散灵活度。

结束点：在近距离处对更多细节的一级和二级功能图标能达到30BO正融像集合和15BI负融像集合；用裂隙尺可完成12张卡片的集合和6张卡片的散开；偏心环卡分开12cm可集合融合；分开6cm能够散开融合。

3）第三阶段：将训练距离由近距离40cm改到中距离1m，使用投影仪将偏振或红绿立体图等训练在中距离进行跳跃式聚散灵活度训练。

结束点：在中距离可以进行一级二级三级图标的融合训练达到20BO，10BI。

（五）案例分析5

患者，女，22岁，阅读或近距离工作时眼部疲劳，眼疼、眼酸，容易困乏，阅读的速度慢。患者眼部无明显器质性病变，无明显全身疾病和用药史。为其验光并进行视功能检查，结果如下：

主觉验光：OD：-3.00DS（1.0）；OS：-4.00DS（1.0）。

Worth 4点：4。

远距水平隐斜：6exo。

近距水平隐斜：9exo。

加+1.00D镜片后近距水平隐斜：13exo。

AC/A：4。

垂直隐斜：无垂直偏斜。

集合近点远移。

集合近点（NPC）：9.5cm。

BI聚散力（远用）：X/10/6。

BO聚散力（远用）：X/6/5。

BI聚散力（近用）：X/28/12。

BO聚散力（近用）：13/24/16。

BCC：-0.25D。

负相对调节（NRA）：+1.25D。

正相对调节（PRA）：-3.25D。

调节幅度（移近法）：OD：10D；OS：9.5D。

单眼调节灵敏度：OD：11cpm OS：10cpm。

双眼调节灵敏度：3cpm正镜片不能通过。

1. 分析 患者症状出现在近距离与用眼相关，但检查结果显示视近视远时外隐斜眼位均大于正常范围并基本相等，且患者远近距正融像性集合均低，远距正融像性集合储备（即6）低，不符合Percival准则及Sheard准则；近距正融像性集合储备（即13）低，不符合Percival准则及Sheard准则（13不能达到外隐斜9的两倍）；正常AC/A；NRA减弱，但调节幅度正常，单眼调节灵敏度以及调节幅度的测定均反映调节功能正常，双眼调节灵活度降低，说明聚散功能问题，正镜片不能通过，说明调节不容易放松，提示外隐斜患者为维持正位，通过动用调节来实现，因此调节反应表现为超前（BCC：-0.25D），可诊断为基本型外隐斜。

2. 解决方案

（1）配戴全屈光矫正眼镜。

（2）视觉训练时基本型外隐斜的首选：增加远、近正融像性范围，将储备量增至需求量的2倍；或达到正常值范围。训练方案：

1）第一阶段：此阶段速度不是关注点。

①主要是建立与患者之间的信任关系。②使用Brock线做让患者能够意识到训练中的反馈线索，发展自主集合。③使用偏振或是红绿立体图近距离处进行BO正融像集合的平滑训练。④兼顾调节的训练，使调节幅度以及调节放松，刺激的能力正常化。

结束点：能建立自主集合；红绿立体图达到30BO正融像集合能力；调节灵活度达到12cpm。

2）第二阶段：此阶段关注融合速度和准确性，以阶梯或跳跃训练为主。

①在近距离进行BI负融像集合训练。②使用偏心环或棱镜反转拍，裂隙尺等做跳跃

式,正常化正负聚散灵活度。③在中距离进行正融像集合 PFV 训练。

结束点:用裂隙尺可完成 12 张卡片的集合和 6 张卡片的散开;偏心环卡分开 12cm 可集合融像;分开 6cm 能够散开融合;使用投影仪,能将在中距离 3m 处的红绿立体图投影完成 $20^{\triangle}$BO 正融像集合和 $10^{\triangle}$BI 的负融像集合。

3)第三阶段:将训练距离由近距离 40cm 改到远距离 3～6m,进行正融像集合 PFV 训练。

结束点:远距离处能维持偏心环清晰单一的双眼视觉。

(3)视觉训练无效时,需要配戴加入 $1.5^{\triangle}$BI 三棱镜眼镜或加 -0.50D 球镜。棱镜和球镜的附加结果可通过下列方法求得:由于患者近距离作业症状更明显,以近距离处理为主:据 Sheard 法则:

$P=(2D-R)/3=(2\times9-13)/3=1.67^{\triangle}$BI;AC/A$=-9-(-13)=4^{\triangle}$/D。

$S=P/(\text{AC/A})=-1.67/4=-0.42$(由于外斜 P 取负值)。

(六)案例分析6

患者,男,25 岁,主诉阅读或近距离工作时眼部疲劳、不适,眼疼、眼酸,视物久了会出现重影。患者眼部无明显器质性病变,无明显全身疾病和用药史。为其验光并检查视功能,检查结果如下:

主觉验光:OD:-1.25DS(1.0);OS:-1.50DS/-0.50DC×180(1.0)。

Worth 4 点:4。

集合近点(NPC):5cm。

远距水平隐斜:6eso。

近距水平隐斜:7eso。

BI 聚散力(远用):X/4/1。

BO 聚散力(远用):15/16/5。

加 -1.00D 镜片后近距水平隐斜 12eso。

BI 聚散力(近用):13/18/3。

BO 聚散力(近用):X/28/15。

垂直隐斜:无垂直偏斜。

调节幅度(移近法):OD:10D;OS:9D。

负相对调节(NRA):$+2.50$D。

正相对调节(PRA):-1.50D。

单眼调节灵敏度:OD:11cpm;OS:11cpm。

双眼调节灵敏度:2cpm 负镜片通过困难。

BCC:$+0.75$D。

1. 分析　该患者视远、近时内隐斜高于正常值,且远、近处负融像性集合储备值低于正常值,远负融像性集合(即 4)减弱,不符合 Percival 准则及 Sheard 准则(4 不能达到内隐斜 6 的两倍)及 1:1 规则;近距离负融像性集合储备(即 13)减弱,不符合 Percival 准则及 Sheard 准则(13 不能达到内隐斜 7 的两倍)及 1:1 规则;AC/A:$5^{\triangle}$/D 正常;由于近距离负融像性集合储备(即 13)较低,间接数据 PRA 减弱;但调节幅度正常;说明患者由于内斜位的影响,双眼配合困难,内隐斜需要负融像集合以放松调节,但由于负融像集合较低,因此对调节的影响上表现为调节刺激困难,所以调节滞后加大;但单双眼调节灵敏度不一致,提示聚散问题,诊断为基本型内隐斜。

2. 解决方案

(1)配戴全屈光矫正眼镜。

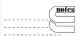

（2）棱镜附加为基本型内隐斜的首选：根据 1:1 准则：$P=$（内斜$-$BI 恢复点）$/2=(7-3)/2=2^{\triangle}$BO；Percival 准则 $P=(G-2L)/3=(28-2\times13)/3=0.67^{\triangle}$BO；两者各不相同，可取 $1^{\triangle}$BO 作为试镜起点。

（3）也可以视觉训练：患者近距离作业症状更明显，以近距离处理为主；增加患者近距负相对集合量恢复点值达到正常值范围；训练方案：

1）第一阶段：此阶段速度不是关注点。

①主要是建立与患者之间的信任关系。②使用 Brock 线做让患者能够意识到训练中的反馈线索，感受眼部散开的感觉。③使用偏振或是红绿立体图近距离处进行 BI 正融像集合的平滑训练。④兼顾调节的训练，使调节幅度以及调节放松，刺激的能力正常化。

结束点：使用 Brock 线能在 3m 处完成 d 的散开活动；红绿立体图达到 15BI 负融像集合能力；调节灵活度达到 12cpm。

2）第二阶段：此阶段关注融合速度和准确性，以阶梯或跳跃训练为主。

①在近距离进行 BO 正融像集合训练。②使用偏心环或棱镜反转拍，裂隙尺等做跳跃式，正常化正负聚散灵活度。③在中距离进行负融像集合 NFV 训练。

结束点：用裂隙尺可完成 12 张卡片的集合和 6 张卡片的散开；偏心环卡分开 12cm 可集合融合；分开 6cm 能够散开融合；使用投影仪，能将在中距离 3m 处的红绿立体图投影完成 $20^{\triangle}$B0 正融像集合和 $10^{\triangle}$BI 的负融像集合。

第三阶段：将训练距离由近距离 40cm 改到远距离 3～6m，进行负融像集合 NFV 的训练。

结束点：远距离处能维持偏心环清晰单一的双眼视觉。

（4）可以球镜附加：AC/A$=12-7=5^{\triangle}$/D；1:1 准则 $S=P/$（AC/A）$=2/5=0.4$D；Percival 准则 $S=P/$（AC/A）$=+0.67/5=+0.13$D 可选配附加 $+0.25$D 球镜试镜。

（七）案例分析 7

患者，男性，12 岁，主诉近距离阅读时易出现眼痛、眼胀、视物模糊、阅读速度慢、阅读时容易串行，不能长时间阅读。患者眼部无明显器质性病变，无明显全身疾病和用药史。为其散瞳验光，复查并进行视功能检查，结果如下：

主觉验光：OD：-4.25DS（1.0）；OS：-4.00DS（1.0）。

集合近点（NPC）：7cm。

远距水平隐斜：0.5eso。

近距水平隐斜：1exo。

BI 聚散力（远用）：X/10/4。

BO 聚散力（远用）：X/8/6。

加 -1.00D 镜片近距水平隐斜：2eso。

BI 聚散力（近用）：9/10/4。

BO 聚散力（近用）：10/15/11。

垂直隐斜：无垂直偏斜。

BCC：0D。

负相对调节（NRA）：$+1.25$D。

正相对调节（PRA）：-1.00D。

调节幅度（移近法）：OD：16D；OS：16D。

单眼调节灵敏度：OD：12cpm；OS：11cpm。

双眼调节灵敏度：1cpm 正负镜片模糊像消除均困难。

1. 分析　该患者症状的出现与阅读有关，在用眼较多情况下症状加重，无眼部器质性病变，无用药史，患者的症状考虑为功能性而非器质性。患者在视近和视远时均无明显隐斜，远近距隐斜均在正常范围之内；远距负相对集合与正相对集合均在正常范围（正负融像集合满足 percival 准则）；近距正负融像集合低于正常范围；但正负融像集合满足 percival 准则；AC/A 正常；考虑患者症状可能是由于调节的异常所致，NRA/PRA 均减弱，双眼调节灵活度下降但调节幅度、单眼调节灵活度均在正常范围，均提示为融像性聚散功能障碍。

2．解决方案

（1）配戴全屈光矫正眼镜。

（2）视觉训练是扩大正负融像集合的范围，治疗融像聚散障碍的唯一方法。

训练方案如下：

1）第一阶段：此阶段速度不是关注点。

①主要是建立与患者之间的信任关系。②使用 Brock 线做让患者能够意识到训练中的反馈线索，发展自主集合和自主散开。③使用偏振或红绿立体图近距离处进行 BO 正融像集合和 BI 负融像集合的平滑训练。④兼顾调节的训练，使调节幅度以及调节放松，刺激的能力正常化。

结束点：能建立自主集合；红绿立体图达到 $30^\triangle$ BO 正融像集合能力 $15^\triangle$ BI 负融像集合；调节灵活度达到 12cpm。

2）第二阶段：此阶段关注融合速度和准确性，以阶梯或跳跃训练为主，使用偏心环或棱镜反转拍，裂隙尺等做跳跃式，正常化正负聚散灵活度。

结束点：用裂隙尺可完成 12 张卡片的集合和 6 张卡片的散开；偏心环卡分开 12cm 可集合融合；分开 6cm 能够散开融合。

3）第三阶段：做大幅度的集合与散开的跳转，将聚散训练与调节训练整合。

结束点：当偏心环前后移动或者环形转圈移动时能维持偏心环清晰单一的双眼视觉。

训练方法多种多样，但原理基本相同，根据各阶段要达成的目标可以自由选择训练工具；另外三个阶段的进行也并非一成不变，可以根据患者的表现和进展速度进行调整，也许有的患者 3 阶段很快能完成，无需 12 周；也有的患者 3 阶段可能进行的较慢，可以延长训练时间超过 12 周，甚至达 24 周。

实训 1　聚散功能训练

一、实训目的

通过各种工具练习增加聚散功能的方法。

二、实训步骤

1．Brock 线自主训练

（1）训练目的：训练顾客对双眼集合和分开运动的感觉能力，提高自主性集合运动的能力，恢复顾客正常的集合近点。

（2）训练设备：Brock 线，翻转透镜 +/－2.00D。

（3）训练要点

1）将 Brock 线缚在门的手柄上或墙上，一端固定，顾客持另一端，将其拉紧，置于鼻尖之上如图 3-2-40 A。

2）使用线上绿珠，黄珠和红珠，珠固定一个距离，例如：两粒珠之间相距 30cm，并将 3 粒珠放在距离鼻子 1m 之处。（以中间珠子距离为准）

3）跟着望向绳子的末端，同时间应感应到绳子变成一倒 V 形状，跟着望向绳子的开端，

 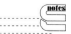

同时间应感应到绳子变成一 V 形状如图 3-2-40 C。

4）集中精神看着中间的珠子，这时候应该感觉到那处的绳子成 X 字形，像是由两条绳子所形成如图 3-2-40B。

5）如果绿珠，红珠各出现两颗，这表示两眼同时运用。如果不能看到 X 或倒 V 字，那便应该将那些珠移近自己或远离自己，直至能够看见正确的 X 和倒 V 字。

6）使用 +/−2.00D 翻转透镜刺激或放松集合性调节。

（4）训练终点：进行以上的训练一次 20 循环，每日进行 6 次。当以上的程序能够容易的进行，便将 3 粒珠的距离缩短，重复以上步骤，直至珠与珠之间距离是 10cm。

2．偏振图片和红绿立体图训练

（1）训练目的：增加正融像性集合 PRV 和负融像性集合 NRV 的范围；训练双眼对周边视标和对中心的跳跃视标的集合、散开能力；保持在不同聚散水平下的立体视觉，体会在双眼立体视觉下小且近、大且远的感觉。

（2）训练设备：偏振立体图 Vectograms（图 3-2-41 绳圈图）。

偏振立体图 vectogram，红绿固定（可变）立体矢量图 Tranaglyphs（图 3-2-41）（510- 周边融合视标、515- 周边融合和立体视觉视标、520- 周边融合和中央目标视标）等，双光源读片架，偏振眼镜，红绿眼镜，光笔。

可调式红绿立体图片是由一对可滑动的图片组成的一张印有红色视标而另一张则印有绿色视标，两张滑片除了颜色差异外，其他完全相同，这一对视标在滑动过程中，能够产生出会聚或散开的需求。

不可调式红绿立体图片是红色和绿色视标都印在一张塑料片上，各组红绿视标的分开距离不可改变，各组红绿视标都各有其固定的会聚或散开需求，会聚或散开需求的改变呈跳跃性。

两者都有黄斑注视的中央性视标和非黄斑注视的周边性视标存在。

（3）训练要点（绳圈卡，图 3-2-41）

1）戴上偏振眼镜，坐于插有立体图双光源读片架前、游标读数置于 0、距离 40cm。

2）建立融合：①要求顾客描述所见，如果融合建立，应报告立体画片中某些凸出部位。②立体画片左边的"L、R"应对齐，并且均位于黑框内。③如果顾客看不到此现象，应该用指示棒诱导其观察到此现象。

3）建立知觉反馈线索：①模糊：增加或减少集合需求询问顾客是否感到视标模糊。②复视：增加集合需求直至视标变为 2 个，减少集合需求直至恢复双眼单视。③近小远大：增加或减少集合需求。④凸起定位：要求指出图案上凸起部分。

4）集合训练：①使用绳圈卡，将游标移至 $3^{\triangle}$BO，询问是否双眼单视，如果有，是否伴有 SILO 和凸起，并用笔尖指到视标，确认只看到一个笔尖和一个视标。②如果有，移至 $6^{\triangle}$BO，询问是否双眼单视及有无 SILO 和凸起，如果是，继续增加集合需求，直至 $25^{\triangle}$BO。③如果感到困难，可以尝试：暗示顾客感觉视标在接近自己；退回上一个集合需要量，重新建立融合。

5）散开训练：①将游标移至字母一侧。②分开训练与集合步骤基本相同，但由于形成知觉图像较远，顾客较难定位，将红色笔尖用胶带固定于墙面上，顾客距离强面 1m 左右，将画片固定读片架上，距离顾客 40cm。③要求顾客透过立体画片注视墙上的红笔尖，并感觉绳圈的位置，此时顾客应感觉图形位于墙面红笔尖处，如果觉得融合困难，可以稍稍走近或离远墙面直到融合。

注意：首先应使用周边性融像视标图片，具有中等程度的会聚及散开的融像能力时（$20^{\triangle}$～$25^{\triangle}$底朝外和 $10^{\triangle}$～$15^{\triangle}$底朝内），可改用不可调红绿立体图片或采取某些措施作跳

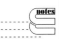

跃性融像训练,训练后期,尽可能使用要求精细调节的视标图片。

(4)训练终点:顾客具备$20^\triangle \sim 25^\triangle$的会聚性融像能力和$10^\triangle \sim 15^\triangle$的散开性融像能力,1分钟内能够做到从$20^\triangle \sim 25^\triangle$会聚性融像转换至$10^\triangle \sim 15^\triangle$散开性融像15次。

3. 裂隙尺(aperture-rule)训练(图3-2-42)

(1)训练目的:增加双眼相对运动的能力,增加正融像性集合PRV和负融像性集合NRV的范围,提高融像速度。

(2)训练设备:裂隙尺,裂隙挡板(单孔或双孔),孔径训练卡片(单孔或双孔),细铅笔尖,视标本。

(3)训练要点

1)按照裂隙挡板和训练卡片上的数字将挡板和训练卡片分别固定在裂隙尺相应位置,顾客鼻尖对准贴住滑尺。

2)集合训练:①从卡片1开始,使用双孔裂隙,交替遮盖左眼和右眼,顾客应该报告左右眼所见视标有所不同。②撤去遮盖,顾客可能报告复视或单眼抑制,或融合为单一图案,告知顾客训练目标为获得单一清晰图案,如果不能融合,可以尝试:暗示顾客感觉视标在接近自己(近感集合);将训练卡片稍稍移远;若仍有困难,可以尝试使用细笔尖帮助。③若顾客获得了融合,使用单孔裂隙询问顾客图案清晰程度,图片上控制线索是否均出现,是否感到图案有深度感,要求顾客保持融合,数到5,将视线从训练卡片上移开片刻,再重新注视训练卡片,尽可能快获得融合。④每张训练卡重复上述过程5次,更换训练卡片,调整挡板位置,重复上述步骤,直到12号卡片。⑤可以加棱镜翻转拍(6BI、12BO)加大训练难度,同时训练聚散灵敏度。

3)散开训练:与集合训练步骤基本相同,所不同的是:使用双裂隙挡板和画片;使用细笔尖帮助定位时,细笔尖位于训练画片之后。

(4)训练终点:顾客具备集合:达到12号卡片,相当于$30^\triangle$BO;散开:达到6号卡片,相当于$15^\triangle$BI。

4. 实体镜训练

(1)训练目的:从单一的手描绘画训练发展为集同时视、融像、立体视觉训练于一身的双眼视觉功能训练器械。

(2)训练设备:实体镜,视标卡片。

(3)训练要点

1)将每组卡片中底部有竖线的一张固定在"0"刻度的位置,另一张放置于实体镜靠近反光镜一侧顶部用夹子固定,左右眼分别看到不同的图案。开始时尽量选择一些简单图形,如垂直线、斜线、水平线,以后逐渐改为S形曲线,圆圈及方形,直至可以描绘视标图片。

2)双眼紧贴目镜同时注视,此时两张卡片中的图案合成一张,逐渐清晰,圆圈部分会有漂浮物。

3)反光镜隔板向左放置时,底板上的卡片向左移动,进行集合训练,向右移动进行散开训练。

4)反光镜隔板向右放置时,底板上的卡片向左移动,进行散开训练,向右移动进行集合训练。

5)融像视标图片都是成对的南瓜和小丑作为抑制监测视标,立体圆作为三维融像的监测视标。

(4)训练终点:顾客具备融像会聚$35^\triangle$(BO);融像性散开$20^\triangle$(BI)。

任务5　调节异常的分析与处理

> **学习目标**
>
> **知识目标**
> 1. 掌握：调节不足的临床诊断要点、分析和处理方法。
> 2. 掌握：调节过度的临床诊断要点、分析和处理方法。
> 3. 掌握：调节灵活度不良的临床诊断要点、分析和处理方法。
> 4. 掌握：调节衰弱的临床诊断要点、分析和处理方法。
> 5. 熟悉：各种调节功能异常的临床症状。
>
> **技能目标**
> 1. 能对调节异常患者进行视觉功能检查。
> 2. 能对检查结果进行正确分析，提出较为合理的处理方案。

一、概述

随年龄的增大，人眼调节幅度会下降，以至于动用调节力无法达到清晰和舒适地视近、阅读需求，这种老视现象属于正常的生理过程，不属于病理反应，因此在本章所讨论的调节异常是指在年龄上未达到老视的患者却出现了调节问题，即视近时出现视力模糊调节不足、头痛、眼部不适等视疲劳症状。很多患者甚至可能调节幅度是正常的，但是有可能伴有视疲劳症状和调节功能的紊乱。因此评估调节功能时通常不仅检查调节幅度，还要测定调节反应和调节灵敏度，以及正负相对调节。Wick 和 Hall 曾经做过调节幅度、调节反应和调节灵活度三者关系的研究，筛查的 200 个儿童中，排除显斜视和有明显的未校正的屈光不正之外的儿童，只有 4% 的患者在三方面同时存在缺陷，因此不能从一个结果必然预测出另一个检查结果，例如调节幅度正常，不一定 NRA、PRA 或 BCC 正常。

在筛查过程中，最简单的调节数据收集包括调节幅度和调节灵活度两个功能指标的评估。因此两者也经常被作为新患者的初始检查（entrance test）。在排除眼病，考虑视疲劳可能由视觉功能异常导致时，应首先在双眼状态下检查做集合和调节功能筛查，做 ±2.00D 镜片翻转试验是较好的筛查方法。单眼 ±2.00D 镜片翻转试验差，多是由于调节功能异常导致；单眼 ±2.00D 镜片翻转试验较好，而双眼 ±2.00D 镜片翻转试验差，则说明调节没问题，多是由于双眼的配合问题导致，多属于聚散功能失调导致。对于完整检查，还应遵循双眼视觉检查流程见图 3-2-34。

调节功能异常主要包括：调节不足、调节过强、调节灵活度不足和调节不持久四大类，是视光临床中最常遇到的问题。关于调节异常的发病率，不同的研究有不同的报告。在 Hokoda 的 119 个样本研究报告中报告 25 人约 21% 的患者有双眼视和调节异常，其中 25 人中 80% 有调节问题。但在 Hoffman 等的 129 人的研究中，62% 的患者有调节异常。Scheiman 的在对 1650 名年龄在 6～18 岁的儿童做的随机对照研究中发现调节过度的发病率为 2.2%；调节灵活度不良为 1.5%；调节不足的发病率为 2.3%；整个调节异常的发病率为 6%；Porcar 等对 65 名大学生的研究中，报告 10.8% 的调节过度，6.2% 的调节不足，总体调节异常为 17%。

二、调节异常的分析

（一）调节不足的分析

调节不足（accommodative insufficiency）是临床上比较常见的双眼视功能异常，主要表现为调节幅度低于患者年龄相应的正常值[Hofstetter 公式调节力＝15－0.25×(年龄)]，如果测得数值比正常调节力低 2D 或更多，则考虑调节不足。检查发现有较大的调节滞后、低于正相对性调节(PRA)和低于正常年龄组的调节幅度。

老视患者表现的老花症状与调节不足患者一致，但老视患者此时所具备的调节力与年龄是相符合的，所以不能称之为真正的调节力不足。

调节幅度期望值为：

最低调节幅度期望值＝15－0.25×年龄

平均调节幅度期望值＝18－0.30×年龄

最高调节幅度期望值＝25－0.4×年龄

1. 症状　视疲劳、近距离视物模糊，畏光流泪，并可伴一系列特异性全身症状如头痛、全身乏力等，参见 CISS 视觉质量调查问卷。

2. 视功能检查　患者对各种调节刺激的反应均下降。

(1)调节幅度下降。

(2)调节灵活度测试中，负镜片模糊像较难消除。

(3)正相对性调节(PRA)低于正常。

(4)融像性交叉柱镜(BCC)测试正镜度数值高于正常，表现为大的调节滞后。

(5)可能出现内隐斜：由于调节力不足，患者需动用更多的调节刺激补偿调节的不足，结果导致调节性集合的增加，甚至可出现内隐斜。

(6)可能出现外隐斜：由于调节不足、调节性集合降低，患者多可出现外隐斜，且由于调节幅度下降、调节性集合下降使集合近点 NPC 远移，伴随集合不足的表现。

(二)调节过度的分析

调节过度又称调节过强(accommodative excess)或调节痉挛(spasm)：患者因调节过多导致集合，可表现为内隐斜。

1. 症状　患者症状的出现与近距离阅读或工作有关。视物模糊，在近距离阅读和工作后症状更明显，视远视近均模糊，如看黑板看电视及驾驶；调节过度导致的视物模糊一般不稳定，一到晚上及长时间近距离工作后症状更明显。从视远转为视近或从视近转为视远时聚焦困难，稍作近距离阅读和工作后即感眼胀、头痛、视疲劳，并伴一系列特异性全身症状如头痛、全身乏力等。

2. 视觉功能检查　常表现为任何需要调节放松的测试都可能有异常表现。

(1)调节幅度正常。

(2)单眼与双眼调节灵活度下降，特别是正镜片模糊像消除慢。

(3)NRA 正常或偏低。

(4)BCC 测定时，正镜片度数低于正常，可表现为调节超前。

(5)可有内隐斜。这时调节异常是主要原因，患者对特定调节刺激产生调节过度，伴随发生过度的调节集合，视近时即产生内隐斜；调节过度导致集合的过度。

(6)有时又表现为高度外隐斜。此时患者集合不足是主要因素，由于集合不足，患者动用过度的调节集合以代偿正融像性聚散功能，此时调节过度是继发因素，此类患者因集合不足，可能出现外隐斜。

(三)调节灵活度不良的分析

调节灵活度不良又称调节效能不足(accommodative infacility)，尽管调节幅度正常，但患者不能和谐地刺激和放松调节。

1. 症状　近距离视物后出现短时性近距和远距视力模糊，尤其在远近距离交替视物时，更明显。

2. 视功能检查　静态调节功能评价指标调节幅度和调节滞后可能正常，但动态调节评价指标调节灵活度下降，调节的放松和促发功能都不好，致 NRA 和 PRA 可能都低。

（四）调节不持久的分析

调节衰弱又称调节疲劳或非持久性调节，患者不能持久使用调节力，极易发生疲劳。当重复测量调节幅度时，首次可为正常，几次测量以后会发现调节幅度减低。

（1）症状：近距离阅读在初期尚正常，持续一段时间后，视力下降，视近模糊。

（2）视功能检查：调节幅度、调节滞后和调节灵活度在检测初期均正常；重复测量调节幅度和调节灵活度下降，调节滞后增加，PRA 正常或偏低。

各类调节功能异常检查结果总结见表 3-2-19。

表 3-2-19　各种调节功能异常检查结果

病例类型	遮盖实验	AC/A	集合近点	聚散幅度	聚散灵活度	立体视	调节幅度	双眼调节灵活度	单眼调节灵活度	正负相对调节 NRA/PRA	调节反应 MEM 值
调节不足	不明显的隐斜	正常	正常	近距离BO的模糊值可能低	正常	正常	低	通不过 −	通不过 −	低 PRA	高
调节不持久	不明显的隐斜	正常	正常	近距离BO的模糊值可能低	正常	正常	正常	通不过 −	通不过 −	低 PRA	高
调节过度	不明显的隐斜	正常	正常	近距离BI的模糊值可能低	正常	正常	正常	通不过 +	通不过 +	低 NRA	低
调节不灵活	不明显的隐斜	正常	正常	近距离BO和BI的模糊值均可能低	正常	正常	正常	通不过 +/−	通不过 +/−	低 N R A 和 PRA	正常

资料来源：CLINICAL MANAGEMENT OF Binocular Vision Heterophoric，Accommodative，and Eye Movement Disorders；Mitchell Scheiman，OD；Professor，Associate Dean of Research，Pennsylvania College of Optometry at Salus University Elkins Park，Pennsylvania

三、调节异常的处理

调节功能异常处理方式顺序为：屈光矫正、球镜附加、视觉训练。

（一）屈光不正矫正

屈光不正矫正是任何视觉功能异常的处理基础。当有明显的屈光不正存在时，通常要求患者配戴矫正眼镜 4～6 周，然后在进行重新的视功能评估。有些患者，在屈光矫正之后，以前的视觉症状可能得到解决，检测结果可正常。Dwyer 和 Wick 报告，143 个伴随聚散异常或调节异常的屈光不正儿童，在仅仅通过屈光不正被矫正，几个月之后，视觉功能得到改善。如果戴镜之后，这些异常仍然存在，就需要考虑另外的处理方法。

（二）球镜附加

通过正球镜的汇聚作用，可以补偿调节力量的不足。使用正球镜附加作为调节异常的处理手段，可以很快减少患者的视觉症状，对于调节不足和调节不持久效果最好。

对于调节过度和调节灵活度低下的患者，附加正镜的效果较差，需通过视觉训练的方式进行。

在考虑用近附加光作为处理选择时可以通过以下两种方法确定近附加，①根据测定

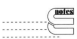

的 NRA/PRA 值确定：附加＝（NRA＋PRA）/2；例 NRA＝＋2.50；PRA＝－1.00，附加 ADD＝（2.50－1.00）/2＝1.50/2＝＋0.75；②根据单眼的 MEM 即单眼动态检影确定近用附加处方：例 MEM＝＋1.25；由于正常 MEM 值为＋0.25～＋0.50，所以通过 1.25－0.50＝0.75，将调节反应置于正常值范围：ADD 应该在＋0.75；这个附加镜还需要患者试戴进行调整，没有任何不适方能作为附加处方。

（三）视觉训练

视觉训练是调节异常的有效处理方法，可以缓解或者消除患者的视觉症状，也可从根本上提高患者的视觉功能。根据 Rouse 的报告调节异常的患者（accommodative anomalies），视觉训练可达 80%～90% 的成功率。

1．视觉训练目的　提高单双眼调节力、调节幅度；提高调节反应和调节速度；改善双眼调节不协调、不等量；改善阅读障碍，治愈视疲劳；减缓近视快速进展；促进调节与集合更协调、更匹配。

2．视觉训练原则　与聚散异常训练相似：

（1）训练开始着重训练困难的方向；例如：调节过度，主要关注正球镜片的接受力；调节不足与调节不持久患者，则主要关注负球镜片接受力；调节灵活度不良者，则同时关注正负镜片的接受力。

（2）然后既要关注调节的放松也要关注刺激。

（3）将重点放在单眼的调节幅度上，然后增加调节的灵活度。

（4）最后要关注左右眼两眼的调节能力要保持一致。

3．视觉训练方法　视觉训练方式包括：

（1）单眼训练：双眼调节能力一致。

（2）双眼分视训练：可以抗抑制治疗，如果没有抑制可以简化。

（3）双眼单视训练：双眼视觉系统下训练调节，注意避免出现抑制。

（4）综合训练：结合集合、双眼运动功能一起训练。

调节功能的训练方法最常用主要是以下这几种：镜片阅读、排序，推进训练，近 - 远 hart 表，双面镜 / 插片双面镜和偏振图片来改善调节功能。同聚散功能训练一样在进行训练前，需要特别强调的是，要进行屈光不正的全矫，即使患者的度数很小，若确认与用眼状态有关，则需要在训练时矫正。训练时我们会按照单眼调节幅度，单眼调节灵敏度和双眼的调节灵敏度的顺序来安排训练。

由于双眼训练会有集合参与，故在调节训练的前中期，主要进行单眼训练如选镜片阅读和排序，在训练后期进行双眼训练。先训练患者有困难的方向，如患者调节放松不好，调节过度，训练初期重点使用正镜片帮助患者放松调节功能，如果患者是调节紧张不好，则用负镜片帮助患者训练调节紧张的能力。

1）镜片阅读：判断训练重点，根据训练者的情况有针对性地进行训练，训练者存在调节不足，单眼双面镜检查负镜片通过困难，镜片阅读先训练负镜片；训练者存在调节过度，单眼双面镜正镜片通过困难，镜片阅读先训练正镜片；训练者存在调节灵敏度异常，单眼双面镜正负片通过均困难，镜片阅读先训练正镜片；如果对训练者的问题不够把握，镜片阅读也可以先从正镜片开始练起。

2）镜片排序：是在镜片阅读的基础上进行训练，单眼训练，建立放松调节，刺激调节能力的感受和意识，患者建立自主调节和放松调节的能力。

3）推进训练：训练目的：通过将注视小字母的视力卡置于眼的水平高度矢状中线向双眼慢慢移近：改进正融像性集合，近点集合，改善调节幅度。

注意：先提高准确性，再提高速度。

近-远 hart 表：近-远 hart 表是由一张大的字母卡和一张小的字母卡组成，卡片上均有 10 行 10 列的字母，如图 3-2-46 所示，大卡用于远距离，小卡用于近距离。

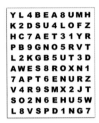

图 3-2-46　hart chart 大小卡

训练时将大卡放在距离训练者 3m 以上尽可能远的位置，顾客始终能够看清大卡上的内容，小卡顾客自己手持距离为 40cm，患者交替由近及远读出卡片上的字幕，由小卡片的第一个字母，看远处时大卡的第二个字母，交替往复，用以训练达到正常的调节幅度和调节灵敏度。

（5）双面镜/插片双面镜：该双面镜由正负球镜片组成，一边两个正透镜，另一边为两个负透镜。正透镜放松调节，负透镜触发调节。常用的为 ±2.00DS 的双面镜。动态测定和训练调节的灵活度，以及调节幅度。将双面镜一边放在眼前，注视 20/30 的视标，清晰后反转到另一面，清晰后再次反转。每反转一次，调节由放松到刺激变化 4.00D 的调节量。可用于单眼训练或双眼训练，由于没有抑制检测线索，常常检测不到患者在双眼进行训练时，到底是在用双眼看还是单眼看。

（6）偏振图片+反转拍：图 3-2-47 与上述的双面镜相似，只是增加了抑制检测线索。卡片上覆盖偏振片或是红绿阅读单位，需要配合偏振眼镜或是红绿眼镜。红色镜片看红色条纹下面的字，绿色镜片看绿色条纹下面的字，如果出现抑制，则其中的一行字会消失。

目的是在保持双眼视觉的条件下，改善调节灵敏度和融像性聚散。需要偏振镜片、偏振阅读卡、不同大小的正负反转拍（±0.50、±1.00、±1.50、±2.00、±2.50）。

4. 调节训练方案

（1）调节不足和调节不持久：

第一阶段：关注幅度，速度不是此阶段的关键。

1）与患者建立信任关系。

2）通过镜片排序和 Brock 线镜片让患者感受反馈线索。

3）感受调节或眼看近处的眼部感觉。

4）双面镜或远近 hart 表训练调节幅度，正常化调

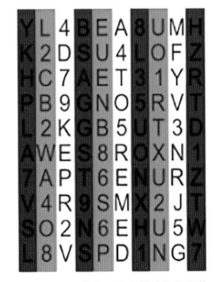

图 3-2-47　具有双眼分视功能的调节灵敏度测定红绿阅读单位

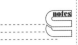

节刺激的能力。

5）兼顾考虑正融像集合幅度的训练，使用偏振立体图或红绿立体图进行base-out训练。

结束点：单眼能清晰＋2.00/－6.00DS镜片范围；或红绿立体图能完成30$^\triangle$的集合训练。

第二阶段：关注速度。

1）继续双面镜进行单眼调节放松与刺激的训练，更多关注速度。

2）关注聚散能力，裂隙尺apeture rule进行正融像集合PFV和负融像集合NFV训练。

3）双眼调节训练：双面镜进行调节放松与刺激的训练。

结束点：单眼能清晰＋2.00/－6.00DS双面镜，并可进行每分钟20循环；双眼能清晰＋2.00/－2.00DS双面镜，并可进行每分钟15循环；裂隙尺能够完成12张图片的集合和6张图片的散开。

第三阶段：整合双眼调节灵活度与双眼视觉训练技术。使用裂隙尺。偏心圆卡等双眼视训练技术结合双面镜反转拍。

结束点：偏心圆以环形的方式在各方位移动时或在眼前反转±2.00DS的双面镜时，偏心圆图像仍能被维持为单一清晰的双眼视图像。

（2）调节过度：

训练方案：

第一阶段：关注幅度，速度不是此阶段的关键。

1）与患者建立信任关系。

2）通过镜片排序和Brock线镜片让患者感受反馈线索。

3）感受调节放松眼看远处的眼部感觉。

4）用正镜片或远近hart表训练调节刺激和放松的能力。

5）兼顾考虑平滑负融像集合幅度的训练，使用偏振立体图或红绿立体图逐渐从周边视标-中心视标进行base-in训练。

结束点：单眼能通过＋2.00D镜片清晰看到20/30的近视标；红绿立体图能完成15$^\triangle$的散开训练。

第二阶段：关注速度。

1）继续双面镜等进行单眼调节放松与刺激的训练，更多关注速度。

2）关注平滑聚散能力，裂隙尺apeture rule等进行负融像集合NFV训练。

3）进行阶梯或跳跃式聚散能力训练，各种聚散训练法结合双面镜片反转拍。

4）双眼调节训练：双面镜进行调节放松与刺激的训练。

结束点：单眼能通过＋2.00/－6.00DS双面镜清晰阅读20/30的近视表，并可进行每分钟20循环；双眼能通过＋2.00/－2.00DS双面镜清晰，并可进行每分钟15循环；裂隙尺能够完成12张图片的集合和6张图片的散开。

第三阶段：整合双眼调节灵活度与双眼视觉训练技术。

使用裂隙尺，偏心圆卡等双眼视训练技术结合双面镜反转拍，进行训练，正常化中距离和远距离负融像集合幅度和灵活度。

结束点：偏心圆以环形的方式在各方位移动时或同时在眼前反转±2.00DS双面镜时，偏心圆图像仍能被维持为单一清晰的双眼视图像。

（3）调节灵敏度不良：

第一阶段：关注幅度，速度不是此阶段的关键。

1）与患者建立信任关系。

2）通过镜片排序和Brock线镜片让患者感受反馈线索。

3）看近，看远，感受眼睛集合，散开；调节刺激和放松的眼部感觉。

4）远近 hart 表训练调节幅度，正常化调节放松和刺激的能力。

5）兼顾考虑集合的训练，使用偏振立体图或红绿立体图进行平滑正负融像聚散力训练。

结束点：单眼能通过 +2.00/−6.00DS 镜片清晰阅读 20/30 的视标；红绿立体图能完成 $30^{\triangle}$ 的正融像集合任务和 $15^{\triangle}$ 的负融像集合任务。

第二阶段：关注速度。

1）继续双面镜等进行单眼调节尽快放松与刺激的训练，更多关注速度。

2）关注聚散能力，利用红绿立体图加强平滑的聚散力训练，正常化正融像集合幅度；利用裂隙尺 apeture rule，偏心圆卡等进行阶梯式或跳跃式聚散力训练，正常化负融像集合幅度（NFV），正常化正融像集合灵活度。

3）双眼调节灵活度训练：双面镜进行调节放松与刺激的训练。

结束点：单眼能清晰 +2.00/−6.00DS 双面镜，并可进行每分钟 20 循环；双眼能清晰 +2.00/−6.00DS 双面镜，并可进行每分钟 15 循环；裂隙尺能够完成 12 张图片的集合和 6 张图片的散开。

第三阶段：整合双眼调节灵活度与双眼视觉训练技术。

使用裂隙尺，偏心圆卡等阶梯性或跳跃性双眼视训练技术结合双面镜反转拍，进行训练，正常化中距离和远距离负融像集合幅度和灵活度。

结束点：偏心圆以环形的方式在各方位移动时或在眼前反转 ±2.00DS 的双面镜时，偏心圆图像仍能被维持为单一清晰的双眼视图像。

四、调节异常临床案例分析与处理

（一）案例分析 1

患者，女，12 岁，主诉阅读或近距离工作时眼部疲劳、不适，眼疼、眼酸，眼干。患者眼部无明显器质性病变，无明显全身疾病和用药史。为其验光并检查视功能，检查结果如下：

主觉验光：OD：−2.25DS（1.0）；OS：−2.75DS（1.0）。

Worth 4 点：4。

远距水平隐斜：$3^{\triangle}$ eso。

近距水平隐斜：$2^{\triangle}$ eso。

加 +1.00D 镜片后近距水平隐斜 5exo。

加 −1.00D 镜片后近距水平隐斜 4eso。

AC/A：4.5。

垂直隐斜：无垂直偏斜。

集合近点（NPC）：4.5cm。

BI 聚散力（远用）：X/8/0。

BO 聚散力（远用）：9/16/6；

BI 聚散力（近用）：15/18/13。

BO 聚散力（近用）：27/29/18；

BCC：+0.75D。

负相对调节（NRA）：+2.25D。

正相对调节（PRA）：−1.25D。

调节幅度（移近法）：OD：9D；OS：9D。

单眼调节灵敏度：OD：6cpm 负片困难。

OS：6cpm 负片困难，提示调节不足。

双眼调节灵敏度：4cpm，负镜片通过困难。

分析与处理：该患者，AC/A 值正常；远近距离有小幅内隐斜，需观察患者 BI（NFV）检查结果。均满足 Sheard 的准则；年龄为 12 岁，该年龄最低调节幅度应为 12D，两眼调节幅度值均低于 10D，PRA（−1.25D）低于正常值，BCC 显示调节滞后，单双眼调节灵敏度降低，且负镜片困难，调节动用无力，诊断为调节不足。该患者因调节不足，便会动用更多的集合性调节来补偿调节的不足，结果导致调节性集合的增加，因而出现内隐斜的增加。

该患者需全矫正远用屈光不正，在视近时可辅以下加光补偿不足的调节，ADD＝（NRA＋PRA）/2＝（＋2.25D−1.25D）/2＝＋0.50DS，并通过 4.5△/D 的 AC/A，使近用眼位由内隐斜表现为正位。附加镜可使用渐进多焦眼镜。也可以进行视觉训练来增加调节幅度。

（二）案例分析2

患者，女，23 岁，几年前曾在某眼镜店验光配镜，双眼均为 −3.00DS，矫正视力为 0.8。现主诉长时间视远或视近后视物模糊，眼胀、头痛，自己怀疑近视度数又增加，本此特来重新验光配镜。在检影时发现影动时而顺动时而逆动，似调节过强，遂嘱其 0.5% 美多丽 P 眼水睫状肌麻痹下验光。验光结果为：OD 平光（1.0），OS 平光（1.0）。次日复查，裸眼远视力为 OD 0.8，OS 0.8，自觉模糊不清，试镜至 OD −1.25DS＝1.0，OS −1.25DS＝1.0，自觉亮度增加，清晰度提高。

在 OU：−1.25DS 基础上检查其视功能，结果如下：

Worth 4 点：4。

集合近点（NPC）：4cm。

远距水平隐斜：0。

近距水平隐斜：6exo。

加 ＋1.00D 镜片后近距水平隐斜 7exo。

加 −1.00D 镜片后近距水平隐斜 2exo。

AC/A：2.5。

垂直隐斜：无垂直偏斜。

BI 聚散力（运用）：x/12/2。

BO 聚散力（远用）：x/10/2。

BI 聚散力（近用）：x/20/6。

BO 聚散力（近用）：x/18/8。

NRA：＋1.25D，。

PRA：−3.25D。

调节幅度（移近法）：OD：12D。

OS：12D。

BCC：−2.50D。

单眼调节灵活度检查（±2.00D 翻转拍）：

OD：6cpm。

OS：6cpm，均正镜片困难，提示调节难以放松。

双眼调节灵活度：6cpm，正镜片困难。

分析与处理：患者远近距离眼位均在正常范围之内，正常 AC/A，但所有有关调节功能测定均显示调节较难放松，NRA、单双眼的调节灵活度均较低，提示调节难以放松，BCC（−2.50D）也显示调节超前，由此分析该患者由于长期戴过矫眼镜，调节过度。患者所出现的症状也与调节过度有关。此案例为假性近视。假性近视是由于调节超前或调节痉挛造成的视远模糊现象，通过使用睫状肌麻痹剂可以使调节痉挛状态放松。表现为散瞳前验光有近视,散瞳后为正视。临床上会遇到这种情况:患者已经配戴的近视眼镜的度数远高于其实际度数,但是由于习惯了过矫的状态,如果验光师要降低近视度数到正常值时,患者反而会觉得正常度数的眼镜不够清晰,我们可以采取逐步降低过矫度数的方法,并积极地进行视觉训练,让患者尽快放松痉挛的睫状肌,从而改善视疲劳症状。

（三）案例分析3

患者,男,12 岁,主诉看书5～10min 后出现视物模糊及视疲劳症状。患者眼部无明显器质性病变,无明显全身疾病和用药史。为其验光并检查视功能,结果如下:

主觉验光:OD:平光(1.0);OS:平光(1.0)。

Worth 4 点:4。

远距水平隐斜:0。

近距水平隐斜:4eso。

加-1.00D 镜片后近距水平隐斜:8eso。

AC/A:4。

垂直隐斜:无垂直偏斜。

集合近点(NPC):4cm。

BI 聚散力(远用):X/7/4。

BO 聚散力(远用):9/18/12。

BI 聚散力(近用):10/19/11。

BO 聚散力(近用):12/22/10,

聚散灵敏度(近):12cpm。

BCC:-0.75D。

负相对调节(NRA):+1.50D。

正相对调节(PRA):-2.50D。

调节幅度(移近法):OD:13D;OS:13D。

调节幅度正常。

单眼调节灵敏度:OD:0cpm;OS:0cpm 正镜片失败,提示调节难以放松。

双眼调节灵敏度:0cpm 正镜片通过困难。

分析与处理:在这个案例检查中显示,双眼远眼位正常,近处有 4$^\triangle$内隐斜,在近处如果出现内隐性,最好的途径是先寻找负相对集合(NFV)数据群以证实集合过度。然而在这个例子中,近处 BI:10/19/11,根据 Sheard 准则,负融像性集合 10 为内隐斜 4 的 2 倍,符合 Sheard 准则,集合过度的假设不成立。所有检查的结果患者的调节放松能力均差(BCC,单眼调节灵敏度和双眼调节灵敏度+2.00 困难,NRA 减低),故可诊断为调节过度。

处理方法,通常需先矫正屈光不正(未进行矫正的屈光不正也会导致患者调节疲劳,建议首先必须进行屈光矫正,本例患者为平光可省去该步骤),最好的处理方式就是视觉训练,促使调节放松。

（四）案例分析4

患者,女,12 岁,主诉希望尽可能避免近距离工作,眼畏光、不适,易困乏。看书时觉得文字移动、跳动、游动并在纸面上漂浮,尤其在上课时发现在黑板和作业本之间交替看时,有视觉模糊出现。患者眼部无明显器质性病变,无明显全身疾病和用药史。为其验光并检查视功能,结果如下:

主觉验光:OD:-0.25DS/-0.25DC×10(1.0);OS:-0.50DC×175(1.0)。

Worth 4 点:4。

远距水平隐斜:3eso。

近距水平隐斜：1eso。

加＋1.00D镜片后近距水平隐斜：3exo。

AC/A：4$^{\triangle/D}$。

垂直隐斜：无垂直偏斜。

集合近点（NPC）：5cm。

BI聚散力（远用）：X/8/2。

BO聚散力（远用）：8/12/1。

BI聚散力（近用）：15/18/13。

BO聚散力（近用）：22/24/14。

BCC：＋0.25D。

负相对调节（NRA）：＋1.00D。

正相对调节（PRA）：－1.25D,

调节幅度（移近法）：OD：12D。

OS：12D,调节幅度正常。

单眼调节灵敏度：OD：5cpm；OS：5cpm。

正负镜片通过困难双眼调节灵敏度：4cpm,提示调节促发和放松均困难。

分析与处理：此患儿无明显的屈光不正,无明显眼部及全身疾病,年龄12岁,该年龄最低调节幅度应为12D,两眼调节幅度测定值显示正常；NRA/PRA均减弱,提示调节促发和放松均困难。但其近距NRV与PRV值正常,且与眼位关系满足Sheard准则,说明NRA/PRA的减弱,不是由NRV与PRV引发,而单纯是调节促发和放松困难；BCC正常滞后；调节灵活度测试时主要表现在正镜片模糊像、负镜片模糊像消除均困难,提示调节促发与放松均不易,考虑患儿视近物再视远物时,有明显的视物模糊感觉,可以诊断为调节灵活度下降。处理方法仍为首先矫正屈光不正,辅以翻转拍、字母表操等进行调节视觉训练。

（五）案例分析5

患者,女,12岁,主诉阅读或近距离工作时会出现重影,对记住曾经读过的东西感到困难。患者眼部无明显器质性病变,无明显全身疾病和用药史。为其验光并检查视功能,结果如下：

主觉验光：OD：－4.25DS－0.75DC×100（1.0）；OS：－4.25DS（1.0）。

Worth 4 dot：4。

远距水平隐斜：2eso。

近距水平隐斜：0。

加＋1.00D镜片后近距水平隐斜：5exo。

AC/A：5。

垂直隐斜：无垂直偏斜。

集合近点（NPC）：5cm。

BI聚散力（远用）：X/8/2。

BO聚散力（远用）：8/12/1。

BI聚散力（近用）：15/18/13。

BO聚散力（近用）：22/24/14。

BCC：＋0.25D。

负相对调节（NRA）：＋2.00D。

正相对调节（PRA）：－1.00D,PRA减弱。

调节幅度（移近法）：OD：12D；OS：13D,调节幅度正常。

单眼调节灵敏度：OD：10cpm，负镜片困难；OS：10cpm，负镜片困难。

双眼调节灵敏度：8cpm，负镜片通过困难。

分析与处理：该患者远近距离隐斜值不大，且远近距聚散功能与隐斜的关系满足各准则内容，提示不是聚散功能障碍，年龄 12 岁，该年龄最低调节幅度应为 12D，两眼调节幅度值均正常，PRA 低于正常值可排除调节过度，调节灵敏度降低，但负镜片消除困难，可排除调节灵敏度不良，在重复测量中发现调节不能持久，出现 PRA 降低，诊断为调节不持久。该患者需要配戴全屈光矫正眼镜，并结合翻转拍、字母表操等进行视觉调节功能训练。

通过对调节功能异常分类、诊断和分析，将有助于处理方法的选择。

实训 2　调节异常的训练

一、实训目的

能对调节功能异常患者进行视觉功能训练，掌握控制调节功能的方法及技巧。

二、实训步骤

1. 镜片阅读

（1）训练目的：嘱顾客能够明确感知到镜片带来的模糊和清晰的感觉，动用和放松调节的感觉，初步学会控制调节。

（2）训练设备：眼罩 / 遮盖片，视力卡，试镜片。

（3）训练要点

1）先从低度数开始训练，可以根据训练者的 NRA，PRA 选择起始镜片（比如说训练者 NRA：+1.50D，起始镜片就可以选择 +1.50D，或者 +1.25D），也可以直接从最简单的 0.50D 开始练起，镜片间隔 0.50D 或 1.00D。

2）视力卡放置在距离训练者 40cm 的位置上，根据训练者的近视力情况选择相应的视力卡，近视力 0.7 以上的训练者使用 20/30 的视力卡，近视力 0.5～0.6 的训练者使用 0.5～0.6 的视力卡，近视力 0.4 左右的训练者使用 20/50 的视力卡。

3）训练时遮盖单眼，依照训练者的情况，选择是先练正镜片还是先练负镜片，将选好的镜片放在眼前，通过镜片注视视力卡上第一个视标，要求训练者看到的足够清楚，清楚的标准是加上镜片后看到的视标跟不加镜片时一样清楚，通过镜片将 40 个视标全部看完，该镜片训练结束。根据训练者的训练情况选择下一个光度的镜片重复之前的训练内容。

4）一次训练一般使用 3 个镜片（如果是先训练正镜片，可以 2 正 1 负，如果先训练负镜片，可以 2 负 1 正，有一个不同镜片的目的是平衡训练效果），左右眼训练内容相同，控制整个训练时间在 15min 左右。

5）在训练过程中，如果出现某个镜片看不清楚，可以先让训练者持续注视一段时间，部分训练者会在一段时间后，能够看清楚视标；如果训练者在注视一段时间后，依然不能看清视标，可以通过改变视标的距离来降低训练难度，正镜片训练时可以通过移近视力卡来降低训练难度，负镜片训练时可以通过移远视力卡来降低训练难度。

（4）训练终点：训练终点：在选择的试镜片范围"+2.50D 至最小调节幅度的一半"内，按照一定间隔全部训练一遍。

2. 镜片排序

（1）训练目的：训练调节幅度、调节的精准性以及自主控制调节能力。

（2）训练设备：调节视标卡（rock chart）视标大小 20/30，眼罩 / 遮盖片，试镜片 +2.50D～ -6.00D。

（3）训练要点

1）遮盖患者左眼，调节视标置于眼前 40cm。

2）每次排序 8 个镜片，镜片度数间隔从 1.00D、0.75D、0.50D 依次减小（调节过度的人先用正片练习，调节不足的人先用负片练习）。

3）遮盖右眼，重复上述步骤，训练左眼。

（4）训练终点：要求训练者能够准确、快速排序将间隔 1.00D 或 0.50D 的试镜片全部排出顺序来，且与镜片光度顺序相同。

3．推进训练

（1）训练目的：改进正融像性集合，近点集合，改善调节幅度。

（2）训练设备：电筒，笔尖，视标卡。

（3）训练要点

1）患者将注视小字母的视力卡置于眼的水平高度矢状中线向双眼慢慢移近。

2）当视标移近过程中出现重影时，嘱患者努力避免重影，直至不能克服重影为一次。

3）注意：先提高准确性，再提高速度。

（4）训练终点：移动 20～30 次为一组，每天做 2～3 组，训练 1min，休息 30 秒。

4．近 - 远 hart 表

（1）训练目的：储备正常的调节幅度和调节灵敏度。

（2）训练设备：一套字母表（一张大卡和与大卡配套的一张小卡）。

（3）训练要点

1）先从视标最大的卡片开始训练，训练初期依然是以单眼训练为主。

2）选择内容一致的大小卡，将大卡放在距离训练者 3m 以上尽可能远的位置，患者始终能够看清大卡上的内容，小卡患者自己手持距离为 40cm。

3）要求患者注视小字母表第一行，依次读出每个字母，边读边将小字母表移近，直至不能保持视标清晰。

4）此时略将小字母表移远 2.5cm，要求患者交替阅读大字母表与小字母表第二行每一个字母。

5）完成第二行时，将小字母表重新移回 40cm 处保持视标清晰，依次读出第三行每个字母，边读边将小字母表移近，重复第 2 步，将阅读目标改为第 4 行。

6）重复上述步骤，直到完成所有 10 行阅读，每只眼睛读三遍，记录一次读完一遍的时间。

7）如果感到困难，可以尝试下列方法：阅读小字母表时，暗示患者感觉在看很近的物体，需要用力"对眼"；阅读大字母表时，暗示患者感觉在看很远的物体，需要放松双眼。

8）遮盖右眼，重复上述步骤，训练左眼。

（4）训练终点：交替阅读大、小字母表均能保持视标清晰，1min 把 10 行视标全部读完，可以明显感觉出交替阅读大小字母表时保持视标清晰时眼睛发生的不同变化。

字母表单数行的训练是小卡移近，主要训练的是调节幅度，双数行是大小卡交替阅读，主要训练的是调节灵敏度。

5．双面镜 / 插片双面镜

（1）训练目的：在排除抑制的状态下，储备正常的调节幅度和灵活度，患者需有同时视。

（2）训练设备：双面镜，插片双面镜，调节视标卡（rock chart）视标大小 20/30，镜片（＋2.50D～－6.00D），试镜架，6△三棱镜。

（3）训练要点

1）三棱镜垂直分离双眼，一眼正透镜、另一眼负透镜，调节视标置于眼前 40cm。循序渐进的提升双面镜的规格，在双眼训练双面镜时，建议从 ＋/－0.50D 开始练起，可以更好地训练调节与集合的协调与配合。

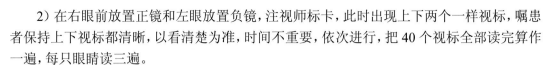

2）在右眼前放置正镜和左眼放置负镜，注视师标卡，此时出现上下两个一样视标，嘱患者保持上下视标都清晰，以看清楚为准，时间不重要，依次进行，把40个视标全部读完算作一遍，每只眼睛读三遍。

3）每次增加0.50D，直到+2.50D/−6.00D，随后左眼放置正镜，右眼放置负镜重复上述步骤。

4）当患者放置+2.50D/−6.00D上下视标保持清晰时，开始训练速度，同样是注视20/30的视力卡，正镜片看第一个视标，负镜片看第二个视标，依次进行，把40个视标全部读完算作一遍，每只眼睛读三遍后，记录1min翻转的周期数。

5）注意确保患者能看到上下两视标。

（4）训练终点：双眼+2.50D/−6.00D保持清晰，1min能够把40个视标全部都读完，达到20cpm。

6. 偏振图片

（1）训练目的：在保持双眼视觉的条件下，改善调节灵敏度和融像性聚散。

（2）训练设备：偏振镜片、偏振阅读卡、正负反转拍（+/−0.50D、+/−1.00D、+/−1.50D、+/−2.00D、+/−2.50D），调节视标卡20/80～20/30。

（3）训练要点

1）放置偏振阅读卡，配戴偏振眼镜，视标卡于40cm处，患者戴偏振镜片后观察偏振图直至视标融合为止。

2）使用+/−1.50D翻转透镜，在眼前交替放置正镜和负镜，要求患者注视调节视标卡，给患者足够的时间保持清晰视觉，如果感到困难，改用+/−1.00D。

3）要求患者任何时候必须要同时看到4列阅读内容，描述使用正负透镜阅读时的不同感受。

4）连续使用反转拍约1min，在使用翻转透镜的条件下阅读3min。

5）分别使用+/−1.00D、+/−1.50D、+/−2.00D、+/−2.50D的反转拍并重复上述步骤。

（4）训练终点：+/−2.50D保持视标清晰，在没有单眼抑制的情况下，达到15～20cpm。

第四部分 视觉质量的评估与分析

概述

　　视觉是人最重要的感觉，至少80%以上的外界信息经人眼的光学系统获得，而人眼的视觉又是极其精妙且复杂的。两个矫正视力达到1.0的人，虽然他们都能分辨"E"的开口方向，但是一个可能是很清晰地分辨出边界，而另一个可能是模糊地辨认，两人虽具有相同的视力，但是看到的现象却大不相同。在生活中还可以碰到这样一些人，特别是术后，裸眼视力已有1.0或以上，但仍抱怨视物不清、视疲劳或夜间开车困难。由此可见，单纯用视力无法准确地描述人眼的视觉，在科学高度发展的今天，视觉质量才是更高更科学的标准。视觉质量是用来描述人眼整个视光系统的功效，是对人眼视觉系统在光学成像与神经处理方面的特征和特性的描述。

　　由于人类视觉的形成是视觉生理系统和心理物理系统相互作用的复杂过程，正常人眼的视觉质量是眼球纯光学系统的敏感度和视网膜—神经增效系统的总和，因此，人眼视觉质量评估的方法主要分为主观评价和客观评价两大类。

　　主观评价是以被检者为主配合完成的检查方法，受到被检者自身认知和心理等主观因素影响，既反映屈光系统成像质量，又反映视觉系统功能，其检查结果可随患者意愿与配合的不同而变化，常用的检查方法包括视力、对比敏感度和对比度视力、视觉质量量表等。

　　视力是评价视觉质量最基本的指标，代表视网膜黄斑中心凹处的视觉敏锐度。视力表是视力检测最基本的工具，但它仅反映黄斑对高对比度小目标的分辨能力，无法衡量整个视网膜对低对比度物体的分辨能力。1956年Schade首先提出对比敏感度（contrast sensitivity，CS），将空间光栅用于分析视觉系统的信息传递特性。对比敏感度可反映不同对比条件下对不同空间频率目标的分辨能力，检查具有同时改变空间频率和对比度两个参数的特点，更敏感、更真实地反映视功能情况，更符合人眼视觉的实际环境，可在视远、视近、亮环境、暗环境等不同条件下进行检查，其测量结果可以评价个体在实际视觉工作的状况，如驾车等，现已成为评价屈光手术的重要指标之一。

　　视觉系统具有自己特异的视觉通道，每一通道只在特定的很窄范围的空间频率上有特定的敏感范围，而所有的对比敏感度功能正是每一通道的反映。视觉通道理论认为视网膜神经节细胞包含X细胞和Y细胞，X细胞主要分布于黄斑中心区域，主要接受视锥细胞的传导，兴奋时X细胞通道开放，抑制时X细胞通道关闭。Y细胞主要分布于黄斑区以外的视网膜周边部，主要接受视杆细胞的传导，兴奋时Y细胞通道开放，抑制时Y细胞通道关闭。X细胞对高频正弦光栅敏感，Y细胞对低频正弦光栅敏感。因此，低频区主要是反映视觉对比度情况，高频区主要反映视敏度情况，而中频区是较为集中地反映了视觉对比度和中心视力综合情况。在正常人，对比敏感度函数（CSF）曲线为一倒U形，也有称之为山形或钟形，呈中频区高、两头（低频、高频）低的形态特征。中频区对比敏感度高是由于人的视觉系统活动主要依赖于CSF中频区所决定的，研究证明，中频区对比敏感度的高低直接与中心视功能的质量有密切关系。眩光（glare）是与对比敏感度密切相关的一种视功能检查方法，是指视野中由于不适宜亮度分布，或在空间或时间上存在极端的亮度对比，以致引起视觉不舒适和降低物体可见度。眩光对比敏感度反映的是眩光条件下对比敏感度的情况，它主要评价眼内出现散射光时对视觉功能的影响。

　　在很多视觉质量研究文献中将个体的主观感知作为视觉质量评价的重要部分，也称为

RSVP（refractive status and visual profile），将与视觉有关的精神状态、生理功能、光学变化感知、驾车、眩光感知等分类进行综合评分，直接将生活质量与视觉质量进行联系。量表简单易行，根据个体的主观症状来综合评价视觉质量，较客观地反映一些不适症状，可全面地了解视觉质量对被检者的影响，因而受到国内外学者的青睐。

主观感觉虽可真实反映其视觉质量，但不可避免地存在着自身偏差和检查者间偏差等问题，客观评价可有效地排除人为因素，对视觉质量进行客观、综合分析。常用的检查方法包括像差、Q值、点扩散函数、调制传递函数、客观散射指数和斯特列尔比等，这些指标将在下面章节中详细描述。

评估视觉质量的方法有很多，各种方法均有其各自的适用范围。由于视觉质量是多个因素的综合反映，单一的参数已不能准确反映人眼的视觉质量，需结合主观和客观两大类方法综合考虑和评估。虽然大多数情况下两者是一致的，但也会出现矛盾的时候，应该谨慎全面分析，参考客观测量指标的同时，也应尊重被检者的主观表现。随着时代的进步和科学技术的发展，社会整体生活质量不断地提高，人们对视觉质量也有了更高的要求，视光学科的发展和交叉学科的渗入，推动着视觉质量评估方法的不断发展，相信不久的将来，可能会产生更客观、准确的评估方法和体系，最终使人眼的视觉更加趋于完善。

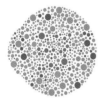

情境一　视觉质量的评估方法

任务1　波　前　像　差

学习目标

知识目标

1. 掌握：波前像差的概念和波前像差的描述方法。

2. 了解：人眼波前像差的成因和影响因素。

3. 了解：波前像差的测量原理和方法。

技能目标

能够比较客观和全面地进行人眼像差的测量与评估等方面的咨询。

一、波前像差的概念

在光学领域，人们早就用像差（aberration）来描绘光学仪器成像质量。由球面系统和平面系统的光路特征和成像特性可知，只有平面反射镜是唯一能对物体呈完善像的光学零件。单个球面透镜或任意组合的光学系统，只能对近轴点以细光束成完善的像。

（一）几何光学

从几何光学的角度，如果只考虑单色光成像，光学系统可能产生五种性质不同的单色

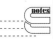

像差（monochromatic aberration），即球差（spherical aberration）、彗差（coma）、像散、像面弯曲和畸变，但是绝大多数光学系统用白光或复色光成像，由于色散的存在会使其中不同的色光有不同的传播光路，由这种光路差别而引起的色差称为色像差（chromatic aberration），包括位置色差和倍率色差。在实际一般光学成像过程中，在轴向成像以球差和离焦为主要像差，在非轴向成像中，以斜轴散光和彗差为主。

（二）物理光学

从物理光学角度，可以将像差定义为波阵面像差，也称波前像差。波前像差的基本概念是：用光线的巨阵轨迹形成波前，并和理想的球面波相比较，可以发现两者存在的偏差，这种偏差称为波前像差（wave-front aberration），是衡量光学系统成像的重要指标之一。

波动光学是从光的波动性出发来研究光在传播过程中所发生的现象，它可以比较合理地解释研究光的干涉、光的衍射、光的偏振，以及光在各异向性的媒质中传播时所表现出的现象，它是波前像差理论的基础。光的波动学理论认为光是一个前进的电磁波，点光源向周围发出的电磁振动中任一点位移可用下式来描述：

$$u = A\cos\frac{2\pi}{T}t \tag{4-1-1}$$

其中，A 是振幅，T 是振动周期，t 是时间。在光波传播的某一瞬时 t，在振动传播的方向上同相位的点所形成的面称波阵面，简称波前（wavefront）。光程（optical path length，OPL）定义为光波在介质中传播的空间距离 d 与该介质的折射率 n 的乘积，即一个点光源发出的光线可以向各个方向传播，从一个点到另外一个点的光线行径，也就是光在穿过物体时，其波长所振荡的次数，它由物理光径长度与屈光介质所决定。可表示为：

$$OPL = d \times n \tag{4-1-2}$$

当光波在不同介质中传播时，光程为各介质中光程的和：

$$OPL = \sum_i d_i \times n_i \tag{4-1-3}$$

光程差（optical path difference，OPD，单位为：mm）指两束光到达某点的光程之差值，用来表示光程的差异。根据 Rayleigh 准则，最大波前像差小于 1/4 波长的话，则系统质量与理想光学系统没有差别。在很多情况下，波前像差比几何像差更能反映系统的成像质量。波前是光波的连续性的同相表面，且与光线前进的方向相垂直。波前和光线都能用于描述光波的行进（图 4-1-1）。点光源的波前通过一个凸透镜向前传播，在光波通过透镜时，由于透镜的折射率比空气要大，因此传播的速度会减慢，透镜中央较厚，所以会减慢中央的波前，而外周的波前则相对快。由于透镜的形状造成光波速度减慢的不同，使入射的发散性的波前转换成了出射时会聚性的波前，对于理想的系统，从点光源到像点的任意路径传播的光程相等，即 OPD 为 0。

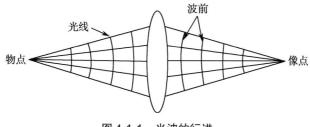

图 4-1-1 光波的行进

波前像差作为一种光学测量方法，最早在天文学上得到应用，用于改善远距离摄影时所面临的像差问题，以取得清晰的天文照片。1944 年开始用于测量人眼的屈光不正和高阶像差,但由于设备复杂难以普及。随着准分子激光角膜屈光手术的进展,波前像差的测量设备和方法得到了飞跃性的发展,使我们能够跳出几何光学水平,对人眼的屈光矫正有了更新的认识,视野更为开阔。运用像差理论,能够更全面地解释人眼屈光异常中的一些问题。屈光不正从几何光学出发,假设通过人眼屈光介质后将汇聚成为一个焦点(单纯近视、单纯远视)或角膜各经线上的屈光力相同(规则散光);波前像差则从波动光学出发,考虑了角膜面上每一点波前与理想波前之光程差。低阶像差与传统的屈光不正的表达方式相对应,屈光只是人眼像差中的一部分,因此波前像差比屈光不正更细致地描述了视觉成像偏差。

由于目前技术的局限以及人眼结构等原因,无法在人眼的内部测量像差,而通常采用测量出瞳孔面的波前的方法来测量人眼波前像差,因此波前像差的确切定义是来自黄斑处发散出的理想波前和实际波前的光程差(图4-1-2)。

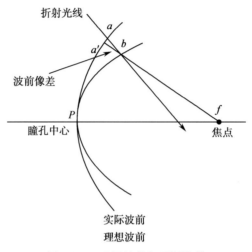

图 4-1-2　实际波前和理想波前

二、波前像差的描述

2000 年,由印第安纳州立大学(Indiana University)、德州大学健康科学中心(University of Texas Health Science Center)等单位研究人员参加制定的 VISA(vision science and its applications)标准组的研究报告——“报告人眼光学像差的标准”中提出了人眼光学像差的应用标准。目前,在临床上基本采用此标准来表示人眼像差。常用的描述像差的方法是 Zernike 多项式及波前像差图。

(一) Zernike 多项式

1. Zernike 函数　由于像差形式比较复杂,形状多不规则。应用数学式可以相对精确地表示像差的大小。在数学上,不规则的二维分布可以用 Zernike 函数得以分离。其为一正交于单位圆上的序列函数,它是以半径和方位角定义的极坐标形式表示的,它可对单色像差进行定量分析,每个 Zernike 多项式都是由归一化因子,极半径分量和轴角分量这三部分组成的。其中,极半径分量是多项式,轴角分量是正弦函数。用双系数法可以将 Zernike 多项式描述成:

$$Z_n^m(\rho, \theta) = \begin{cases} N_n^m R_n^{|m|}(\rho)\cos m\theta, & m \geq 0 \\ -N_n^m R_n^{|m|}(\rho)\sin m\theta, & m < 0 \end{cases} \tag{4-1-4}$$

其中,极半径分量和归一化因子可分别表示为:

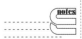

$$R_n^{|m|}(\rho) = \sum_{s=0}^{(n-|m|)/2} \frac{(-1)^s (n-s)! \rho^{n-2s}}{s! \left(\dfrac{n+|m|}{2}-s\right)! \left(\dfrac{n-|m|}{2}-s\right)!} \tag{4-1-5}$$

$$N_n^m = \sqrt{\frac{2(n+1)}{1+\delta_{m0}}} \tag{4-1-6}$$

公式中的系数 n 表示最高阶的半径阶梯,系数 m 表示方位角的正弦频率成分,ρ 即是从 0 到 1 的半径坐标,θ 是从 0 到 2π 的方位角。当 $m=0$ 时,$\delta_{m0}=1$,当 $m \neq 0$,$\delta_{m0}=0$,n 取正整数或零,对于给定的 n 来说,m 的取值范围为 $-n$,$-n+2$,$-n+4$,$\cdots n$。

2. 波前像差函数 用 W(x, y)表示,它表示出瞳处理想波阵面上每一点与视网膜参考平面会聚成的波阵面的每一点(x, y)的距离。因为该函数与理想波前和实际波前的距离成比例,像差的测量是通过视网膜上的一个点光源来反射,没有像差的眼睛反射出来的光线会形成 Z 正向的波面,因此 $W(x, y) = \sum_{j=0}^{k} C_{ij} Z_{ij}(x, y)$,其中,$C_{ij}$ 代表系数,Z_{ij} 代表 Zernike 多项式。j 从 0 到 k。通过上述的计算将波前像差分解成多阶成分。常用的 Zernike 多项式多为 7 阶 35 项,每一项的系数代表了相应的像差量,其中低阶像差和传统像差相对应。计算以均方根(root means squares, RMS)值来表示总体像差和组成总像差的各个分阶像差大小,单位为 μm。RMS 1~5 分别代表倾斜(C1, C2)、离焦(C4)和散光(C3, C5)、三阶(C6~C9)、四阶(C10~C14)、五阶(C15~C20)、六阶(C21~C27)及七阶(C28~C35)为更高阶像差。有研究显示同阶像差中,离焦(C4)比散光(C3, C5)更能影响视物清晰度,彗差(C7, C8)比三叶草(C6, C9)影响大,球差(C12)和二级散光(C11, C13)比四叶草(C10, C14)影响大。

(二)波前像差图

由于 Zernike 多项式是用数字表达人眼的波前像差,为了临床上直观的观察,我们把 Zernike 函数重建成波前像差图。人眼是一个有像差的光学系统,由于人眼组织结构如泪膜、角膜、晶状体等造成的厚度不同及由一些老化或是病变造成的屈光介质异常,都使经过瞳孔不同位置的光线与经过瞳孔中心的光线相比较,是存在光程差的,我们用伪彩色将这种差异表达出来,即波前像差图。像差图可以是二维平面的也可以是三维立体的(图 4-1-3,图 4-1-4)。为了表示某特定阶次的像差,可以将其他阶数的 Zernike 系数取值为 0,通过波前像差函数公式的计算,即可得出某特定阶数的像差。不同类型的像差图形不一,例如:单纯离焦形成的波前像差为抛物线形,散光波前像差形成如沙漏状。颜色可显示像差的程度等(图 4-1-5)。

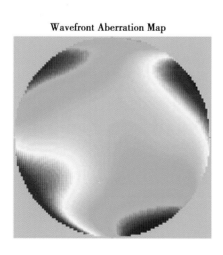
Wavefront Aberration Map
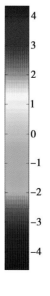

图 4-1-3 二维平面图

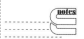

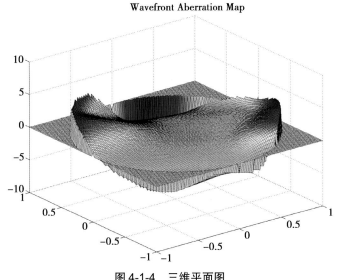

图 4-1-4 三维平面图

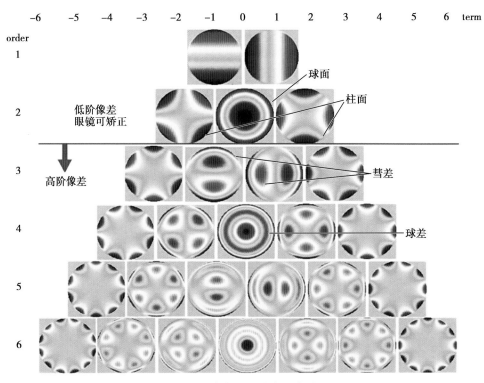

图 4-1-5 颜色显示的各阶像差图

三、人眼波前像差的成因和影响因素

(一)人眼波前像差形成的原因

实际生活中,任意一个光学系统都不能理想成像,即成像不可能绝对的清晰和完全没有变形。

1. 原因

(1)光学系统必须通过一定的通光孔径才能观察到一定范围内的物体或是所成的像有一定的照度,因为入射光并非都是近轴光线且光束间的张角存在很大差别。随着张角增大,所成的像与实际物的偏差就越大。

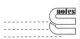

（2）实际生活中的物是立体的，且大小不同，这样各个物点发出的倾斜光束就不能保持为近轴光束，所成的像也不可能在同一平面上。

（3）实际的光学系统对物体上各点的放大率也不可能相同。以上这些情况导致在成像的过程中产生了各种成像缺陷，这些成像缺陷可用若干像差来描述。

2. 来源 根据人体生理学，对于人眼系统，其像差来源于以下几方面：

（1）角膜和晶状体表面不理想，其局部存在偏差。

（2）角膜和晶状体不同轴。

（3）角膜和晶状体的内容物不均匀，以致折射率有局部偏差。

（4）各种光通过人眼的折射率不同，不可避免地产生色差。

这些结构上的偏差使得经过偏差部位的光线偏离理想光路，以致物体上一点在视网膜的对应点上不是一个理想的像点，而是一个发散的光斑，其结果是整个视网膜像对比下降，视觉模糊。

3. 像差与视觉质量 对于一个理想的眼睛，远处的点光源在视网膜上形成一个清晰的像点（点发散作用，PSF），因此，理论上物体应该成像在视网膜上（图4-1-6）。

对于一个有像差的眼睛，光点形成一个发散的斑从而致使远处的物体在视网膜上成一个模糊不清的像。在这种情况下是不能通过移动焦平面来得到理想的像的（图4-1-7）。研究显示各种像差对人的视觉质量都具有重要的影响，在正常人眼的像差中，球差和色差是影响视网膜成像的重要因素。而像散和彗差等轴外像差居于次要地位。在瞳孔小于3mm时，人眼的像差主要是离焦、散光、彗差、球差等常规的像差，当瞳孔增大超过7.3mm时，影响人眼的视觉质量和视网膜分辨率的主要原因是非常规像差。单色像差和瞳孔的大小有明显相关性，随瞳孔增大像差明显升高，而且对于PRK、LASIK术后大瞳孔（7mm）患者像差明显高于小瞳孔（3mm）的患者。

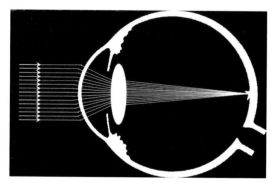

图4-1-6 理想眼的成像

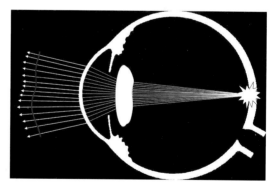

图4-1-7 有像差眼的成像

（二）影响人眼波前像差的因素

人眼是一个复杂的光学系统，由于各种因素的影响，如年龄、瞳孔大小、调节、屈光状态、光线波长、角膜形态等会出现不同的像差。

1. 年龄 随着年龄的增加，视网膜成像质量会下降，正常人眼在没有任何眼科疾病如白内障、青光眼和黄斑变性等情况下，也会有对比敏感度的下降，从光学的角度考虑，主要是与人眼的散射和像差的增加有关。近年来，随着对波前像差技术的深入以及其广泛地运用，越来越多的研究表明年龄、像差、视功能之间的密切关系。发现40岁以上的正常眼波前像差较其以下年龄组的眼显著增加，表现在三阶像差（特别是垂直彗差C7）及球差（C12）随年龄变化而改变，并且还发现更高阶像差（五阶以上）亦有这种变化趋势。考虑随着年龄增长，晶状体密度不断增加，晶状体内各成分折射率梯度发生变化，其正性球差增大，破坏了角膜正性球差与晶状体产生的负性球差的折和均衡关系。

　　单色像差的数值基本上随着年龄呈线性增加，这个结果被以前的研究所报道。然而，至少两个因素影响像差随年龄的增量对老年人视力的影响：①老年人的瞳孔缩小；②大像差的视觉系统对小的离焦的耐受增加。但是我们也发现在这些结果中的个体差异，一些较好的老年人眼睛与年轻人的像差相似，但是却有较差的视力，而且有可能在各段年龄中存在着像差之间大的个体差异性。

　　人眼像差的测量结合角膜地形图检查证明了正常的扁平角膜终生都会产生正球差，晶状体中央介质的屈光指数较高，且其平凸形结构与角膜的球形前凸形相代偿。使周围的光线聚焦在近轴光线后，产生负的球差，刚好可以抵消一部分角膜源性的正球差。随着年龄的增加，晶状体悬韧带的老化和代谢物堆积使得晶状体的表面变形和成分发生变化，球差朝着正球差的方向发展，逐渐不能弥补角膜产生的正球差，角膜和晶状体之间的代偿作用下降，造成了眼睛总体的像差值增大。

　　2. 瞳孔大小　瞳孔直径 2mm 时，限制人眼视觉质量的因素主要是衍射，当瞳孔直径较大时（≥3mm），像差成为主要因素。瞳孔直径不断增大，高阶像差随之成倍增长，这种情况在屈光术后变得更加明显，这是因为在正常情况下，由于人眼的适应机制如角膜和晶状体前表面中周部比中央平坦、晶状体核的屈光指数比周围皮质高，尤其是正常瞳孔大小时的光栅作用，都使眼高阶像差处于一个合理的低水平。随瞳孔的逐渐增大，越往周边部，光线经过的眼屈光介质越不完美，因此瞳孔大小对像差的影响明显。在小瞳孔下，四阶及以上的高阶像差对视觉质量的影响可能不明显，但在大瞳孔下更高阶像差的影响则变得显著。

　　3. 调节　人眼的像差随调节幅度的改变而发生变化。当调节处于静息状态时，人眼可以获得最佳的视觉质量。当调节不断增大时，负性球差相应增加，球差随着调节增强而降低，此与调节时晶状体位置移动有关。但是同样的调节幅度引起球差的变化方向和量值并不固定。老年人因调节力差，球差很少发生变化。四阶以上的像差与调节放松状态时相近，调节引起的像差与眼总体像差没有显著相关性。瞳孔在自然状态下时，正视眼调节引起的偏差与低阶像差相关，近视眼调节时产生的偏差则与高阶像差有关。还有研究显示在调节中，球差显著变化并没有使视网膜成像质量发生改变，因此对个体化角膜激光切削手术来说，视远时消除生理性球差并不一定有益处。

　　4. 屈光状态　在屈光不正眼中，以球镜为主时，像差中离焦（C4）增大并与度数相关，以柱镜为主的散光眼中像散（C3 和 C5）增大并与度数相关。RMS 值也与屈光不正程度呈正比关系，彗差在高度近视中更常见。反过来，波前像差对近视影响也较大。在 40% 的近视眼中，其平均波前像差的影响相当于 -1.5D 近视。这也是为什么很多近视眼在配镜时总是难以达到正常眼一样的视锐度。

　　5. 光线波长　有研究者分别用近红外线（波长 787nm）和可见光绿光（波长 543nm）两种不同波长光来检测人眼像差，发现除离焦有改变外（焦点漂移幅度为 0.72D），而两者所测像差基本相等。

　　6. 角膜形态　角膜表面是一个非球面系统，这种非球面性会直接影响像差的产生，特别是角膜的球差。通过对角膜前表面第 12 项球差与角膜地形图上显示的角膜地形的主要参数分析，可以发现角膜前表面的球差与地形图所示的角膜曲率以及角膜散光值没有明显的相关性，而与角膜形态因子有明显的相关性。Q 值是描述人眼角膜非球面性的参数，正常值约为 0.26。利用 Pentacam 角膜地形图测量分析角膜前、后表面的 Q 值与球差，结果显示在 6mm 角膜直径下，角膜前表面 Q 值 -0.2~-0.3 时，前表面球差为 0.22~0.28μm，Q 值接近 -0.60 时，前表面球差接近 0。角膜后表面 Q 值 -0.1~-0.2 时，后表面球差为 -0.15~0.16μm，Q 值接近 -1 时，后表面球差接近 0。

（三）人眼像差的主要组成

目前，我们把人眼总体的波前像差分成两个部分，角膜前表面的像差和内部结构的像差。

1. 角膜前表面像差 研究表明，角膜前表面的波前像差被内部结构代偿，导致了眼睛总体的像差减小，产生良好的视觉质量，因此仅仅测量角膜前表面的像差是不能够充分评估眼睛的视觉质量的，但是角膜前表面作为眼睛整体中主要的屈光结构，很有可能是造成人眼像差的主要组织结构。目前角膜对人眼整体像差的作用，在眼科或是屈光矫正手术后，已有一些研究报道。

除了散光外，球差过去被认为是角膜的主要像差，但是随着角膜地形图的开发利用和对角膜前表面的像差研究不断深入，彗差和高阶像差的重要性也越来越清楚地被认识到。

为了更深入地研究人眼像差的来源，我们可以通过对角膜地形图的高度值的换算，得到角膜前表面的波前像差值，寻找人眼像差的来源，分析人眼像差各组成部分对视觉质量的影响，研究它们之间的关系。

从各项研究中来看，整个人眼波前像差个体差异是很大的，而且研究结果显示对应波前像差的各个阶而言，前4阶像差的值相对大，变化的幅度也较大，第5、6阶像差的值相对小，变化的幅度也相应地减小。

2. 人眼像差的补偿 在人眼中，角膜前表面是主要屈光结构，它大概占眼睛整体的70%，但是它在眼睛整体中，所占的波前像差却是因人各异，甚至因眼各异，即同一个人的左右眼像差也存在较大差异。对于一些眼睛，角膜前表面的像差大概与眼睛相同，对于另一些眼睛，角膜前表面的像差大概贡献给眼睛整体波前像差的90%，有一部分被内部结构所补偿，才使得眼睛整体的总像差值较小。以前的研究反映在球差和总体像差上，角膜前表面的波前像差被内部结构的补偿作用都很明显，但是相对于一些眼睛，角膜前表面的像差小于眼睛整体的像差很多，这就意味着对于眼睛整体的像差来说，角膜前表面贡献了很少的部分，在这种情况下，内部结构一定增加了眼睛整体像差的一部分。在年轻人中，内部结构对角膜前表面像差的作用是因人而异的，有时候表现出代偿作用，有时候内部结构在角膜前表面像差的基础上增加了整体的像差（图4-1-8～图4-1-10）。

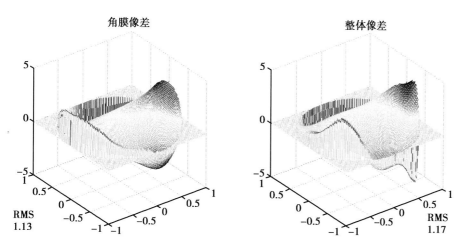

图 4-1-8 角膜像差和整体像差相似

通过观察仅存在轻度屈光不正的正常人群，我们发现不论是年轻人或是老年人，加上散光时，角膜的像差 RMS 值大多数大于眼睛整体或是内部结构的 RMS 值，说明在我国的正常人群中，总体而言，角膜前表面是造成眼睛整体波前像差的主要部分。但是不加散光时，角膜前表面的像差明显地小于内部结构的像差。这就意味着内部结构对更高阶的像差贡献大于角膜前表面。

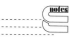

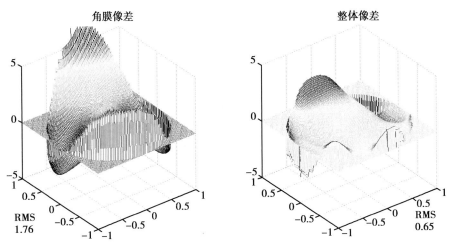

图 4-1-9　角膜像差大于整体像差

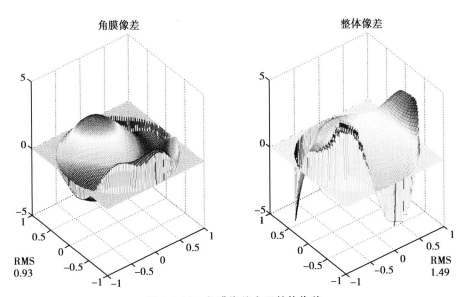

图 4-1-10　角膜像差小于整体像差

　　角膜前、后表面之间的像差也存在补偿关系。另外人眼对像差的补偿现象不仅限于光学系统，还包括神经性补偿，即大脑可能会通过一系列神经调整产生补偿和适应，使视觉功能得到一定改善。

　　3. Zernike 函数具体分析　对像差各项具体的 Zernike 函数进行分析，可以看出 Z5 有明显的变化，角膜前表面的 Zernike 系数值大于内部结构的以及眼睛整体的，表明对于散光而言，角膜前表面的作用是较大的。而对于第三阶彗差而言，人眼内部结构的 Z6、Z7、Z8、Z9 各项绝对值都大于角膜前表面的绝对值，同时也大于总体人眼第三阶彗差的各项对应值，这些结果显示角膜前表面主要对低阶像差（第 2 阶）产生影响，内部结构主要产生第三阶像差。对于 Z12 而言，眼睛整体的 RMS 值远远地小于角膜前表面和内部结构的值，尽管角膜前表面的 Z12 和内部结构的 Z12 差异有统计学意义，但是相对于眼睛整体的 Z12 值来说，角膜和内部结构的绝对值还是比较相近的，因为眼睛整体的 RMS 等于角膜前表面的 RMS 加上内部结构的 RMS 值，所以我们可以得出角膜前表面和内部结构的 RMS 值符号相反，即内部结构部分地补偿了角膜前表面的球差，使得整个人眼的球差下降。

　　对个体的散光 Z5 和球差 Z12 进行详细地分析，发现所有角膜前表面的球差都为正值且都较眼睛整体的 RMS 值大，角膜前表面的正球差被晶状体的负球差所补偿。那眼睛中什么因素去补偿角膜前表面的其他的像差呢？曾有研究表明有些解剖上发展因素潜在地控制着角膜和眼睛整体的像差，但是还不能够提供充分的理由来证明这个结论。或许我们通过一些思考可能帮助理解这个机制。在内部光学系统中，不论角膜后表面或是晶状体是否都起着一个代偿的作用，角膜后表面是补偿角膜前表面像差的最佳候选，因为角膜后表面的折光指数的转变和角膜前表面的相反。但是角膜后表面绝对折光指数上的不同只是角膜前表面的十分之一，意味着角膜后表面可能只补偿了角膜前表面像差的十分之一。然而这个推论建立在角膜前表面和角膜后表面的形状是一样的。如果因为一些发展因素，角膜后表面和角膜前表面有不同，那么情况就会不同。所以一个简单的代偿系统尚不能够解释其他 Zernike 项之间的关系。

4. 年龄与各部分像差　分析角膜前表面像差和内部结构的结果，从平均值来看，角膜像差随着年龄的增加，基本没有什么变化趋势，在一些老年人的眼睛中，角膜像差值较大，但是这些结果都不能解释眼睛整体像差随着年龄增加的问题。结合对代偿因素结果的分析，我们可以看出随着年龄的增长，在中、老年人中，内部结构的像差有明显的增加趋势，内部结构的代偿作用逐渐下降。

无论代偿机制如何，均会发现这种机制随着年龄的增长被打破，像差补偿的机制转折点显示在 45 岁左右。另外研究中的内部结构包含了角膜的后表面。虽然角膜后表面的折射率相对小，但是除了晶状体外，也可能是角膜后表面随着年龄的改变而部分引起像差的增加。

研究还发现整体人眼的第 12 项球差与年龄没有显著的相关性，随着年龄的增加没有增长的趋势。

（四）双眼像差的相关性

1. 不同像差的相关性　左右眼像差之间的高度相关性近年来被许多研究者所关注。一些研究表明在地形图的测量中，正常人群左右眼的地形图资料有着高度的相关性。如将第三阶到第六阶的像差以及第 6 项到第 27 项的像差都进行了比较，发现第三阶中所有的 Zernike 项，左右眼都有高度的相关性，第四阶 5 项 Zernike 系数中有 4 项有高度相关性，但对更高阶的 Zernike 项的分析中，左右眼的相关性没有统计学意义，而第三阶和第四阶的像差占眼睛整体高阶像差的 79%。

近期我们曾分别对高阶像差、第 12 项球差以及彗差进行左右眼的相关性分析，在这三项分析中，我们也证明高度正相关性存在于这几项像差的左右眼中。同时将所有右眼 Zernike 系数与左眼的相应值做相关分析，结果发现左眼像差项的 40%（6/15）与右眼的相应像差项有着相关关系（$P<0.05$），主要集中在三阶和四阶中，但 Z9、Z11 和 Z14 除外，以四阶中的球差 Z12 关系最为密切（$r=0.787$，$P<0.01$）。

2. 瞳孔形态与双眼对称性　Zernike 多项式是建立在以圆形瞳孔为几何基础上的正交函数序列。可以看到人眼瞳孔形状存在左右对称性，这可能与人颜面的左右对称有关，因此可以设想左右眼的角膜和晶状体等屈光介质均有可能存在对称性，故双眼的像差大部分也会倾向于镜面对称分布。正的相关系数说明两眼像差朝同一方向变化，而负的相关系数代表两眼像差朝相反方向变化。因为角坐标（φ）180° 的旋转会使 Zernike 多项式中依赖 $\cos(n+1)\varphi$ 和 $\sin(n\varphi)$ 的 Zernike 系数符号有所改变，使得它们所对应的相关为一负相关关系，这些系数是：Z_3^3 Z_3^1 Z_4^{-4} Z_4^{-2} Z_5^1 Z_5^3 Z_5^5。

我们的研究结果显示当瞳孔直径为 5.9mm 时，这几项的 Zernike 系数确实如预期的一样成负相关，但是 5 阶以上的系数统计学都无意义，其余的 Zernike 系数也均如预期的一样，成正相关关系。

3. 屈光间质的影响　高阶像差是屈光间质好坏的一个很敏感的指标,当一只眼的屈光间质发生某种改变时,双眼高阶像差的对称性也将受影响,故左右眼高阶像差的差异有时可作为一些眼科疾病病理改变的一个早期参考指标,如圆锥角膜、早期白内障等。此外,在手术设计时,双眼高阶像差的对称性亦有一定的参考价值。

四、波前像差的测量

(一)波前像差的测量原理

目前所采用的波前像差测量技术主要基于两种理论:干涉理论和光线追踪理论。

1. 干涉理论　以干涉理论为基础的 Twyman-Green 干涉仪,其原理是使一准直光束分离,分离的光束分别从测试表面和参考表面反射后重新汇聚。只有当两个波面完全一致时,重新汇聚的光线不会出现干涉的模糊边缘,否则,边缘干涉图形就表现为不同的波前像差图形。但由于人眼稳定性和难以重构参考表面,用干涉理论测量像差的方法很少应用。

2. 光线追踪理论　以光线追迹理论为基础的波前像差测量其基本原理是:通过贯穿眼入瞳的一列阵光线斜率的整合而重现波前像差平面得以实现。这一方法在 1900 年时被 Hartmann 首先实现。到目前为止发展到 Hartmann-Schack、Tscherning、Scheiner-Smirnov 三大理论,主观和客观两种测量方法。

3. Scheiner-Smirnov 原理　基于 Scheiner-Smirnov 原理的像差检测又被称为“内向型测量法”,这种形式的像差检测与临床上屈光和视网膜镜的应用很相似。由于人眼不是理想的光学系统,平行光线从不同的瞳孔位置进入人眼后,并不会在相同的位置穿过角膜。所以这种类型的像差测量就是通过在瞳孔面上选择一系列不同位置的点,同时调整测量光线,使测量光线与参考光线重合,所调整的角度就是角膜相应位置上的波前的倾斜量。根据这个原理,多测量几个点,就可得到人眼的波前像差。

4. Tscherning 原理　根据 Tscherning 原理的像差检测特点是:波前像差的形式是由视网膜上成像的偏差来定义的,故被称为“视网膜成像法”。平行的激光束通过 13×13 的光点产生排列整齐的 168 个光点(中心点遮蔽),在视网膜上成像。由于眼介质的不规则,光点的排列产生像差。通过一同轴相机记录下来这些扭曲的光点排列,它们与无像差时的光点位置的偏差就是波前像差。

5. Hartman-Shack 原理(图 4-1-11)　Hartman-Shack 波前感受器在波前像差的测量方法史上也具有重要的意义。该测量方法也称为“外向型测量法”。这种方法检测的原理是通过一束直径大约 1mm 的激光聚焦在人眼黄斑上后,反射的光线通过人眼折射系统射出眼睛,形成波前像差的形式,被瞳孔入口处的 CCD 相机捕获。反射出来的光线的波前被由微小透镜组成的透镜组分割成许多更小的波前,每个波前被聚焦成一个光点,光点相对微小透镜的光轴在空间上的位移,则直接显示了此处波前的倾斜情况及眼睛整体的波前形态。

(二)波前像差仪

目前,应用于临床上的波前像差仪主要是根据 Scheiner-Smirnov 原理设计的主观像差仪和根据 Hartman-Shack 与 Tscherning 原理设计的客观像差仪,基于它们的设计原理,这两种类型的波前像差仪有各自的特点。

1. 主观式像差仪　采用光点独立投射到视觉细胞来获取所需要的数据,各个测量点相互独立,能够做较大范围内的像差测量。但由于是单独采点,故测量速度较慢,需要被检查者的配合,通常需要做简单的操作指导,因此耗时较长,被检查者的移动以及需要配合程度是这种检查方法的缺点,但是这种方法测量精度高。目前根据这种原理设计的像差仪

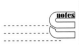

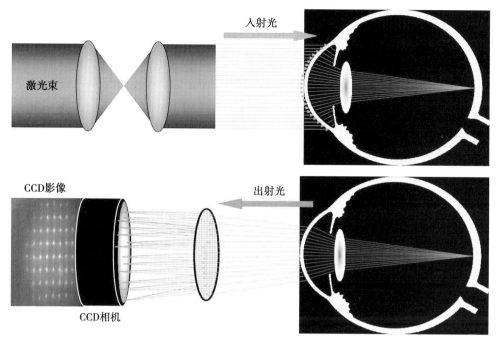

入射光

激光束

CCD影像

出射光

CCD相机

图 4-1-11　Hartman-Shack 原理

主要有 Emory 视觉矫正系统、日本尼德克的 OPD 扫描系统，还有我国苏州医疗仪器厂根据主观空间分辨屈光计原理生产的 wave front aberrator（WFA-1000）像差仪，其流程及结构见图 4-1-12、图 4-1-13。

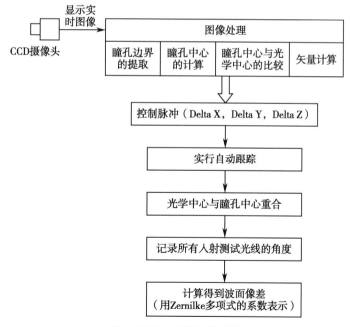

图 4-1-12　像差仪的流程

主观式像差仪的主要优势是采用光点独立投射到视觉细胞来获取所需要的数据，各个测量点相互独立，互不干扰，因此能够作较大范围的像差测量；采用了可见光作为检测光，它对人眼无任何损伤；获取的数据均精确的来自眼底的视觉细胞，使测量结果更准确；针对安放了人工晶状体眼或配戴接触镜眼的检测无任何影响。

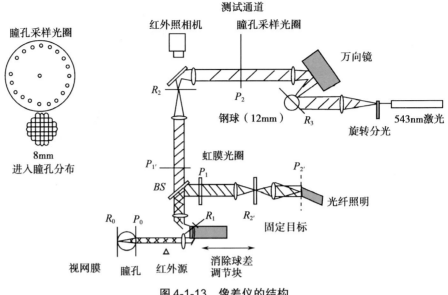

图 4-1-13 像差仪的结构

一束固定的参考光线（reference ray）进入瞳孔中心，在视网膜上形成参考的位置，测试光线（test ray）从周边小孔照射到视网膜上（图 4-1-14）。被测试者通过头部调整使测试光线和参考光线聚焦在视网膜的同一点上，使患者看到单个的光点。头部调整水平和垂直的位置可以通过测试光线的入射角 δα、δβ 来表示，δα 和 δβ 用于测量特定瞳孔位点的眼像差。通过测量进入瞳孔不同位置的光线对应于瞳孔中央固定参考光线的 δα 和 δβ，就可重构出波前，与标准的波前进行比较，就可以得到波前像差。经过计算，采用 Zernike 多项式的系数和系数的均方根 RMS 来表示整个人眼屈光系统的像差。也可以用伪彩色将这种差异表示成二维和三维的形式。主观式像差仪 WFA-1000 的外观（图 4-1-15）。

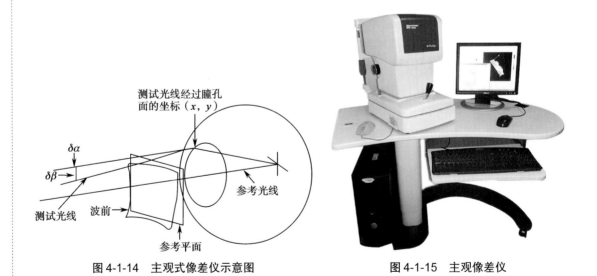

图 4-1-14 主观式像差仪示意图   图 4-1-15 主观像差仪

2. 客观式像差仪 根据 Tscherning 原理设计的波前像差仪的主要缺陷在于在计算光束位置偏离中，要用到一个理想化的人眼模型，而实际上这个模型是根据人眼屈光误差的不断调整，而实现理想化的。基于 Hartman-Shack 原理的波前像差测量方法也是存在局限性的。检查过程中，人眼黄斑下的干扰会产生散射，另外检测激光光源中的小斑点及黄斑部被照亮的程度和质量也会影响检测的准确性。客观型检测方法都需要分析经过脉络膜视网膜上多层次反馈回来的信息，加之检测光经过角膜、晶状体等人眼介质时均有反射，因此参考平面不像主观法那样定义的准确，同时激光对眼底可有损伤。由于点间交义的存在，无法测量大像差，在检查小瞳孔和人工晶状体眼时会遇到困难。

五、波前像差的应用前景

目前，波前像差理论和技术不断发展，已经成为当今眼科最活跃的领域之一。临床上，目前波前像差最常用于屈光手术方面，它不仅可以检查手术前后的波前像差的改变，还能够指导个体化切削。对角膜进行传统的屈光矫正手术将有可能增大眼屈光系统的高阶像差，导致术后出现眩光、暗视力下降、对比敏感度下降等问题。

此外，波前像差技术也常用于检测接触镜的验配质量，促进接触镜的设计与加工，保证镜片的舒适度和清晰度，提高视网膜成像质量。另外对其他临床手术如白内障、青光眼及其他角膜手术术后视觉质量的改变有重要的评估意义，通过比较术前术后像差，分析影响视力的因素，指导我们改进手术的设计与方法。

波前像差技术是近年来用于评价光学矫正质量的比较先进的方法，但仍有许多问题需要解决。如调节对像差测量的影响，像差仪的精确性与可重复性，视锥细胞与像差的方向性选择问题等。而且波前像差引导的屈光手术也尚有一些关键技术问题有待解决。根据不同原理设计的仪器，目前在临床上还没有累积到足够多的临床经验。另外对人眼组织怎样产生像差和引起像差的改变还不十分确定。但不可否认，波前像差理论和波前像差技术的应用，使我们对人眼视觉有了更深入的了解，并为人眼视觉质量的提高，提供了新的方法和手段。因此，波前像差技术在眼科及视光学领域中具有十分重要的临床应用价值和广阔的发展前景。

任务2　MTF 调制解调函数、PSF 点扩散函数、OSI 散射光指数

学习目标

知识目标
1. 掌握：点扩散函数、调制传递函数、客观散射指数评价视觉成像质量。
2. 熟悉：影响人眼成像系统的光学因素。
3. 了解：人眼视觉光学系统成像的评价方法。

技能目标
能够比较客观和全面地进行视觉质量评估的咨询。

眼视觉质量是指外界物体经眼球光学系统成像，再经视路和大脑皮质整合后所成的成像质量，除了受屈光介质的影响外，还受被测者主观因素的影响。而眼球光学系统的成像质量的客观指标在过去一直无法直接测得，只能通过全视系统和视路的检测结果计算获得，现在可由点扩散函数（point spread function，PSF）、调制传递函数（modulation transfer function，MTF）、客观散射值（objective scatter index，OSI）等分析方法直接测得，能客观地反映眼球光学系统成像的特征。

一、影响人眼成像系统的光学因素

影响视网膜像的光学因素包括生物组织结构和外界因素。反射、吸收和后像散射会通过影响到达视网膜的光线量而影响成像质量，像差、衍射和视网膜前散射等可直接影响到

视网膜成像质量。从光学角度,只有将像差控制到最小,孔径加大,减少衍射的影响,才能获得较好的成像质量。而人眼是一个复杂的光学系统,在普通照明情况下,瞳孔直径3~4mm,衍射影响基本可忽略。此时影响成像质量的像差因素主要是低阶像差,例如离焦和像散等,高阶像差可以忽略不计。在瞳孔较大或暗光下,不仅低阶像差,高阶像差也会对视网膜像产生明显的影响。因此,视觉成像质量是各类因素综合作用的结果。

(一)光线的折射

正常人眼的角膜、房水、晶状体及玻璃体等屈光介质通过折射,将来自远处的平行光线聚焦在视网膜上,从而形成清晰的像。当折射异常,可出现屈光不正,是影响视网膜成像质量的主要因素。由于角膜的屈光力约占整个眼屈光力的2/3,故现代屈光手术多采用改变角膜屈光力的方法使光线重新折射到视网膜上,达到矫正屈光不正的目的。详见本书第四部分情境二。

(二)光线的散射

在光传播过程中由于介质的不均匀而使光线偏离原来方向的物理效应称为散射(scatter),通常是由介质内屈光指数的空间变异而引起。散射的程度由散射体的大小和形状、屈光指数的变化、波长的不同等方面的因素决定。散射分两种:Mie散射和Rayleigh散射。Mie散射与波长无关,在正常眼可见到。Rayleigh散射通常是由非常小的颗粒(其半径多小于光的波长,例如大气中的分子)引起的散射,其强度与入射光波长λ的4次方成反比,波长越短,散射越强。由人眼角膜和晶状体产生的散射为Rayleigh散射。例如来自太阳光的蓝色光被散射多于其他长波光,因此使天空呈蓝色。如果空气中存在较多的尘埃或颗粒,在一定范围的长短波均被散射,使天空呈灰白色,这种没有选择性的散射称为漫反射。

人眼作为一种特殊的光学系统,自然也存在光的散射现象。人眼散射定义为光线经人眼各屈光介质后,由于构成屈光间质微粒的非均一性或者折射率的不同导致入射光线发生的传播方向的改变。混杂有散射光的出射光投射到视网膜上,引起视网膜像的对比度降低从而引起人眼视觉质量的下降。在人眼中,散射根据发生的方向可分为前向散射(指向人眼视网膜的方向)和后向散射(指向光源方向)。光进入人眼产生散射,导致视网膜对比度下降,而引起视功能下降的主要散射为前向散射。后向散射主要通过裂隙灯显微镜检查进行评估。前向散射和后向散射有明显的区别,而且几乎没有相关性。如果出现散射,会以两种方式影响视觉质量。从太阳或远方车灯来得光线到达眼球,部分光被眼内介质散射再照射于视网膜上,会降低像的对比度而掩盖像的细节,一般为前向散射,例如眩光、虹视等。另一方式是当散射光强烈时,来自物体本身的光线被散射,由于减少了在视网膜上成像的光线而影响视觉质量。早期白内障时前散射可以引起幕罩样眩光,而后散射则可减少到达视网膜的光线。

在正常眼睛,大多数光聚焦在视网膜的焦点,形成清晰的图像,一般不出现明显散射。眼睛的散射常出现在角膜和晶状体,其次为虹膜、巩膜、视网膜等。角膜约90%光线是透过,10%散射,如果角膜100%透明,裂隙灯下就不能分辨其结构。晶状体通常是散射的主要来源,特别是随着年龄的增加,散射会随之增加。

目前并未发现散射与高阶像差存在明显关系,散射不同于像差,像差是由于眼的屈光介质相对明显不规则引起的,来自物体点光源的光线偏离其理想成像的方向并发散至其可预测的确定方向,影响的是中央较窄的视角;散射则是由于屈光介质非常小的不规则引起光线传播中的异常,影响的视觉范围相对大,可通过降低对比度,引起幕罩样眩光而影响成像质量。

目前实验室和临床常用的散射光测量方法较多。有反应时间检查、简单的笔式火炬眩光检查、直接补偿法、对比补偿法、双通道系统及Hartmann. Shack传感器,其中对比补偿法具有重复性高和可靠性良好的优点，并且已广泛用于科研及临床，在周边与视轴成一定角度设置一闪烁光源模拟散射光干扰，在中央设置与眩光源反向的2个半圆补偿光，改变2个半圆补偿光的亮度，让受检者判断哪个半圆较亮的方法，获得一系列的测量值，运用最大似然比原理拟合散射光曲线，从而确定受检者的散射光值。

（三）光的衍射

光波在传播过程中遇到圆孔或障碍物，绕过障碍物产生偏离直线传播的现象称为衍射。衍射改变了光线的方向，波长越短，方向改变越小。对于光学系统，如果没有像差，图像的质量最主要是衍射控制。它可以限制光学系统的最高分辨率。瞳孔直径的大小决定着衍射效应的高低。对于正视眼来说，当瞳孔直径小于2.5mm，影响视网膜成像质量的主要因素是衍射。对于没有像差的眼睛，随着瞳孔直径的增大，衍射效应降低，相应的视觉质量便会得到提高。眼压升高后角膜水肿，衍射现象引起虹视。

（四）光学像差

光学像差即波前像差，是影响视网膜成像的最主要因素，分单色像差和多色像差。详见本书第四部分情境一。

（五）瞳孔

瞳孔对光学成像的影响极其重要，主要作用在于调节进入人眼的光通量，使视网膜清晰成像。瞳孔的基本圆形的特性在光学上具有一定意义。随着光量的变化，瞳孔大小随之变化（瞳孔对光反射），可辅助提高视网膜成像的质量。瞳孔在普通室内光线下约3~4mm，从户外晴天亮度（约10^5lx）至夜晚（约10^{-3}lx）变化范围从1.5~8mm不等，在暗光下的反应更明显。暗光下，瞳孔开大，增加人眼的光量，使视网膜保持一定照度而容易分辨物体，亮光时，瞳孔缩小，进入人眼的光通量减少，保护视网膜，同时减少像差特别是球差等高阶像差，使视网膜成像更清晰。

瞳孔对光的反应速度在收缩时较快，可在1s内完成，而散大时则相对慢，以分钟计算。此外，视近物时，在集合和调节的同时，瞳孔也同时缩小，使视网膜成像更清晰。一般情况下，正常瞳孔直径2~3mm时成像更清晰，过大的瞳孔直径可引起像差增加，而过小的瞳孔可因衍射的出现而干扰成像的清晰度。当瞳孔直径2~3mm时，衍射和球差共同影响视觉质量，瞳孔小于1.5mm直径，衍射比球差对视觉质量影响更大，根据Rayleigh判据，此时点扩散函数最大，视觉质量相对好。一直到4mm直径瞳孔，视觉分辨力相对稳定，以后随着瞳孔直径的增加，球差逐渐增大，视网膜成像质量下降。

（六）物体的亮度和对比度

眼睛的分辨率可随观察物体的亮度和对比度的变化有所差异。一般情况下，相同的对比度下，亮度越大，则分辨率越高。

（七）照明光的光谱成分

由于眼睛具有较大的色差，单色光的分辨率比白光高，尤以555nm的黄光最高。

（八）视网膜表面照度

视网膜表面照度指光线进入眼内到达视网膜上的照明度，是影响视网膜像清晰度的重要参数，在一定范围内，视网膜照度增加，成像更清晰。视网膜照度单位为Troland（TD），即为视网膜所受光刺激的单位，与外界物体的亮度、物体面的照度、反射率及瞳孔大小、眼屈光系统散射程度均有关系。

二、人眼的光学质量评估

（一）人眼视觉光学系统的质量评价

人眼视觉光学系统成像的质量判断主要是应用物理光学系统成像的评价方法。常用的方法有：瑞利 1/4 波长定则、中心点亮度、点列图和分辨率法。瑞利 1/4 波长定则：1879 年瑞利（Rayleigh）根据成像波面相对于球面的变形程度来判断成像质量，认为当实际波面与参考波面之间的最大波像差不超过 1/4 波长时，可视为此波面是相对完善的。中心亮度是由斯特列尔（K·Strehl）于 1984 年提出的判断光学系统的指标，即有像差时衍射图形中最大亮度与无像差时最大亮度之比，表示成像质量，以 S.D 表示，当 S.D≥0.8 时，系统的成像质量是完善的。点列图是由一点发出的许多光线经光学系统后，因几何光学像差的存在使像面的交点不再是同一点，而是形成散开的图形。对于大像差的光学系统，可用点列图描述其光学质量，对分布于光瞳面的大量光学进行光路追迹，求出它们在像面的交点，将其在像面上光线交点的分布密度看成像点的实际光强分布，交点越密集，表示光能越集中，像质越好。分辨率是指光学系统所能分辨的最小间隔，反应光学系统分辨物体细节的能力，即能够区分物面或像面上距离最近的两点的能力。即使没有像差，由于衍射的影响，点物所形成的理想像也不是一点，而是高斯像面形成的明暗相间的圆环，中央亮斑称为爱里盘（airy disk）。爱里盘的大小可以由以下公式计算出：$\theta_A = 1.22(\lambda/\alpha)$，其中 λ 表示入射波的波长，α 表示入射瞳的直径。当两个点物靠近时，它们的爱里盘会重叠而较难分辨，此时，分辨率取决于爱里盘的直径，其由通光孔径和波长决定。

（二）视觉质量评价指标

根据视觉成像平面，将视觉质量评估分为瞳孔平面光学质量和视网膜平面（像平面）光学成像质量两部分。

瞳孔平面评价指标：影响视觉质量的主要因素是波前像差。详见第四部分情境一。

视网膜平面评价指标：常用对人眼的光学质量进行评估的方法有点扩散函数、光学传递函数、客观散射指数，光学传递函数包括调制传递函数和位相传递函数。

1. 点扩散函数　点扩散函数（point spread function，PSF）是指通过一个物点经过眼球光学系统后在视网膜面上的光强分布函数。点扩散函数表达的是点光源经过光学系统后成像的光斑大小及能量的分布情况。由于任何物体均可认为是由无数点光源组合而成，因此通过点扩散函数的图像可以比较客观地了解成像特点，可客观评定成像质量。一般认为，视网膜成像质量与 PSF 形成的光斑面积大小和光强度有关，光斑面积越小，视网膜成像质量越好，光斑光强度越大，表明光源经过光学系统后光能量损失越少，视网膜成像质量越好。

点扩散函数是位置坐标的函数，可表示为 $P(x, y)$。物体经过不同的光学系统其点扩散函数的形式是不同的。点扩散函数具有确定性、非负性、有限支持域、能量守恒、既约性、对称性、零相位性的七个性质。

在视觉光学中，通过将点扩散函数与视标卷积，可以模拟出在波前像差存在的条件下视标在视网膜成像的模糊程度，研究特定像差如球差、彗差对视网膜成像的影响。应用各种光学矫正手段后，简单的光学质量判断可通过点扩散函数表现出来。借助点扩散函数可帮助部分患者描述其视觉不良的主诉，例如主诉视物变形等。但是，由于患者的视觉质量是受多方面因素的影响，不仅有光学因素，还包括心理物理学等其他因素，故有时患者自述与客观检测出的点扩散函数形状并非完全一致。

影响点扩散函数的因素有：

（1）衍射：当光学系统不存在像差和散射时，点扩散函数主要受衍射的影响，此时称为衍射受限系统。此状态下的点扩散函数为以爱里盘为中心，周边环绕渐进的微暗的细纹状圆环。爱里盘含 84% 的能量，爱里盘半径的大小与波长呈正比，与瞳孔直径呈反比，瞳孔越小，爱里盘越大。

（2）像差：人眼最常见的像差是离焦，离焦会使点扩散函数宽度增加。当存在高阶像差时，即使没有离焦，也会使成像超出其几何界限。由于人眼的光轴与黄斑中心存在角度，各屈光界面存在倾斜及偏心等，产生的彗差等像差就可能降低黄斑处的成像质量。

（3）散射：散射是入射光线由于人眼内屈光介质折射率及透明程度不同，而使部分到达视网膜的光线未能参与到视网膜成像的现象。散射使点扩散函数扩大，降低了视网膜的对比度，从而影响人眼视网膜的成像质量。

点扩散函数可以通过形状的匹配和对称性及对比度来描述，理想的点扩散函数在视网膜成像是爱里盘，其对称、完整、对比度较高。但人眼中存在非对称的像差如像散、彗差，使得点扩散函数不再对称，能量也变得分散。因此出现了许多不同描述点扩散函数的方法，例如图像的宽度、光强度的半宽度或半高度、光强度等。在视觉光学，描述点扩散函数与视觉质量的关系也用瑞利判据和斯特尔比率进行描述。

（1）瑞利判据：瑞利判据（Rayleigh criterion）也称瑞利法则或瑞利定则，是基于点扩散函数评价眼睛理论上的最高分辨率。如果两个点光源的成像距离在黄斑中心凹处恰等于点扩散函数的半宽度时，可以分辨出，如果小于点扩散函数的半宽度，则不能分辨。

（2）斯特尔比率：在同一瞳孔直径下，有像差光学系统的点扩散函数的中心峰值与衍射受限光学系统（无像差）点扩散函数的中心峰值的比值成为斯特尔比率（Strehl ratio，SR）。该比值是视光学衡量视网膜成像质量的重要客观指标，一般在 0～1 之间。对光学系统来说，斯特尔比率在 0.8，表明成像质量最好。但对人眼来说，该值通常因各种原因较低。

2．调制传递函数　由傅里叶光学可知，任何物体都可以看成是由一系列不同空间频率、相位、方向的正弦条纹叠加而成的。此时，就可以用光学传递函数（optical transfer function，OTF）来研究视觉系统的成像性能。光学传递函数于 1961 年在国际光学会议上命名，由调制传递函数（modulation transfer function，MTF）和位像传递函数（phase transfer function，PTF）组成，调制传递函数实际应用较多，位像传递函数对于像的清晰度影响不大。

在视觉光学中，常将物体看成有正弦条纹叠加而成。对于一个正弦条纹，需要由频率、位相、振幅来描述，即正弦条纹的形式为：

$$I(x) = a + b sin(2\pi f_x x + \delta x)$$

a 表示平均亮度，b 表示振幅，f_x 表示空间频率，δx 表示位相。

正弦条纹相邻两个极大值（极小值）之间的距离称为空间周期，单位一般为毫米。空间频率 f_x 表示单位距离内正弦条纹的空间周期数，在视光学中，常用每度张角内包含的明暗条纹对数（cycles/degree，c/d，cpd）来表示。

正弦条纹的清晰程度常用正弦条纹的参数调制度 M 表示，其定义为：

$$M = \frac{Imax - Imin}{Imax + Imin} = \frac{(a+b)-(a-b)}{(a+b)+(a-b)} = \frac{b}{a}$$

不同空间频率的正弦条纹经过光学系统后的调制度 $M'(f_x)$，与经过光学系统前的调制度 $M(f_x)$ 的比值，称为这个光学系统的调制传递函数（MTF）。因此，MTF 也称为空间对比传递函数（spatial contrast transfer function）或空间频率对比敏感度函数（spatial frequency contrast sensitivity function）。MTF 的阈值范围为 0～1。由于物体由各种空间频率组成，因此 MTF 是空间频率的函数。MTF 反映了光学系统对不同空间频率的传递能力，MTF 随着空间频率的增大而逐渐降低。例如，一个人离得较远时，眼睛能分辨人的轮廓（低空间频率）。但是不能分辨此人的面部细节（高空间频率）。高空间频率经眼睛光学系统后其调制度下降较低空间频率调制度下降幅度大。

眼睛的 MTF，主要受瞳孔直径、衍射和人眼像差等因素的影响。当不存在像差时，人眼是衍射受限系统，其 MTF 只受瞳孔直径的影响，瞳孔直径越大，衍射效应越小，MTF 越好。实际人眼在瞳孔直径 2～8mm 时，MTF 值最好，即有最好的视觉成像质量。人眼在大瞳孔下都是有像差的,当像差存在时,像差对 MTF 的作用更明显,瞳孔直径越大,人员像差越大,MTF 值越低。不同程度的屈光不正,即低阶像差对 MTF 也有显著的影响。

在视光学中,常用图形法来表示 MTF。MTF 是一个曲线,其坐标轴的 X 轴表示空间频率,Y 轴表示 MTF 值。正常人眼的 MTF 值随着空间频率的增加呈下降趋势,其曲线由低空间频率向高空间频率逐渐下降至 0,交于横坐标,此处对应的频率为截止频率(图 4-1-16)。

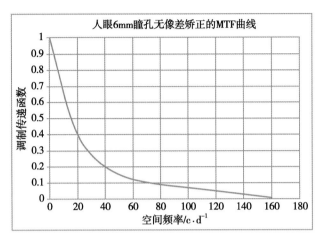

图 4-1-16 人眼 6mm 瞳孔无像差矫正的 MTF 曲线

低空间频率对识别轮廓较高空间频率作用大。来自图像的大多数有用信息来自地空间频率。因此能解释白内障患者视力尚好,却诉明显视物不清。视力仅是 MTF 上的一点,而 MTF 曲线可以显示整个图像的对比度变化。故 MTF 对判断成像性质更准确,包含的信息更全面。

应用调制传递函数描述视觉成像质量的具有如下优势:

(1)调制传递函数既与人眼的像差有关,又与人眼的衍射效果有关,用它来评价人眼的成像质量,具有客观性和可靠性,并能同时适合描述大、小像差的人眼。

(2)调制传递函数可以与对比传递函数(contrast sensitivity function,CSF)相对应,两者之间存在明显的关系。

(3)调制传递函数的高频区描述物体的细节,中频区反应物体的层次,低频区描述物体的轮廓,因此 MTF 值是人眼不同精细程度的光学系统的反应,MTF 是反映物体不同频率成分的传递成分。

(4)由调制传递函数可以衍生出其他物理量,如调制传递函数面积、调制传递函数体积等,可以方便地描述人眼的性能。

(5)临床上,得到相对客观的调制传递函数比较容易。

3. 客观散射指数 客观散射指数(objective scatter index,OSI)是指视网膜光斑的周边环形域与中心光强度的比值,由于光线偏折导致周边环形区域光强度增加,中心区域光强度减弱,客观散射指数值会随之升高。眼内散射作为影响视觉成像质量的光学因素,其不同于像差。像差是由于眼的屈光介质相对明显的不规则所引起,影响的是中央较窄的视角。散射则是由于屈光介质非常小的不规则而引起的光线传播异常,影响的视角范围相对大,光线偏离的角度也较大(10°~90°),而偏离角度小的光线(<0.1°)可能会影响视力,后者多与像差相关。两个角度范围引起光线偏离的物理过程也是不同的,因此某个范围内的变化不一定会影响另一个。此外,视力对视觉的影响与散射对视觉的影响完全不同。部分患者视力变化了但散射光值未必增加。散射降低了外界在视网膜成像的对比度,即散射光值的增加就意味着较低的对比敏感度,但对比敏感度降低的幅度会远远小于散射光值增加的幅

度。有研究针对健康人及轻、中度干眼患者的客观散射指数进行比较，发现轻度和中度患者的客观散射指数值受到影响，且中度患者的客观散射指数均值较轻度患者高。

综上所述，虽然视觉系统成像质量的评价方法很多，各种方法均有其各自的适用范围。单一的参数不能全面、准确反映光学质量的异常，需要综合考虑和评价。相信随着视觉科学的发展及其他交叉学科的不断渗入，将会产生更客观、准确的评估方法和评估体系。

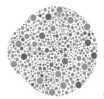

情境二　视觉质量的临床分析

任务1　泪膜对视觉质量的影响

学习目标

知识目标

1. 掌握：泪膜对视觉质量的影响。

2. 了解：泪膜稳定性检测方法。

技能目标

能较全面认识泪膜对视觉质量的影响，并能对干眼的视觉质量改变进行解答。

一、泪膜的结构

泪膜（tear film）由泪液均匀涂布于眼球表面而成。厚度为 4～7μm，折射率为 1.336～1.337。泪膜由脂质层、水液层和黏液层三层组成，对维持健康眼表和良好视觉具有重要作用。泪膜的脂质层具有弹性，可随瞬目压缩和伸展。每次瞬目均使脂质层重新涂布于眼表。当眼睑闭合不全，泪膜较长时间暴露于空气中，泪膜中的水分蒸发，脂质层和内层的黏蛋白混合致使角膜变成疏水性，泪膜被破坏。各种原因导致的长时间瞬目减少均可造成角膜干燥。从周期性泪膜形成到泪膜破坏的时间称为泪膜破裂时间，正常应为 15～40s，通常每分钟瞬目达 10～12 次，不会出现角膜干燥。

二、泪膜对视觉质量的影响

1. 眼表散射　光线经人眼各屈光介质后，由于构成屈光间质微粒的非均一性或者折射率的不同导致入射光线发生的传播方向的改变，这种现象称为人眼散射。完整人眼作为一种特殊的光学系统，自然也存在光的散射现象。混杂有散射光的出射光投射到视网膜上，引起视网膜像对比度降低，从而引起人眼视觉质量的下降。这就是所谓的眩光敏感度。点光源经理想光学系统后所成像为像点，但因像差或散射的存在，所成像质发生改变，呈现出"星爆破"现象，经大脑皮质感知为与实物产生偏差的非光点像。当散射光引起严重的视功能下降时，如出现光晕、光圈等，从而形成了失能眩光。失能眩光造成的眩光幻影通常是视觉不适的一种主诉，尤其发生在部分人工晶状体植入术后的患者。眩光幻影包括正像眩光幻影和负像眩光幻影两大类，正像眩光幻影是能观察到的聚焦在人眼视网膜上的明亮干扰像，如闪光、弧光等，而负像眩光幻影则是主观的阴影、暗点等。严重的光散射现象通常会引起严重的视觉不适，给生活带来极大的不便，需要足够重视。

角膜表面存在微型凹凸，泪膜的有效填充使其表面光滑以保证角膜光学成像的质量，同时角膜表面的凹处支撑泪膜并起到稳定泪膜的作用。微观上散射由角膜上皮表面及泪膜内所包含微小颗粒引起,宏观上散射是由于膜层的表面粗糙程度引起的,膜系的所有界面均具有一定的粗糙度,散射产生于膜系的各个界面。有学者将角膜区域的泪膜结构以及角膜表层细胞表面的微绒毛与微皱襞引起的光散射现象称为眼表散射(ocular surface scattering,OSS),以区别于眼内屈光介质(房水、晶状体、玻璃体等)引起的眼内散射。眼表散射略不同于眼内散射,眼内散射主要由眼内杂质微粒引起,例如房水、玻璃体中的微颗粒,晶状体皮质或者后囊混浊等,而眼表散射光的产生大部分是因为泪膜不稳定导致的角膜上皮粗糙表面的暴露,也包括泪液中炎症介质微粒等产生的少量散射光线。

泪膜的稳定性对良好视觉质量的维持有着极其重要的作用,它与角膜上皮紧密贴附,相辅相成,缺一不可。正常的泪膜贴附于角膜上皮表层,使眼表光学界面趋于平滑,减少了投射到视网膜上的散射光线,视网膜像对比度不会受到散射光线的干扰,故能保持良好的视觉质量。透明角膜折射率约为 1.376,与角膜前表面接触的稳定泪膜折射率是 1.336,所以在正常情况下泪膜-角膜界面之间折射率起伏不大,不会引起明显的光散射现象。

2. 泪膜不稳定对视觉质量的影响

(1)对比敏感度:各种原因导致的泪膜不稳定或者泪膜结构的不完整均会造成泪膜折射率发生明显的变化,引起泪膜-角膜过渡区折射率较大的波动,加之角膜上皮特有的微绒毛及微褶皱,产生眼表散射现象,散射光可引起人眼低、中、高频区对比敏感度均下降,增加主观眩光感受,引起明显的视觉质量下降。

(2)屈光状态:当配戴角膜接触镜时,泪膜具有第二透镜的作用,被称为泪液镜(tear lens)。接触镜对眼的总有效屈光度数为镜片屈光度加上镜片与角膜之间泪液层所产生的有效屈光度数的总和,镜片的后表面与角膜前表面的关系决定泪液镜的光学性质,当镜片的曲率半径大于角膜曲率半径时,产生一个负屈光度的泪液镜效果,反之则产生正屈光度的效果。

有研究表明,局部泪膜的不稳定或泪膜破裂可造成超过 1.00D 的屈光度改变,由于光线经过该区域时折射路径出现异常,产生光学像差与散射,进而影响患者视网膜成像质量。

(3)波前像差:泪膜的不完整会对人眼波前像差产生不同程度的影响,总高阶像差、慧差、三叶草差、球差的显著增高。根据瞬目后 10s 泪膜破裂后高阶像差的变化将其分为 4 个类型:①稳定型,约占 25%;②微小波动型,约占 45%;③锯齿型,约占 20%;④其他类型,约占 10%。有研究观察泪膜破裂时间缩短型干眼抑制瞬目过程中高阶像差的动态变化,发现其瞬目后总高阶像差随时间呈锯齿状增加,在瞬目后 5~9s 高阶像差较刚瞬目后显著增加。在抑制瞬目例如使用视频终端时,会增加泪液的蒸发,且角膜中央区较周边区泪膜厚度更薄,可能使球差增加,光学质量下降。泪膜不稳定会导致泪膜迅速破裂和泪膜水液层厚度不规则,导致上下方的不对称性,产生慧差。临床上干眼患者常主诉"视物模糊",部分患者在瞬目后视物模糊缓解,这与泪膜的不均匀及因此而暴露出来的粗糙角膜表面导致的眼表波前像差和眼表散射现象造成光学质量下降有关,应用人工泪液后可使其视功能得到改善。眼科白内障手术中,各种原因造成角膜干燥时,泪膜前表面倾向于无规则地反射更多光线,术野中出现角膜映光瑕疵,因而影响手术中撕囊、劈核、注吸皮质、IOL(intraocular lens,IOL)植入等精细操作,因此术中反复对患者眼表冲水或者应用角膜表面保护剂可以确保术者视野的清晰度,保证手术操作安全、快速。

(4)角膜地形图:泪膜的不完整、不规则,即使不伴随角膜前表面异常,仍可导致角膜地形图参数的改变,主要表现在角膜厚度(corneal thickness,CT)显著下降,角膜表面规则性指数(surface regularity index,SRI)和角膜表面不对称指数(surface asymmetry index,SAI)明显升高。角膜厚度下降可能与泪膜厚度有关,因为角膜地形图测量的角膜厚度是指空气泪膜界面和角膜内皮面之间的距离,为实际角膜厚度和泪膜厚度之和。角膜表面规则指数指角膜表面光滑度，是反映角膜瞳孔区 4.5mm 范围内角膜表面规则性的一个参数，以三个相邻环屈光度的不一致性计算，若 3 个相邻环所在角膜的屈光力不规则（非逐渐增加、降低或保持不变），则作为正值进入总和计算，完全光滑 = 0，正常值为 0.05±0.03。角膜表面非对称性指数指相隔 180 度等距离经线上对应点的屈光度差值加权综合，完全对应即球面为 0，是反映角膜中央区对称性的一个参数，即对分布于角膜表面 128 条相等距离径在线相隔 180 度的对应点的屈光力进行计算，正常值国外为 0.12±0.01，理论上，一个完美球面及任何屈光力对称的表面，SAI 应为零。

泪膜的不完整除对人眼波前像差、对比敏感度、屈光状态、角膜地形图参数产生影响外，也使视觉质量评价的其他参数发生改变。有学者测量干眼患者和正常人的客观散射指数 OSI、调制传递函数截止频率（MTF cut off）、斯特列尔比 SR，数值进行比较，发现干眼患者的客观散射指数高于正常人，斯特列尔比和调至传递函数截止频率比正常人均降低。

任务2　角膜屈光手术后视觉质量的评价

学习目标

知识目标

1. 了解：角膜屈光手术的分类，各种术式的特点及其适应证、禁忌证和手术步骤。

2. 了解：激光角膜屈光手术后视觉质量的变化。

3. 了解：不同切削模式对视觉质量的影响。

技能目标

对角膜屈光手术有较为全面的认识，并能进行相关方面的咨询。

一、角膜屈光手术

角膜屈光手术是以手术的方法改变角膜表面形态，使光线能够聚焦于视网膜上，获得清晰视力，从而达到矫正屈光不正的目的。它分为激光角膜屈光手术和非激光角膜屈光手术，其中应用最广泛的是激光角膜屈光手术。激光角膜屈光手术是指应用准分子激光、飞秒激光等激光技术通过切削角膜基质改变角膜的曲率半径以矫正屈光不正。

准分子激光是一种波长为 193nm 的氟化氩气体激光，属冷激光，光子能量大，穿透力弱，仅被组织表面吸收，无明显热效应，对周围组织无损或损伤极微。切削角膜组织具有超细微的精确度，组织切削后，切口整齐。当角膜受到准分子激光照射时，其表面组织分子键被打断，并分离或小片段汽化分解，最终达到切削组织、重塑角膜弯曲度的目的。角膜中央被削薄，可以得到配戴凹透镜效果，从而矫正近视（图 4-2-1）；周边部被削薄，可形成配戴凸透镜的效果，从而矫正远视（图 4-2-2）。

飞秒激光（femtosecond laser）是一种脉冲宽度为飞秒量级的近红外激光，以脉冲形式运转，属于超快激光。"飞秒"为时间单位，一飞秒即为千万亿分之一秒（1×10^{-15}）。飞秒激光具有极短的持续时间、极高的瞬时功率等特点。激光聚焦在角膜组织特定的深度中，光照射后产生光爆破，蒸发角膜组织，产生连续的水泡和 CO_2 气泡，气泡相互融合形成分离界面，分离组织，从而达到切割角膜的目的。

激光角膜屈光手术可分两大类，一类为激光表层角膜屈光手术（surface ablation techniques），另一类为激光板层角膜屈光手术。

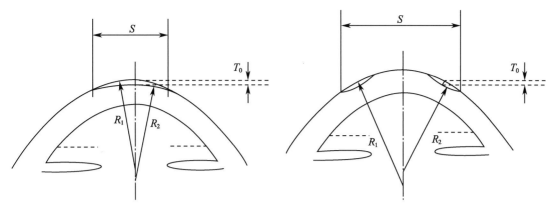

图 4-2-1　激光治疗近视光学原理　　　　图 4-2-2　激光治疗远视光学原理

（一）激光表层角膜屈光手术

激光表层角膜屈光手术指将角膜上皮去除，暴露前弹力层，然后再行准分子激光切削，可避免因制作角膜瓣可能引起的手术并发症，保持较稳定的生物力学，但术后上皮愈合前有明显的疼痛感，视力恢复较慢，易于出现角膜上皮下雾状混浊（Haze），需较长时间滴用糖皮质激素眼水，有出现糖皮质激素性高眼压的可能。因其术后无瓣无痕，特别适合喜爱群体运动的人群如打篮球者等，以及从事某些特殊行业的人群，如拳击、散打运动员等。代表手术方式为准分子激光屈光性角膜切削术（photorefractive keratectomy，PRK），准分子激光上皮瓣下角膜磨镶术（laser epithelial keratomileusis，LASEK），又称乙醇法准分子激光上皮瓣下角膜磨镶术，机械法准分子激光上皮瓣下角膜磨镶术（Epi-LASIK）以及经上皮准分子激光角膜切削术（transepithelial photorefractive keratectomy，TPRK）。

1. 准分子激光屈光性角膜切削术（PRK）

（1）适应证：年龄在 18 周岁以上；近视低于 − 6.00D，远视低于 + 3.00D，散光低于 − 4.00D；屈光度数稳定 2 年以上，每年变化在 0.50D 以内；矫正视力在 0.5 以上；角膜厚度大于 460μm；不适合做 LASIK 者。

（2）禁忌证：全身患有结缔组织及严重的自身免疫系统疾病，如系统性红斑狼疮、类风湿关节炎、多发性硬化和较严重的糖尿病等；严重的眼附属器疾病，如眼睑缺损和变形、慢性泪囊炎等；严重的眼表疾病，如重度干眼症、圆锥角膜、病毒性角膜炎活动期、角膜内皮变性等；内眼疾病，如青光眼、虹膜炎、睫状体炎、视网膜变性等；精神疾病患者。

（3）手术步骤（图 4-2-3）

1）表面麻醉，结膜囊滴用表面麻醉剂 2～3 次，放置开睑器以暴露角膜。

2）用角膜上皮刀刮除中央区 7～8mm 直径角膜上皮。

3）嘱患者注视激光机正上方指示灯，调整对焦。

4）根据术前设置的各项技术参数进行激光切削，切削过程自动跟踪，确保切削位置不偏移。

5）切削完毕后点用抗生素眼水，配戴绷带型角膜接触镜，取出开睑器。

2. 准分子激光上皮瓣下角膜磨镶术（LASEK）　LASEK 应用稀释至 20% 浓度的乙醇浸润，松解角膜上皮与前弹力层间的连接，应用上皮铲制作上皮瓣，对角膜行准分子激光切削后再把上皮瓣复位，并配戴绷带型角膜接触镜（图 4-2-4）。由于所制的上皮瓣具有一定的活力，术后不适感在 2～8h 内减轻，术后 12～24h 术眼光学区内的上皮在裂隙灯下可和术前一样完整、清晰、无水肿。对于低中度近视、散光、远视和老视具有安全、有效、简捷、稳定的特点，对于薄角膜的安全性大于 LASIK，但是对于高度近视的矫正，仍存在 Haze、术后糖皮质激素眼水应用时间较长等局限性。手术适应证和禁忌证同 PRK 一致。

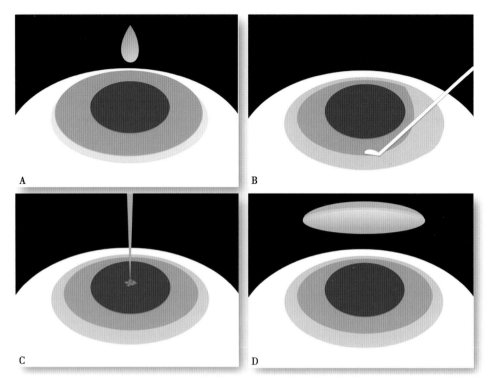

图 4-2-3　PRK 术示意图

A. 表面麻醉；B. 角膜上皮刀刮除中央区角膜上皮；C. 激光切削；D. 配戴绷带型角膜接触镜

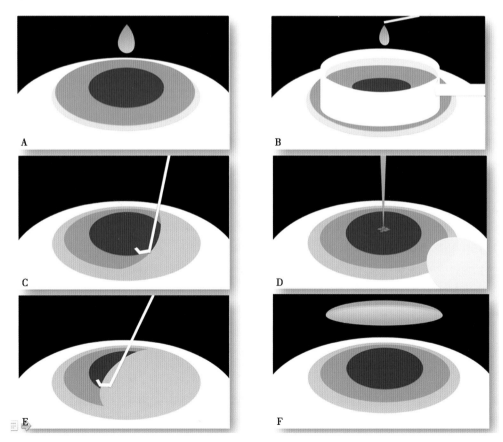

图 4-2-4　LASEK 术示意图

A. 表面麻醉；B. 20% 乙醇浸润；C. 应用上皮铲制作上皮瓣；D. 激光切削；E. 上皮瓣复位；F. 配戴绷带型角膜接触镜

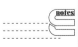

3. 机械法准分子激光上皮瓣下角膜磨镶术（Epi-LASIK） Epi-LASIK 是应用微型角膜上皮刀（图 4-2-5）钝性分离角膜上皮层与前弹力层之间的连接，制作带蒂的上皮瓣，在准分子激光切削后将上皮瓣复位，并置角膜接触镜保护。这一术式的特点是机械方法制取上皮瓣，有别于 LASEK 的乙醇浸润分离方法。其适应证和禁忌证与 LASEK 和 PRK 类似，但因要放置负压吸引环，要求睑裂较大，且角膜无明显瘢痕，以免误切入角膜基质层。对于小睑裂、视网膜

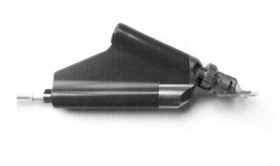

图 4-2-5 Epi-LASIK 微型上皮角膜刀

或视神经病变不适合 LASIK 负压吸引，或术前检查发现视网膜裂孔并行眼底激光封闭裂孔者，Epi-LASIK 不宜作为首选术式。

4. 经上皮准分子激光角膜切削术（transepithelial photorefractive keratectomy，TPRK） TPRK 是应用准分子激光直接切削角膜上皮层，然后继续切削角膜基质层，术毕配戴绷带型角膜接触镜。该术式一步完成角膜上皮和基质的高速切削，手术流程连贯，易于配合。激光非接触去除角膜上皮，可更好保护角膜避免化学及机械损伤，且无须负压吸引，可避免由此引起的潜在的并发症。术后角膜基质表面光滑，术后愈合更迅速。由于其无接触、无负压，已成为白内障、青光眼、视网膜脱离等术后患者、角膜斑翳患者的首选术式，也被应用于多种增效手术，如过矫、欠矫、偏心切削、小光区、角膜瓣复杂并发症二次修复等。其适应证和禁忌证与上述表层手术类似。

（二）激光板层角膜屈光手术

该类手术不破坏角膜上皮及前弹力层，术后愈合反应较小、无明显的眼部不适、视力恢复快，目前已经成为屈光矫治手术中开展最多、最为广泛的一种手术。术式包括准分子激光原位角膜磨镶术（laser in situ keratomileusis，LASIK）、前弹力层下激光角膜磨镶术（sub-Bowman's keratomileusis，SBK）、飞秒 - 准分子激光手术即飞秒激光辅助的准分子激光原位角膜磨镶术（femtosecond assisted-LASIK，FS-LASIK）和飞秒激光小切口角膜基质透镜取出术（small incision lenticule extraction，SMILE）等。

1. 准分子激光原位角膜磨镶术（LASIK） LASIK 是先在角膜上用特制的微型角膜板层刀（microkeratome）制作一个带蒂的角膜瓣（corneal flap），掀开后在暴露的角膜基质床上进行准分子激光切削，以矫正近视、远视、散光或老视（图 4-2-6）。角膜瓣包含角膜上皮层、前弹力层和部分浅基质层。

（1）适应证：年龄 18 周岁以上，近 2 年屈光状态稳定，每年变化在 0.5D 之内；中央角膜厚度大于 460μm；近视低于 −12.00D，远视低于 +6.00D，散光低于 6.00D。

（2）禁忌证：未控制的全身结缔组织及自身免疫系统疾病；严重的眼附属器疾病；眼部有活动性感染和（或）炎症性病变；严重干眼症；圆锥角膜；精神疾病患者。

（3）手术步骤

1）表面麻醉，结膜囊滴用表面麻醉剂 2～3 次，放置开睑器以暴露角膜。

2）用角膜记号笔或专用的 LASIK 标记环，在角膜周边表面角膜瓣蒂对侧做标记，便于

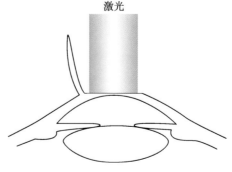

图 4-2-6 LASIK 术示意图

激光

术后角膜瓣准确复位。

3）放置负压吸引环，应用显微角膜板层刀制作角膜瓣。

4）嘱患者注视激光机正上方指示灯，调整对焦。

5）根据术前设置的各项技术参数进行激光切削，切削过程自动跟踪，确保切削位置不偏移。

6）切削完毕后，用平衡盐液冲洗角膜基质床面及角膜瓣内面，然后用冲洗针头或无齿显微镊将角膜瓣复位。

7）结膜囊内点抗生素眼水和糖皮质激素眼水，确认角膜瓣附着，对位良好，取出开睑器，戴上透明眼罩。

2．前弹力层下激光角膜磨镶术（SBK） 在常规 LASIK 术中，微型角膜板层刀制作的角膜瓣厚度较厚，一般在 120μm 以上，有的甚至厚达 200μm 以上，使术后角膜剩余基质组织偏少，影响角膜安全性。SBK 是薄瓣 LASIK 技术，利用飞秒激光或机械式微型角膜板层刀制作厚度介于 90～110μm 的角膜瓣，手术步骤与常规 LASIK 一致。它同常规 LASIK 术一样，术后反应轻、恢复快等优点，因角膜瓣较薄，术后角膜生物力学优于常规 LASIK，结构更加稳定。

适应证和禁忌证与 LASIK 术类似，尤其适合角膜厚度偏薄或度数偏高、倾向行 LASIK 者。

3．飞秒激光辅助的准分子激光原位角膜磨镶术（FS-LASIK） 在 LASIK 术过程中，由飞秒激光代替微型角膜板层刀制作角膜瓣。飞秒激光制瓣更精确，具有很高的可预测性和重复性，瓣厚均一，稳定性好。其不受角膜曲率、角膜直径等的影响，可根据每只术眼的特征，设计不同的角膜瓣直径、瓣厚、蒂的位置和侧切的角度等，个性化制订角膜瓣。飞秒激光极大地减少了 LASIK 术中制瓣并发症，术中若出现负压吸引丢失也可即刻重新扫描制瓣，即使形成不完全瓣也可再次行激光制瓣，获得满意效果，降低了手术风险。

其适应证和禁忌证与 LASIK 类似，因其在精确度和安全性上的优势，适应范围进一步扩大，还可适用于高屈光度数、薄角膜、小睑裂、大角膜或小角膜、角膜曲率偏陡或偏平以及对"刀片"或"切瓣"恐惧者。手术过程中无需标记，除了制瓣过程中使用飞秒激光仪器外，其余步骤与 LASIK 相同。

4．SMILE 飞秒激光在角膜基质层间进行两次不同深度的扫描，分别为切削透镜和制作角膜帽（cap），在角膜帽的边缘作 2～4mm 弧形小切口，通过小切口分离透镜式片状角膜组织（图 4-2-7）。该术式不存在角膜瓣，以帽（cap）取代瓣（flap），其适应证和禁忌证与 LASIK 类似。

手术步骤：

（1）表面麻醉，结膜囊滴用表面麻醉剂 2～3 次，放置开睑器以暴露角膜。

（2）核对一次性无菌治疗包（TP，负压吸引环）。正常连接于激光发射窗口和治疗控制面板上。

（3）选择治疗模式，根据治疗屏幕的治疗程序，开始治疗步骤。

（4）确认头位摆正，让患者注视上方绿色注视光，术者借助手术显微镜和操纵杆进行准确对位。

（5）通过调整，使水印恰好位于负压环上接触镜的中央，达 80%～90% 启动负压。扫描前务必确认正确的对中心和吸引。

（6）开始激光扫描，扫描透镜层、透镜边、帽层、边切口。

（7）分离帽边切口和透镜边。

（8）分离透镜，透镜取出后确认角膜基质透镜的完整性。

（9）对合边切口，必要时适当冲洗。

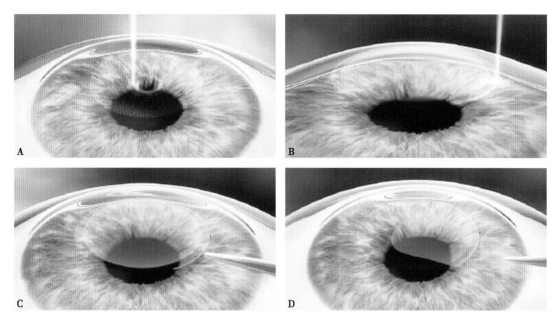

图 4-2-7　SMILE 术示意图

（10）抗生素及糖皮质激素滴眼液点眼，取出开睑器。

（三）个性化切削

随着生活质量的提高，人们对术后视觉质量的要求也越发提高。仪器设备的更新和研究的深入，使角膜屈光手术得到了进一步发展，出现了将患者的个人需要、角膜情况、整个屈光介质的情况以及视光学情况综合考虑，更加人性化的切削方式——个性化切削。

广义的个性化切削是根据不同眼的光学系统、屈光特性和解剖特性、术者年龄及需求等进行切削，使其达到最佳视觉效果。狭义个体化角膜切削是指根据不同个体的光学特性如波前像差、角膜地形图等进行切削，从而提高视网膜成像质量，最大可能地提高视觉质量，满足患者的需求，目前主要包括角膜地形图引导的个性化切削、波前像差引导的个性化切削、Q 值调整的个性化切削等，其手术方式可以是 LASIK、Epi-LASIK、LASEK、PRK 和TPRK 等。

1. 角膜地形图引导的个性化切削（topography-guided ablation，TOSCA，T-CAT）　人眼角膜屈光力占了全眼屈光系统的 3/4，角膜的任何改变都可能会影响人的屈光状态。由于手术、外伤或其他原因造成的严重角膜不规则（图 4-2-8），其角膜形态的改变更是极大地影响了视力及视觉质量。

角膜地形图引导的个性化切削就是用角膜地形图测量仪检测不规则角膜，获取重复性好、数据完整的理想角膜地形图及屈光数据，转化到准分子激光仪，经软件处理，根据角膜地形图数据（屈光力或高度数据）设计出最佳切削方案，引导准分子激光切削，使术后角膜不规则程度减至最低，达到最佳的术后视觉效果。由于角膜地形图数据仅反映角膜表面的形态，而且对于每只眼来说，其理想的角膜地形图形态均不同，因此在临床上，角膜地形图引导的个性化切削主要

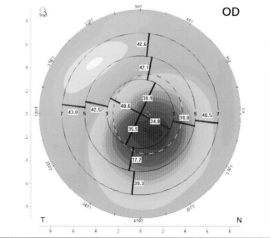

图 4-2-8　角膜屈光手术后偏心切削

用于矫正角膜形态的明显异常，角膜不规则、散光较大，如由角膜外伤、角膜移植术后、屈光手术并发症等导致的不规则散光等，使角膜表面规则化。

2. 波前像差引导的个性化切削（wavefront-guided ablation，WASCA，A-CAT）　人眼除了近视、远视、散光等低阶像差以外，还包括球差、彗差、三叶草像差、四叶草像差等高阶像差。对人眼视觉质量影响较大的是 3 阶像差（彗差、三叶草像差等）和 4 阶像差（球差、四叶草像差等），其中球差及彗差影响最大。6 阶以上的高阶像差对人眼视觉影响很小，可以忽略不计。人眼要想获得良好的视觉质量，就要尽量减少或消除所存在的像差，以提高成像的清晰度和准确度。传统角膜屈光手术在矫正低阶像差的同时造成高阶像差的增加，使患者术后视觉质量下降。

波前像差引导的个性化切削是指根据波前像差仪提供的全眼或角膜像差检查结果而设计出针对该眼的矫正方案，并引导准分子激光角膜实施切削。其目的是消除或尽可能降低眼屈光系统的单色像差（包括低阶像差和高阶像差），提高裸眼视力和矫正视力，进一步提高术后的视觉质量。自 1999 年首例波前像差引导的角膜屈光手术报道以来，此项技术就得到了广泛的关注，世界范围的多中心临床研究结果表明其术后的视觉质量优于传统手术，该术式对于再次手术的术眼效果优于初次手术。

波前像差引导的个体化切削手术并非适用于所有人，检查结果与受测者的屈光精确度、眼调节、泪膜稳定性、年龄等密切相关。研究发现，并非所有像差均对人眼视觉质量有害，部分高阶像差可能是有益的，总像差不等于各成分简单的相加，各像差之间是相互作用和相互制约，单纯地减小某项像差可能会打破"平衡"，反而降低视觉质量。而且，人眼屈光组件的固有特性决定其不可能成为没有波前像差的光学球面体，盲目追求无波前像差并不能获得超常视力，减少波前像差虽能提高远视力，但更重要的是能提高视觉质量，改善视功能。因此，波前像差引导的个体化切削中不能一味追求降低总体像差，而应进行合理的筛选。

目前，波前像差引导的个性化切削仍存在着局限性，它只能矫正术前已存在的高阶像差，对术中及术后愈合过程中产生的高阶像差尚无法准确预测和控制，手术也无法准确预测和控制术后角膜的生物力学改变对手术效果的影响，而且人眼像差是动态变化的，随着年龄而不断改变，另外，像差的测定尚未标准化，同一系统测量的重复性还不够理想，这些因素都会影响手术疗效，使其与理想的视觉效果存在着一定差距。

3. Q 值调整的个性化切削（Q-factor customized ablation，F-CAT）　正常人眼的角膜并非是一个球面，而是呈非球性形态，从中心到周边逐渐变平，屈光度逐渐减小，角膜曲率半径逐渐增大，曲率逐渐减小，不同的经线变化速度不同，同一经线的变化也不完全相同，常常鼻侧角膜比颞侧角膜更平。

Q 值即为角膜表面非球面性系数，描述角膜沿子午线截面的非球面性状态，可根据各子午线的非球性状态计算出整个角膜的整体非球面性，清楚地描述角膜曲率由中央到周边的变化趋势和定量非球面性的程度。人眼角膜中间球面、周边逐渐平坦的非球面形态有助于减轻瞳孔散大时光线通过周边角膜产生的球差，从而提高视觉质量。

如图 4-2-9 所示，$Q=(b^2/a^2)-1=P-1$，其中 a 代表周边角膜曲率半径，b 代表中央角膜曲率半径，P 代表角膜的形态因子。当角膜为完美的球面时，则 $Q=0$，远轴光线形成的次焦点与近轴光线形成的主焦点存在着一定的距离，形成了一定的球差（图 4-2-10）。当角膜为扁椭圆形（oblate）时，中央曲率半径大于周边，即 $a<b$，角膜由中央到周边逐渐变陡，长轴垂直于光轴，则 $Q>0$，远轴光线形成的次焦点与近轴光线形成的主焦点距离加大，球差增大，视觉质量明显下降（图 4-2-11）。在生理状态下，大多数人眼的角膜前表面 Q 值<0，介于 $-0.33 \sim -0.09$ 之间，呈长椭圆形（prolate），即 $a>b$，角膜中央部分陡峭而周边平坦，长轴位于光轴上，使远轴光线形成的次焦点与近轴光线形成的主焦点接近（图 4-2-12），具有一定的矫正正球差的作用。而传统的角膜屈光手术矫正近视后会使得角膜前表面变为扁椭球形,Q值为正值,从而引起术后人眼高阶像差增加,特别是球差,从而导致视觉质量下降。

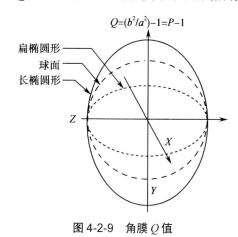

图 4-2-9 角膜 Q 值

图 4-2-10 $Q=0$ 时存在一定的球差

球面,即 $a=b$,$Q=b^2/a^2-1=0$,存在正球差

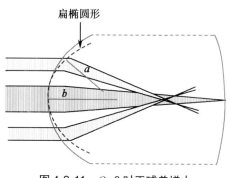

图 4-2-11 $Q>0$ 时正球差增大

非球面,即 $b>a$,表示角膜中央平坦,周边陡峭,$Q=b^2/a^2-1=$ 正值,正球差更大

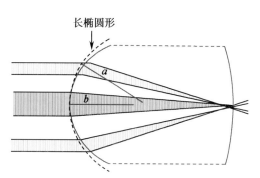

图 4-2-12 $Q<0$ 时正球差变小或消除

非球面,即 $b<a$,表示角膜中央陡峭,周边平坦,$Q=b^2/a^2-1=$ 负值,正球差变小或消除

Q 值调整的个体化切削(F-CAT)是指依据预先设定的目标 Q 值,在专门的切削程序驱动下,对角膜进行切削,经激光切削后的角膜前表面中央的屈力分布特征基本保持中央陡而周边平的生理特征,有效地降低角膜球面化程度,不增加或减少眼球的球差,从而提高了患者术后的视觉质量。

但是,此切削模式只是在一定程度上尽可能地维持了角膜的非球面形态,控制和减少了诱导球差,并不能完全保持术前术后形态不变,亦不可能完全避免球差的诱导产生,理论光学设计和实际获得的形状之间还有一定的差距,患者术后的球差和高阶像差仍有增加,术后短期内对比敏感度及眩光对比敏感度略有下降,这与切削光学区的设计、暗室瞳孔的直径、地形图仪测量的精度以及术后上皮增生、基质重塑等角膜愈合过程等因素有关,可能还存在着一些深层次的原因,需要去进一步研究和探讨。

二、角膜屈光手术对视觉质量的影响

角膜屈光手术在我国发展已有二十多年,从最初的 PRK 到 LASIK,再到近几年迅速发展的"全激光",包括经上皮准分子激光角膜切削术(TPRK)、飞秒激光辅助的准分子激光原位角膜磨镶术(FS-LASIK)和飞秒激光小切口角膜基质透镜取出术(SMILE),因其安全性能高、预测性好、视力恢复快等优点,已经被越来越多的近视患者所接受。技术的进步、仪器的更新和术式的改革已为患者带来了更好的术后视力,但在临床上,部分患者尽管术后裸眼已达 1.0 以上,仍抱怨视物模糊、眩光、光晕、夜间视力模糊、干眼等不适感,因此,角膜屈光手术术后的视觉质量已经被越来越重视。

（一）传统激光角膜屈光手术

传统激光角膜屈光手术的目的是矫正近视、远视和规则散光等低阶像差，提高裸眼视力。大量国内外研究表明，术后绝大多数人的裸眼视力及最佳矫正视力均比术前有明显提高，获得了良好的裸眼视力。但是仍有部分患者抱怨视觉质量下降，特别是在暗环境下，出现如眩光、光晕等不适症状，对日常生活造成影响。

传统激光角膜屈光手术改变了角膜的像差成分，它大部分或完全消除了患者的低阶像差，使得高阶像差成为影响人眼视觉质量的主要像差。另外，在术中又引进了部分高阶像差，术后角膜愈合反应、角膜生物力学改变等因素引起的高阶像差，使其术后的高阶像差变大，高阶像差的增加与术后的眩光、光晕、夜间视力下降等不适症状密切相关。研究发现术后早期患者夜间视力障碍、视觉不良症状主诉较多，多在术后 1 个月达峰值，而在术后 6 个月后症状主诉明显减少或逐渐消失。一般情况下，术前屈光度越高，切削深度越深，散光越大，角膜越厚，组织反应也越重，像差增加越明显，并随着瞳孔的增大而增大，因此，术后患者在暗环境、大瞳孔下易出现视觉质量的下降。特别是高度数、薄角膜的患者，为了保证手术的安全性，在手术设计时缩小切削光学区，使术后的高阶像差明显增大，更易出现眩光、光晕等现象。

术后对比敏感度短期内在各空间频率段呈不同程度的下降，眩光下更为明显，下降随时间的延长可逐渐恢复，大多于术后 3 个月至 1 年恢复正常，部分患者术后较长时间后对比敏感度比术前还有所提高。高度近视眼术后对比敏感度、MTF 等下降幅度高于低度近视，恢复也较低度近视慢。

不同的手术方式对视觉质量产生的影响也不同。在 LASIK 等板层切削手术过程中角膜瓣的制作及复位、反复大量冲洗角膜基质床、术后可能出现的角膜瓣皱褶、上皮内生等都有可能会产生明显的高阶像差，使术后像差高于 PRK 等表层切削术后。在 LASIK 术中，制瓣方式的不同，造成术后高阶像差的增加也存在一定的差异。飞秒激光制作的角膜瓣从中央至周边厚度均匀一致，呈"平板"形，术中角膜上皮损伤减少，术后角膜创伤愈合反应轻，产生更少的散光与医源性高阶像差，而微型角膜刀制作的角膜瓣往往是中央薄而周边厚，呈"新月"形，角膜创伤愈合反应较明显，术后容易导致医源性散光及高阶像差增加，特别是球差，因此，飞秒激光辅助的 LASIK 术后视觉质量优于常规 LASIK，但术后 3 个月后差异逐渐减少。

SMILE 术后球差显著低于飞秒激光辅助的 LASIK 术后，而彗差增大明显，可能是偏中心切削造成的，新的研究发现可能与单侧切口有关，角膜愈合反应的不平衡可能导致角膜光学特性的变化，随着时间的推移，彗差等高阶像差会明显减少。

PRK 等表层切削术后早期的对比敏感度及眩光对比敏感度的下降与术后的前弹力层缺失、角膜上皮不规则愈合、轻度角膜雾状混浊、不规则散光等有关。由于受角膜上皮下雾状混浊及沉着物和角膜细胞排列等的干扰影响，入射光线发生散射，在眼内形成光幕，其叠加于视网膜物像上，造成光幕性视网膜照明，引起视网膜物像的对比度下降，从而导致对比敏感度、斯特列尔比值下降。随着时间的延长，角膜上皮下雾状混浊的消退，角膜细胞排列的整齐，对比敏感度逐渐恢复。

LASIK、飞秒激光辅助的 LASIK、SMILE 等板层切削术后早期的对比敏感度及眩光对比敏感度的下降与术后角膜水肿、角膜层间界面光折射及角膜表面不规则、角膜中央扁平形切削、偏心切削及瞳孔的大小与切削区的匹配性等有关。这些改变会引起眼内光线散射增加，使视网膜影像的对比度下降，导致视觉质量降低。另外，术后高阶像差的增加也是导致术后术眼对比敏感度下降的主要因素。研究表明，飞秒激光辅助的 LASIK 术后早期在暗环境中无眩光和有眩光状态下低、中、高频对比敏感度均好于微型角膜刀制瓣的 LASIK 术，且术后恢复也较快。近视矫正度数越高，术后高阶像差增加越大，对比敏感度及眩光对比敏感度的变化也越明显。因此手术中的精细操作及尽可能减少高阶像差的因素，可有效减少术后对比敏感度的下降，提高视觉质量。

传统激光角膜屈光手术后，角膜形态发生了改变，角膜 Q 值也发生了变化。在矫治近视时，是在具有一定弧度的角膜上进行控制性切削，通过准分子激光对角膜中央部分的组织进行消融，使得中央区变平坦，角膜前表面由中央陡周边平的形态向中央平而周边陡的方向转化，即由原来的长椭圆形变成扁椭圆形，与正常角膜形态正好相反。角膜前表面 Q 值亦随之发生了改变，由负值向正值方向变化，角膜前表面整体上趋向于球面化，打破了角膜非球面与晶状体表面非球面性的相互协调性，术后球差显著增加，取代彗差成为术后人眼总体高阶像差中的主导性像差，导致术后对比敏感度降低，视觉质量下降。随着近视矫正量的增加，切削直径增大，角膜 Q 值改变越大，角膜的负球差和高阶像差增加越多，术后视觉质量下降也就越明显。

术后角膜 Q 值的变化除了和手术本身直接相关外，还受激光类型及切削模式、偏中心切削、术后愈合的生物力学反应等影响，由于角膜补偿了 50% 左右的人眼整体球差，手术可使人眼屈光系统原有的平衡状态被打破，球差的绝对值增大。当在夜间或暗光下，瞳孔直径较大时，远轴光线形成的次焦点距离主焦点更远，此时视觉质量的下降更为明显，从而出现各种夜间视觉症状。

（二）个性化切削

1. 角膜地形图引导的个性化切削（T-CAT）　角膜外伤、手术或疾病等引起的不规则角膜使角膜像差显著增加，通常不能通过框架眼镜达到理想的矫正效果，视觉质量明显下降。T-CAT 术后由于患者的角膜表面规则化，不规则散光下降，改善角膜表面光学质量，角膜和全眼高阶像差降低，消除了复视、光晕及类似的视觉干扰，同时也消除了暗环境及低对比环境下对视力的干扰，患者不仅在亮处视力得到了改善，暗环境下的视力也明显提高，对比敏感度好转，主观不适症状亦得到显著改善或消失，视觉质量大为提高。

在常规的屈光不正病例中，T-CAT 可以避免因大 Kappa 角所带来的偏心切削等潜在问题，提高手术后的视觉质量，特别是在远视的矫正手术中。联合角膜胶原交联术（corneal collagen crossing-linking，XCL）治疗角膜扩张或圆锥角膜，可矫正因角膜前凸所致角膜不规则和近视度数，获得了较好的矫正疗效，不仅能够控制圆锥角膜的进一步发展，而且能有效地提高视力，改善圆锥角膜患者的视觉质量。

T-CAT 主要是针对角膜的进行个性化治疗，只要其他屈光介质存在一定程度的像差，即使角膜被修正得十分完美，也不可能获得完美的视觉质量。对于明显角膜瘢痕等引起的严重角膜不规则眼，T-CAT 不能完全消除角膜瘢痕等混浊、精确矫正屈光度数，它仅仅是使角膜变得较为"规整"。因此，T-CAT 虽可以在一定程度上改善视觉质量，但不可能获得完美的视觉质量。

2. 波前像差引导的个性化切削（A-CAT）　研究报道，A-CAT 安全指数与传统手术一样高，但术后裸眼视力和最佳矫正视力相当于或超过传统手术，部分患者术后裸眼视力超过术前最佳矫正视力。它不仅减少原有的像差，还可降低术源性像差的发生率。术后的总高阶像差、球差、彗差虽有增加，但与传统手术模式相比，增加幅度明显减少，出现眩光、光晕、夜间驾驶困难等不适症状比例明显下降，患者术后的主观评价优于传统手术。术后对比敏感度和眩光对比敏感度也明显优于传统手术，恢复快，一般在术后 3～6 个月内恢复正常，个别甚至超过术前。A-CAT 不但在低中度近视取得较好的效果，对于高度近视和超高度近视仍保持良好的稳定性。

A-CAT 还被用于二次增强手术。研究证实，A-CAT 可减少初次传统角膜屈光手术后的偏心切削、角膜不规则等引起的高阶像差，特别是彗差和球差，减轻与之相关的视觉不适症状，不同程度地提高裸眼视力、最佳矫正视力和对比敏感度，特别是夜间视觉质量。

值得注意的是，整个眼球的像差由角膜、晶状体和视网膜的像差组成，行 A-CAT 前需了解影响视觉质量的像差来源，才能有的放矢，有效地提高视觉质量。如果像差缺陷主要来源于角膜，需采用角膜像差引导；如果主要像差缺陷在晶状体、玻璃体或者视网膜，则应该采用全眼像差引导。角膜像差的测量不受调节、瞳孔等因素的影响，但受泪膜影响极大，因此，对于干眼症患者，进行角膜像差测量时应注意其准确性和重复性。

3. Q 值调整的个性化切削（F-CAT）　多中心研究表明，将 F-CAT 与传统切削模式进行比较，术前两组的等效球镜、Q 值和高阶像差均无显著性差异，术后个性化切削组诱导产生的球差明显减少，所引入的彗差也较少，高阶像差更低，术后 Q 值向正值的变化显著低于传统手术组，差别均有统计学意义。很多类似的研究也显示，F-CAT 模式治疗近视、远视及散光无最佳矫正视力丢失，手术前后低对比视力、对比敏感度和眩光变化不明显。虽然 Q 值在术后仍比术前大，角膜形态也多由长椭圆转变为扁椭圆，高阶像差也有所增加，但因比传统切削模式有助于维持角膜生理性的中央屈光力高而周边相对低的非球面性，减少高阶像差的产生，特别是球差，出现眩光和夜间视力下降等不适感觉减少，视觉质量提高。对中、低度近视伴大瞳孔患者而言，效果更为明显。

有学者根据我国屈光不正患者的具体情况和生活习惯设计了主观视觉问卷，从夜视力满意度、眩光、光晕、复视、视物模糊、干涩、视物疲劳、夜视模糊等方面全面地调查了患者术后的主观感受，在术后 1 个月、3 个月、6 个月，F-CAT 术后夜视力满意度均明显优于传统切削模式，直至术后 12 个月时视觉主诉仍有差异。进一步分析视觉质量，术后眩光现象和视物边缘模糊、毛刺现象在 F-CAT 中呈现明显的优势。

人类的视觉系统是最复杂、最细微、最敏感的像质加工系统，眼球任何部位的细微改变均对像质的形成和质量产生影响，从而影响人眼的视觉世界并直接影响人的生活质量。角膜屈光手术改变了角膜的形态，势必会对人眼的视觉质量产生一定的影响。个性化切削和飞秒激光的应用，手术设备的不断更新和手术技术的提高，虽然极大地提高了患者术后的视觉质量，但尚不能使患者术后的视觉质量达到最佳的理想状态，使每个患者术后都拥有完善的视觉质量是我们追求的目标。完善的术前评价、科学合理的手术设计、严格的手术操作规范、术后的合理用药和必要的矫治手段可提高角膜屈光手术后的视觉质量，特别是夜间视觉质量。相信随着科技的进步，测量的精确性日益提高，对人眼视觉科学研究更深入了解，新的设计方案会不断地应用于临床，将为提高人眼视觉质量带来更多的益处。

参考文献

1. BLOOM J，CZYZ C. Anatomy，Head and Neck，Eye Iris Sphincter Muscle. StatPearls. Treasure Island（FL），2019.

2. ELLIS C. The pupillary light reflex in normal subjects. British Journal of Ophthalmology，1981，65：754-759.

3. FRANSSEN L，TABERNERO J，COPPENS JE. van den Berg TJ. Pupil size and retinal straylight in the normal eye. Investigative ophthalmology & visual science，2007，48：2375-2382.

4. MARG E，MORGAN JR MW. The Pupillary Near Reflex* The Relation Of Pupillary Diameter To Accommodation And The Various Components Of Convergence. Optometry and Vision Science，1949，26：183-198.

5. PEARCE J. The Marcus Gunn pupil. Journal of neurology，neurosurgery，and psychiatry，1996，61：520.

6. THOMPSON HS，KARDON RH. The argyll robertson pupil. Journal of neuro-ophthalmology，2006，26：134-138.

7. 瞿佳. 眼视光学理论和方法. 3 版. 北京：人民卫生出版社，2018.

8. DIETERLE P，GORDON E. Standard Curve and the Physiological Limits of Dark Adaptation by Means of the Goldmann-Weekers Adaptometer. The British journal of ophthalmology，1956，40：652.

9. PIRENNE M. Dark-adaptation and night vision. The Visual Process：London：Academic Press Inc.，1962：93-122.

10. BARTLETT NR. Dark adaptation and light adaptation：New York：Wiley；1965.

11. BLAKEMORE C，RUSHTON W. Dark adaptation and increment threshold in a rod monochromat. The Journal of physiology，1965，181：612-628.

12. SVĚRÁK J，JEBAVÁ R，PEREGRIN J，et al. Congenital stationary night blindness. Ceska a slovenska oftalmologie：casopis Ceske oftalmologicke spolecnosti a Slovenske oftalmologicke spolecnosti. 1996，52：135-142.

13. LAMB T，PUGH JR E. Dark adaptation and the retinoid cycle of vision. Progress in retinal and eye research，2004，23：307-380.

14. HARTONG DT，BERSON EL，DRYJA TP. Retinitis pigmentosa. The Lancet，2006，368：1795-1809.

15. 李凤鸣，谢立信. 中华眼科学. 3 版. 北京：人民卫生出版社，2014.

16. 杨智宽. 临床视光学. 北京：科学出版社，2008.

17. 齐备. 眼镜验光员. 北京：中国劳动社会保障出版社，2011.

18. 王光霁. 视光学基础. 北京：高等教育出版社，2012.

19. 瞿佳. 视光学理论与方法. 北京：人民卫生出版社，2009.

20. 王光霁. 双眼视觉学. 北京：人民卫生出版社，2011.

21. BÜTTNER U，KREMMYDA O. Smooth pursuit eye movements and optokinetic nystagmus. Neuro-Ophthalmology：Karger Publishers，2007：76-89.

22. GARZIA RP，RICHMAN JE，NICHOLSON SB，et al. A new visual-verbal saccade test：The Developmental Eye Movement test（DEM）. Journal of the American Optometric Association 1990.

23. ROBINSON DA. The mechanics of human smooth pursuit eye movement. The Journal of Physiology，1965，180：569-591.

24. BENJAMIN WJ. Borish's Clinical Refraction-E-Book：Elsevier Health Sciences. Philadelphia，2006.

25. 赵堪兴. 斜视弱视学. 北京：人民卫生出版社，2011.

26. 李晓彤，岑兆丰. 几何光学·像差·光学设计. 杭州：浙江大学出版社，2003.

27. ZHU L, BARTSH DU, FREEMAN WR, et al. Modeling human eye aberrations and their compensation for high resolution retinal imaging. Optom Vis Sci, 1998, 75(11): 827.

28. PLATT BC, SHARK R. History and principles of Shark-Hartmann wavefront sensing. J Refract Surg, 2001, 17: 573

29. NINOMIYA S, FUJIKADO T, KURODA T, et al. Changes of ocular aberration with accommodation.Am J Ophthalmol, 2002, 134(6): 924-926.

30. PAQUIN MP, HAMAM H, SIMONET P. Objective measurement of optical aberrations in myopia eyes.Optom Vis Sci, 2002, 79(5): 285-291.

31. 吴晋芳，袁志勇，谢培英. 波前像差的视光学理论与应用. 中国斜视与小儿眼科杂志, 2006, 14(4): 199.

32. 王雁，赵堪兴. 临床像差与临床视觉矫正. 北京：人民卫生出版, 2011.

33. 徐庆. 眼的光学成像原理. 上海：上海科技教育出版社, 2012.

34. 苏远东，梁庆丰，王宁利，等. 泪膜客观散射指数对干眼诊断价值的研究. 中华眼科杂志, 2017(9), 53: 668-674.

35. 刘洋辰，王雁. 人眼散射光研究进展. 中华眼科杂志, 2016, 52(1): 73-76.

36. 高雅萍，吴飞，王頔，等. 双眼视功能检查的重要性. 焦点, 2019, 05/06: 53-55.

索 引